高等院校医学实验教学系列教材
基础医学实验教材（丛书）

人体解剖学实验教程

主　　编　汪坤菊

副 主 编　劳梅丽　张全鹏

编　　委　（按姓氏笔画排序）

　　　　　万　炜　海南医学院

　　　　　石小田　海南医学院

　　　　　冯　轼　海南医学院

　　　　　刘尚清　川北医学院

　　　　　劳梅丽　海南医学院

　　　　　李建华　青海大学

　　　　　汪坤菊　海南医学院

　　　　　张全鹏　海南医学院

　　　　　张显芳　海南医学院

　　　　　陈　敏　海南医学院

　　　　　易西南　海南医学院

　　　　　郝静文　海南医学院

科 学 出 版 社

北 京

内 容 简 介

《人体解剖学实验教程》包括系统解剖学、局部解剖学、断层解剖学等相关实验项目，旨在帮助医学生加深相关理论知识的学习，同时提高学生的实验操作能力、基础结合临床能力及科学研究思维能力。实验教程分为几大模块：绪论、实验基本技术、基础性实验、综合性实验、创新性实验技术、拓展设计性实验和创新性实验。本实验教程采用从基本的实验技能开始，到科学研究性实验的循序渐进的方式，指导学生掌握基本知识和实验操作技能。

本实验教程实用性强，适合不同层次、不同专业的医学生学习人体解剖学，对培养学生综合实践能力、动手操作能力、分析问题能力均有较好作用。

图书在版编目（CIP）数据

人体解剖学实验教程/汪坤菊主编 . —北京：科学出版社，2022.1
高等院校医学实验教学系列教材·基础医学实验教材（丛书）
ISBN 978-7-03-071021-5

Ⅰ.①人… Ⅱ.①汪… Ⅲ.①人体解剖学－实验－高等学校－教材
Ⅳ.①R322-33

中国版本图书馆 CIP 数据核字（2021）第 259239 号

责任编辑：胡治国　郭雨熙/责任校对：宁辉彩
责任印制：赵　博/封面设计：陈　敬

科学出版社 出版
北京东黄城根北街 16 号
邮政编码：100717
http://www.sciencep.com
三河市骏杰印刷有限公司印刷
科学出版社发行　各地新华书店经销
*
2022 年 1 月第 一 版　开本：787×1092 1/16
2025 年 1 月第四次印刷　印张：14 1/2
字数：370 000
定价：59.80 元
（如有印装质量问题，我社负责调换）

基础医学实验教材（丛书）建设委员会

基础医学实验教材（丛书）学术委员会

丛书前言

教材是解决培养什么人、怎样培养人、为谁培养人这些根本问题的重要载体。新医科建设对于教材建设提出了更新和更高的要求。为适应新时代医学人才培养的需要，建设有利于培养学生实践能力、临床能力和创新能力的实验教学体系，我们组织编写本套实验系列教材（丛书）。本套丛书的编写力图从实际应用出发，期望在继承基础医学实验教学体系和方法的基础上，在教学内容整合上有所突破，引导构建具有自身特点的实验教学体系。

本套丛书在整合基础医学各学科实验内容基础上，融合医学科研、医学统计学、实验动物学等学科的基本知识和技术，注重计算机、人工智能等信息技术的应用。丛书分为五个模块，包括《人体解剖学实验教程》《形态学实验教程》《医学机能学实验教程》《病原生物学与医学免疫学实验教程》《生物化学与分子生物学实验教程》。各模块内容尽量做到基础与临床、传统与现代、基本与创新训练相结合。

教材分三个层次设置教学内容：①基本知识和技术篇，包括基础医学实验基本知识、基本技术和基本方法，实验常用仪器的基本结构、原理、特点和使用方法，动物实验基本技能与方法等。②实验项目篇，包括基础性实验和综合性实验。经典实验以基本技能训练为目标，选择性地保留一些传统经典实验项目，内容反映基本知识和基本理论，具有基础性、入门性、规范性的特点。培养学生严谨求实的科学态度及规范合理的操作习惯。综合性实验向多学科知识交叉融合，实验技术涉及面也较广。反映学科内或学科间知识与技术的综合与分析。学生在对各专科相关实验知识和方法有初步认识的基础上，强化动手能力、科学思维、对复杂问题分析和处理能力的培养。遵循从简到繁、逐步递进的原则。③拓展和创新项目篇，包括拓展性实验和研究创新性实验，培养学生创新思维能力和基本的医学科研能力，激发科研潜能，促进学生个性化发展。拓展性实验是在各模块经典、综合性实验基础上的拓展和延伸，对教学大纲有所突破，以开拓学生视野。创新性实验是在介绍医学科学研究基本知识和方法的基础上，以科研目标为导向，自主选题自主设计研究方案，进行科研能力的训练，培养学生兴趣，并力争获得创新成果。各校根据自己学科特点和研究方向灵活设计，没有定型的模板。另外，结合当今信息技术在教育教学中的广泛应用，以及 AI 技术的发展，教材设置独立的虚拟仿真实验板块，作为实体实验的预习或补充，理解实验目的和任务，模拟实验操作技术，熟悉实验步骤。难于开展实体实验的项目，通过虚拟仿真实验进行体验。

本套丛书具有综合性、实用性、创新性的特色，涵盖医学生基础医学全部的实验教学内容，可作为临床、预防、口腔、影像、检验、护理、药学、精神等医学专业本科生的基础医学实验教学教材，以及研究生和专科生的参考教材，亦可作为医务人员开展实验研究、规范技术训练的参考用书。

本系列实验教材由长期工作在教学和科研一线的教师编写而成，力求做到体系创新、理念创新及编写精练。感谢各编写人员的密切合作和辛勤工作。对在编写过程中支持和关注的同行专家也一并致谢！囿于水平的限制，难免存在疏漏和不当之处，恳请读者和同行专家提出宝贵意见！

丛书学术编委会

2021 年 7 月

前　言

　　人体解剖学是一门重要的基础医学学科,是临床医学的基础。解剖学的知识都是来自解剖和临床实践,因此它是一门实践性很强的学科。自然科学技术飞速发展带来了医学的进步,临床医学的发展仍不能缺少解剖学实践,解剖学领域未知问题的探索也将继续依赖于解剖学实践。

　　学习解剖学的方法多种多样,最好的方法是在实践中学习。解剖学是一门形态学科,形态学最大的特点为知识是有形的,人体的每一个结构、每一个器官都有其特有的形态、位置和毗邻关系。获得这种有形的知识,需要眼见为实,最好的办法是通过自己的双手实践来获得对人体大体结构的认识。所以,解剖学实践不只是为了验证前人已经总结出来的知识,它本身就是一种获取解剖学知识的绝好方法,在某种意义上来说,是其他方法不可替代的。

　　解剖学实践除了可以帮助医学生获取知识外,还可以培养医学生观察事物、总结规律、分析解决问题的能力。人体是生命体,生命体的特征有生、老、病、死,存在不断的生命变化。所以人体不同于机器,其结构在一生中是不断变化的,不同个体之间也不尽相同。只有通过大量的解剖学实践才可以发现这些差别,只有通过科学的方法进行分析推理才可以发现其中的规律和奥妙,认识其意义。人体是世界上最为复杂的生命体,人体解剖学发展至今,也未能彻底揭示人体内部构造。只有借助更为先进的技术和方法、紧密结合临床的需要,才能不断获得更多的认识。

　　学习解剖学的目的可能各有不同,但是,医学生学习解剖学的最终目的是学习临床知识,解决临床问题。所以,医学生的解剖学实践应该紧密围绕临床需要进行。除了观察标本、解剖尸体以外,用解剖学知识来讨论临床问题也是一种解剖学实践。

　　鉴于编者学识水平有限,本书难免有不妥、疏漏之处,望读者不吝指教。

编　者

2021 年 7 月

目　录

第一篇 绪 论

第一章 人体解剖学实验概论

一、人体解剖学实验的性质与任务

人体解剖学的研究对象是人体,关注的是人体的组成、系统构成、器官的形态结构和位置功能,各部位层次结构、器官和结构的配布,断面形态结构,以及这些结构的临床联系。人体解剖学属于形态学范畴,即所有的结构是有几何形状的,有的结构比较宏观,肉眼就能很好分辨,有的结构比较微小,要借助放大镜甚至显微镜才能分辨。活体上的结构是变化的,即从出生到死亡的不同时期,甚至一天24小时都在变化着,这就是态的概念。因此,学习和研究人体解剖学的主要方法就是要解剖人体(尸体),观察、测量人体各部分结构,探究结构与功能的关系。随着技术的进步,还可以借助医学影像技术、三维成像技术进行人体的影像学研究,这样就可以以活体作为研究对象,观察到动态的结构。在对特殊结构进行研究时(如神经系统的神经传导通路的研究),常需要借助各种神经束路示踪技术来进行。由于人体标本受到材料和制作技术的限制,有些结构需要借助模型来显示,所以在人体解剖学实验中,模型观察和制作也很重要。

根据学习和研究的目的、方法不同,人体解剖学实验分为观察性实验(基础性实验)、尸体解剖和创新性实验。观察性实验是基础,是其余几类实验开展的前提。创新性实验即结合各种解剖研究技术(尸体解剖、影像解剖、血管铸型、神经束路示踪技术等),探究人体某些特殊结构,探讨其生理和临床意义。另外,断层、腧穴、功能解剖等属于综合性实验。

(一)观察性实验(基础性试验)

系统解剖学是按人体器官功能系统来阐述人体构造、正常器官形态及发生发展的科学,是重要的基础医学学科(生物医学课程)。本课程有运动、消化、呼吸、泌尿、生殖、脉管、感官、神经和内分泌九大系统。其目的和任务是通过观察人体标本和相关模型,认识和理解人体的系统组成,各系统器官的形态结构、位置,理解其主要功能,了解在发生发育过程中形成的各类畸形,并能联系性地思考临床相关问题。

观察性实验的基本要求是学会用解剖学的方法正确认识人体各系统结构,建立好形态学的思维方式以及相关临床问题分析方法,学会使用常规的人体解剖测量工具和方法,学会用简图解释人体结构和功能。

(二)尸体解剖

局部解剖学是在系统解剖学知识的基础上,阐述人体各局部区域结构和器官的位置、毗邻以及层次关系,并适当联系临床应用的科学。医学生学习局部解剖学的主要目的是在学习临床课之前,通过实地解剖而牢固掌握人体各部位解剖学层次,各部位和重要结构的毗邻关系,训练解剖操作技术,为手术技术的培养打下基础,培养用解剖学的观点、知识和技术分析和解决临床问题的能力,为临床主要课程的学习,尤其是外科手术学的学习打下比较坚实的解剖学基础。

(三)综合性实验

断层解剖学实验是在系统解剖学的基础上,借助人体断层标本、影像图谱和视频,学习和研究人体结构在断面上的配布规律、变化规律,学会用影像解剖的方法研究人体结构和功能,同时为医学影像学的学习打下坚实的解剖学基础。

同理,腧穴解剖、功能解剖实验均是在系统解剖学的基础上,研究和学习人体穴位规律、结构与功能，尤其是运动功能的关系。

（四）创新性实验

创新性实验指的是借助经典的、新型的解剖学技术和方法，对某一个解剖学课程进行设计并实施研究，其目的是培养学生创新思维能力和创新研究思路与方法。研究的对象是人体，研究的方法是解剖学方法或形态学方法，研究的目的是解决人体解剖学尚待解决的基本问题或解决临床来源的解剖学问题或为临床创新提供解剖学依据。

二、人体解剖学实验课程学习形式与手段

（一）实践

学习解剖学的方法多种多样，最好的方法还是在实践中学习。解剖学是一门形态学科，形态学科最大的特点是知识是有形的，人体的每一个结构、每一个器官都有其特有的形态、位置和毗邻关系。获得这种有形的知识，当然要眼见为实，通过自己的双手解剖尸体，获得对人体大体结构的认识。所以，解剖学实践不只是为了验证前人已经总结出来的知识，它本身就是一种获取解剖学知识的绝好方法，在某种意义上来说，是其他方法不可替代的。

（二）实践的形式

1. 观察与测量　解剖标本、活体观察与测量、医学影像图片和视频的解剖观察与测量、虚拟人体解剖软件观察与测量。

2. 尸体解剖　按部位和层次解剖、解剖标本制作、特殊解剖标本制作。

3. 人体结构图的绘制　结合标本观察和制作，结合生理功能解读。

4. 解剖和临床问题讨论。

5. 参观临床手术。

6. 必要的动物实验等。

三、人体解剖学实验课程学习目的

（一）知识和技能培养

通过人体解剖观察标本、模型、虚拟解剖软件和尸体解剖等多种手段的训练，培养扎实的解剖学理论基础，获得丰富的解剖学知识，锻炼基本的解剖和手术技能，初步了解人体解剖学研究的基本技术。

（二）素质培养

人体解剖学实验课需要面对人体标本，需观察、动手测量和解剖，分组讨论，通过多种实践环节，养成善于思考、讲究科学、勤于动手、事必躬亲、实事求是、精益求精的科学作风；培养不怕苦、不怕累、不怕脏的吃苦耐劳的工作作风；培养发现问题、提出问题、探究问题的创新精神。

（三）人文素质和医德医风培养

因为人体解剖学实验对象是人体，材料来源于遗体捐献，如果没有这些大爱无私者捐献遗体，解剖学的研究和我们的学习就无法完成，他们是大体老师，值得学习和景仰。在学习过程中，师生始终都要怀着谦卑之心、仁爱之心、崇敬之心。

在人体解剖学发展过程中，有很多前辈做出过非凡的贡献，正因为有前人的成就，才奠定了现代医学的进步。结合人体解剖学实验，这些功勋人物、感人的科学故事是激励我们学习的生动的素材。

人体解剖学实验课适当结合临床问题进行讨论，通过早期结合临床，培养临床思维能力，同时也培养学生的同情心，建立起为人类健康事业奉献终身的志愿。

第二章　人体解剖学实验课程基本要求

第一节　纪律要求

一、遵守实验室管理制度

（一）行为规范

1. 进入解剖实验室要规范着装，轻步走路，小声说话。

2. 面对标本和遗体，要肃穆、敬畏、尊重。

3. 不能带食品及其他与学习无关的物品进入实验室。

4. 实验课需提前 10 分钟到达实验室，否则记迟到。

5. 书包、雨伞等物件，应当放至室外指定场所，不要带入实验室内。

6. 不要移动标本模型，不允许将标本模型搬至其他实验室或带出实验室。

7. 爱护实验室一切设备设施，不允许学生调试空调、排风、送风设备。

8. 未经教师许可，不准动用电脑。

（二）技术规范

1. 观察标本时，需用无齿镊操作，不可直接用手或其他尖锐物品提捏、钳夹标本。

2. 所借用模型，按期归还。

3. 做到分组学习，各有分工，相互协作。

4. 在每次解剖前、解剖结束时均需清点、记录局解手术器械。如有遗失，应仔细寻找，找到为止。解剖后器械需清洗、擦干，交由教师过目，放回原处。

5. 保护好自己，解剖时戴好手套，解剖结束后用肥皂洗手。如有受伤，请教师及时处理。

（三）卫生规范

1. 爱护实验室卫生，课后组织打扫。

2. 不乱丢垃圾，生活废物和解剖废物要分别放置在指定的垃圾箱。

3. 地面不允许留有水渍、污渍。

4. 实验室定期检查卫生，如有违反，责令教师和学生重做。

二、其他要求

1. 着工作服，不准穿拖鞋。

2. 修剪好指甲。

3. 服从教师安排。

第二节　标本、模型观察与记录

一、观　察

人体标本是经过甲醛固定的，其质地、颜色、外形都与活体有很大差异。观察标本时需要注意几个要点：

1. 确定标本处于解剖位置和正确的方位（上、下、左、右、前腹、后背），必要时与活体进行比较。

2. 确定标本类型。

3. 按从整体到局部的顺序进行。

4. 按从上到下、从前到后、从外到内的顺序进行。

5. 必要时进行解剖学测量。

人体结构模型是为了帮助理解人体结构而设计制作的，主要用于理解人体某部分的结构和形态，一般都经过放大，需要结合标本来观察。

二、记　　录

（一）文字描述法

描述标本的名称、来源（有时候用动物内脏代替人体标本）、形态、分部、显示的主要结构名称、各结构之间的毗邻关系。注意方位术语的运用、解剖学名词的应用。

（二）简图法

用简图描述所观察标本的位置、形态、结构。绘图用铅笔，必要时在坐标纸上绘制以确保比例适当，按正确的解剖学方位展现。图的序号和名称记录在图的正下方。

（三）文字描述和简图相结合

文字描述法示例：

胃的观察。

正常成年胃标本，甲醛固定。

胃质地柔软，为空腔脏器。上口为贲门，口径约 20mm，下口为幽门，管壁较上口厚（有环行幽门括约肌），口径约 15mm。胃的形态为弯曲的囊状，两缘呈开口向右的弯曲，右侧缘短，称胃小弯，在近幽门处有一明显的转角，称角切迹。左侧缘长，在贲门处走向左上方形成胃底部，然后凸向左，走向幽门。切开胃前壁，测量其厚度约 8mm。胃内壁有黏膜皱襞，在胃底部呈网格状，在胃体部呈纵行走向，胃小弯侧比较密集，有 7 ～ 8 条。

简图法示例见图 2-1。

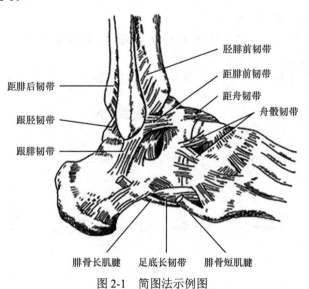

图 2-1　简图法示例图

第三节　实验报告的格式、书写要求与要点

1. 每一解剖部位解剖结束后均需在 24 小时内完成实验报告并交给带教教师。

2. 报告书写要规范、整洁，否则需要重写，直到符合基本要求。

3. 文字一律用钢笔书写，绘图用铅笔或红蓝彩色铅笔。

4. 报告中的图要手工绘制，标线用铅笔，线条要平直，结构用中文标注，图的名称写在图的下方，图占用的空间不论图复杂与否，都应在报告纸的中央，两边不能再有文字或其他图（图 2-2）。报告中的表一律用三线表，表头要有表号、表的名称，表的说明写在表的下面，表占用的空间应是两端顶格（表 2-1）。

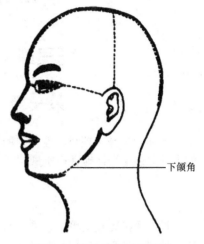

下颌角

图 2-2　实验报告图的示例

表 2-1　手的神经支配总结表

神经名称	肌支分布	皮支分布	损伤后畸形	损伤后感觉缺失
桡神经				
正中神经				
尺神经				

说明：桡神经在手部的主要分支
　　　正中神经在手部的主要分支
　　　尺神经在手部的主要分支

书写格式：

实验题目　×××部位的解剖（居中）

一、解剖小组成员
二、材料编号
三、解剖时间
四、解剖步骤（简明写主要步骤和关键步骤，可用箭头表示）
五、暴露的主要结构观察与测量（有文字、有图，测时要有数据，重要的发现可用手机照相打印，粘在报告纸上）
六、变异记录
七、小结（就解剖中获得的经验体会小结，包括失误的分析）

（易西南）

第二篇 实验基本技术

第三章 人体解剖学基本测量技术

第一节 解剖学常用测量与方法

人体测量是一项科学性很强的工作，需要按照一定程序，科学地应用测量技术，按照标准化的方法与步骤严格地进行质量控制。这里简单介绍解剖学常用的测量方法。

一、长 度 测 量

长度测量比较简单，最重要的是准确定点，其次是选好合适的测量仪器。有些骨的测量需要特殊处理，如骨盆与髋骨的测量，在测量骨盆之前，应先将左右髋骨和骶骨组合起来，用蜡片分别嵌入左右耻骨联合面之间和左右耳状面之间，使之紧密地贴附在一起，然后用丝线绑扎牢固，各项骨盆长度测量均应在组合好的骨盆上进行。

二、周 长 测 量

测量颅的周长时，注意卷尺必须紧贴颅骨表面，不可有悬空的片段。遇到有少数颅骨如枕外隆凸极为发达、明显突出时，可将卷尺沿其一侧越过。

三、容 积 测 量

颅脑完整的标本可用直接法测定颅容积。先将颅腔各孔（除枕骨大孔外）堵塞，然后从枕骨大孔倒入小米或者菜籽等，轻轻摇动颅骨，使充填物充分填到整个颅腔，并以杵捣紧至不可再加，倒出充填物，用量杯或量筒测定其体积，即为该颅的容量。当充填物倒入量杯或量筒时，同样要用杵捣紧，捣敲次数应与在颅骨上捣敲次数一致。

还可以用橡胶制成颅内模，再用石膏将这种橡胶内模填实，最后将此内模放入盛满水的容器中，测量被它排出的水的体积，便是该颅的容积。

第二节 解剖学的观察

一、解剖学姿势、方位术语和人体的轴与面

在日常生活过程中，人体各部与器官结构的位置关系不是永恒不变的。为了能正确地描述人体各器官的形态结构和位置，需要有公认的统一标准和描述语言，这一点在临床医生对患者的检查记录和病历的书写上尤其重要，以便统一认识，避免错误描述，因此便有了轴、面和方位等术语。这些概念和术语是人为规定的学习解剖学必须遵循的基本原则。

（一）人体的标准解剖学姿势

人体的标准解剖学姿势 anatomical position 是指身体直立，面向前，两眼平视正前方，两足并拢，足尖向前，双上肢下垂于躯干的两侧，掌心向前。描述任何人体结构时，均应以此姿势为标准，即使被观察的个体、标本或模型是俯卧位、仰卧位、横位或倒置，或只是身体的一个局部，仍应

以人体的标准姿势进行描述。

（二）方位术语

按照人体的标准解剖学姿势，又规定了一些表示方位的术语。

上 superior 和**下** inferior，是描述器官或结构距颅顶或足底的相对远近关系的术语。按照解剖学姿势，近颅者为上，近足者为下。如眼位于鼻的上方，而口位于鼻的下方。在比较解剖学上常用**颅侧** cranial 和**尾侧** caudal 作为对应名词，对人体和四足动物的描述就可相对比。尤其是在描述人脑时，也常用颅侧和尾侧代替上与下。

前 anterior 或**腹侧** ventral 与**后** posterior 或**背侧** dorsal，是指距身体前、后面相对远近关系的名词。距身体腹侧面近者为前，而距身体背侧面近者为后。**内侧** medial 和**外侧** lateral 是描写人体各局部或器官、结构与人体正中矢状面相对距离关系的术语。如眼位于鼻的外侧、耳的内侧。

内 internal 和**外** external，是描述空腔器官相互位置关系的术语，近内腔者为内，远内腔者为外，内、外与内侧和外侧是有显著区别的，初学者一定要注意这一点。

浅 superficial 和**深** profundal，是描述与皮肤表面相对距离关系的术语，距皮肤近者为浅，远离皮肤而距人体内部中心近者为深。

在四肢，上又称为**近侧** proximal，即距肢根部较近；下又称为**远侧** distal，指距肢根部较远。上肢的**尺侧** ulnar 与**桡侧** radial，和下肢的**胫侧** tibial 与**腓侧** fibular 分别与内侧和外侧相对应，该术语是按前臂的尺骨与桡骨和小腿的胫骨与腓骨的排列位置关系而规定的，在前臂近尺骨者为尺侧，而近桡骨者为桡侧；在小腿亦然，距胫骨近者为胫侧，距腓骨近者为腓侧。还有一些术语如**左** left 和**右** right、**垂直** vertical、**水平** horizontal 和**中央** central 等则与一般概念相同。

（三）人体的轴与面

轴和面是描述人体器官形态，尤其是叙述关节运动时常用的术语。人体可设计互相垂直的 3 种轴，即垂直轴、矢状轴和冠状轴；依据上述 3 种轴，人体还可设计互相垂直的 3 种面，即矢状面、冠状面与水平面。

1. 轴

（1）**垂直轴** vertical axis：为上自头侧、下至尾侧并与地平面相垂直的轴。

（2）**矢状轴** sagittal axis：是指从腹侧面至背侧面，同时与垂直轴成直角交叉的轴，又名腹背轴。

（3）**冠状轴** frontal axis：为左右方向与水平面平行，与前两个轴相垂直的轴。

2. 面

（1）**矢状面** sagittal plane：是指前、后方向，将人体分成左、右两部的纵切面，该切面与地平面垂直。经过人体正中的矢状面称为正中矢状面，它将人体分成左右两半。

（2）**冠状面** frontal plane：是指左、右方向，将人体分为前、后两部的纵切面，该切面与水平面及矢状面互相垂直。

（3）**水平面** horizontal plane：又称**横切面**，是指与地平面平行，与矢状面和冠状面相互垂直，将人体分为上、下两部的平面。

在描述器官的切面时，则以器官自身的长轴为标准，与其长轴平行的切面称纵切面，与其长轴垂直的切面称横切面，不用冠状面、矢状面和水平面来描述。

二、标本（包括断层标本）观察方法

人体标本是指在人体解剖学教学和科研工作中所使用的整体或局部人体的标本。医学生在人体解剖学实验课程中观察人体标本，是学习人体结构最有效的途径之一。

1. 观察人体标本时首先以解剖学姿势为标准，判断标本是否按解剖学姿势放置。解剖学姿势是描述人体器官、结构和位置关系的统一标准。不论标本如何放置，或处于仰卧位、俯卧位、横位，或者只是身体的一部分，均应依照解剖学姿势观察标本。

2. 医学生在观察人体标本时，必须使用正确解剖学方位术语对标本进行客观描述。人体解剖学常用方位术语有上、下，前、后，内侧、外侧，内、外和左、右，水平位、冠状位、矢状位等。

3. 在人体解剖学实验课中观察标本，虽是一种简单的验证性实验，但结合书本上的理论知识和图谱观察标本，不仅能让学生记住大量解剖学名词，巩固解剖学的基本知识，理解深奥的专业知识，而且能培养学生的观察能力及发现问题、分析问题的能力，让其体会到人体的完整性和神奇性，保持对医学的热爱，对其后续学习有着非常重要的意义。

4. 人体标本不仅包括普通的尸体标本，也包括活体标本。每个人都是一个活体标本，每个人对自己的活体都比较熟悉，医学生应充分利用自己的活体标本。在人体解剖学实验中，观察人体标本，充分利用自身的活体标本，可以训练良好的医学职业素质，实现理论与实践的统一。

断层标本的观察首先要确定标本的断面，然后根据解剖学方位术语，在充分理解器官或结构位置毗邻关系的基础上进行标本观察。

第四章　解剖操作基本技术

第一节　常用器械与使用方法

学习局部解剖学，必须动手解剖操作，操作之前先要准备解剖器械。常用的解剖器械包括刀、镊、钳、剪、拉钩、肋骨剪和咬骨钳。偶尔用的有弓锯、板锯、凿子、木锤、探针、双锯、开颅器、注射器、线等。下面介绍几种常用器械的应用（图 4-1）。

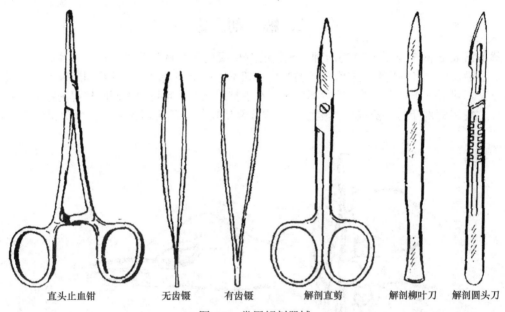

直头止血钳　　　无齿镊　　有齿镊　　解剖直剪　　解剖柳叶刀　解剖圆头刀

图 4-1　常用解剖器械

一、解　剖　刀

解剖刀 scalpel 是解剖操作时用得最多的器械。刀刃常用于切开皮肤和切断肌肉；刀尖常用于修剪血管和神经；刀柄常用于进行钝性分离。使用刀刃或刀尖时一般右手持刀，其方式应视需要而定，这里介绍四种用法，如图 4-2 所示。

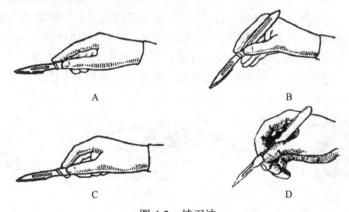

A　　　　　　　　　　B

C　　　　　　　　　　D

图 4-2　持刀法

A. 执弓法；B. 执笔法；C. 抓持法；D. 反挑法

1. 执弓法　右手拇指伸直，中、环、小指弯曲，持刀于拇指指腹与中、环、小指之间，示指平伸压在刀背上。这种持刀法主要利用肩、肘关节的运动延长切口，靠示指的压力把控刀口的深浅。优点是用力均匀，适用于做皮肤切口。此法形如持小提琴的弓，又称执琴弓法。

2. 执笔法　用拇、示两指尖与中指末节的桡侧缘夹持刀柄，与执笔写字姿势相似，操作动作主要利用指间、掌指和腕关节轻巧灵活的运动，用力准确细致，是用得最多的一种持刀方法。

3. 抓持法　与第一种方法基本相似，不过示指不是按压在刀背上，而是置于拇指的对侧夹持刀柄。这种方法的运力力量较第一种方法小，但灵活性较大，一般用于坚韧的、作较长切口的组织。

4. 反挑法　持刀方法与执笔法相似，其不同之处是执笔法刀刃向下，反挑法刀刃向上。此种方法主要用于小范围的皮肤、血管和神经等反方向的剥离和挑开，可避免损伤深部重要组织。

二、解　剖　镊

解剖镊 forceps 有无钩和有钩两种。无钩的解剖镊用于夹持和分离血管、神经和肌肉等；有钩的解剖镊仅用于夹持皮肤或非常坚韧的结构，切不可用于夹持血管、神经和肌肉等容易损坏的组织器官。解剖操作时，一般右手持解剖刀，左手持解剖镊，也可两手同时持解剖镊以分离血管和神经。使用解剖镊时一般采用执笔法，动作要简练明快，不可用力旋扭，以免镊齿对合不良（图 4-3）。

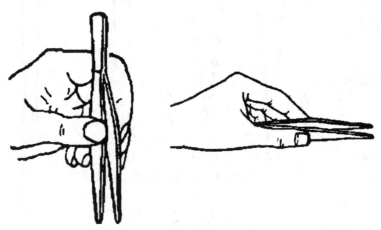

图 4-3　解剖镊持镊法

三、解　剖　剪

解剖剪 scissors 有不同的长短和弯直。刀尖有尖头和圆头之分，也有的一尖一圆。应该按需要选择使用。圆头解剖剪一般用于剪开组织或剪断神经、血管，有时也可以用于撑开或分离组织。一尖一圆的或尖头的直剪，常常用于剪线或拆线。正确使用解剖剪的方法：将右手的拇指和无名指各伸入解剖剪的一个环内，中指放在环的前方，示指顶压在解剖剪的运动轴处，以起到稳定和定向作用（图 4-4）。

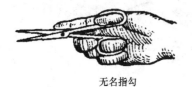

无名指勾

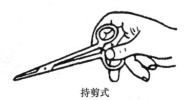

中指勾　　　　持剪式

图 4-4　解剖剪（血管钳）持剪法

四、解　剖　钳

解剖钳又称**血管钳** hemostatic forceps，有直钳、弯钳之分。通常用于分离软组织及血管、神经等，也可用来钳夹肌腱、韧带和皮肤，作牵引、固定之用。握持方法同解剖剪。

五、拉　　钩

拉钩因宽窄、深浅和弯曲角度不同而有多种类型。一般用于牵拉、暴露和固定结构，以利于解剖操作的进行。

六、其他解剖器械

常用肋骨剪剪断肋骨，用椎管锯打开椎管，用弓形锯锯开颅骨，用咬骨钳咬断骨并修整骨的断端。所有不常用的解剖器械，都可以在需要使用时向解剖学教研室的技术组借用，使用以后立即归还。

第二节　解　剖　操　作

一、解　剖　皮　肤

剥离皮肤，是解剖操作的第一步骤，根据人体不同部位和情况可采用两种方法：

（一）翻皮法

在尸体的皮肤上，先在拟作切口的部位，用刀尖的背划一线痕。再沿此线痕将刀尖与皮肤成直角刺入，感到抵抗力突然减小时，提示刀尖已经抵达浅筋膜，便立即将刀刃倾斜成45°角，持稳解剖刀，切开皮肤。注意切皮要浅，不可损伤皮下结构。要注意体会人体不同部位皮肤的厚度和强度有很大差异。用有齿解剖镊牵起皮肤的一角，用解剖刀紧贴真皮和皮下组织之间，划断皮肤下的致密结缔组织，剥离皮肤，掀起皮片，准备解剖皮下结构。人体解剖常用的皮肤切口见图4-5。

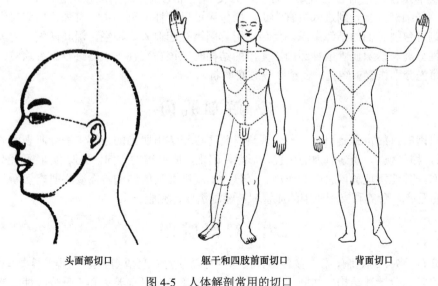

头面部切口　　　　躯干和四肢前面切口　　　　背面切口

图 4-5　人体解剖常用的切口

（二）撕皮法

沿切口线全长切透皮肤至浅筋膜层，再在需要剥离的区间间隔 3 ~ 5cm 的宽度，作一系列平行的纵切口，翻起近端一部分皮片后，用止血钳或手指夹紧皮片，用力向远端逐条撕去。这种方法适用于皮下组织比较丰满的标本，在撕剥面上，比较容易看清这些结构。便于进一步寻找浅层血管和皮神经。撕皮法适于教学实习标本及显露局部结构标本的制作。此法在皮肤上会带一部分浅筋膜，因此，对精细的浅层陈列标本及重点的皮下组织的解剖不宜采用。

二、解剖浅筋膜

皮下组织主要是脂肪组织和结缔组织，其内的主要结构为皮神经、浅静脉和浅动脉。皮神经先在浅筋膜的深处潜行，逐渐分支，变细浅出。可从皮神经穿出深筋膜处开始，沿其走向剖查，直至神经末梢。浅静脉和浅动脉位于浅筋膜中，在其经过部位，切开纤维脂肪组织，即可将其暴露。某些部位的浅筋膜内有浅淋巴结分布，可用刀尖分开脂肪结缔组织，找到淋巴结后将其挑起。推开淋巴结周围的结缔组织，可见与淋巴结相连的输入与输出淋巴管。

待皮下血管、神经解剖观察之后，按照剥皮的切口切开皮下脂肪层达深筋膜，注意边切边用镊子分开脂肪层，看是否已到达较致密的深筋膜，然后将脂肪层由深筋膜向上整层地翻起切除，注意保留重要的浅血管、神经。

三、解剖深筋膜

解剖深筋膜要用解剖镊将它提起。解剖刀的刀刃要平贴肌表面，与肌纤维的方向一致，将其切除。注意人体各部位深筋膜有很大的差异：四肢与背部的深筋膜厚而致密，可成片切除；躯干的大部分深筋膜与深面的肌肉结合牢固，只能小片切除；某些部位的深筋膜作为肌肉的起点或形成腱鞘，则无法切除。

四、解剖血管和神经

解剖血管和神经的目的是暴露并观察它们的行程及分支。应注意显露并保护重要的血管和神经。通过解剖操作，认清它们起始、行径、分支和分布范围。解剖应该从粗的血管和神经开始，由粗到细，仔细剖查，直到进入器官为止。操作应该以钝性分离为主。首先，用刀尖沿血管和神经的走向划开包绕它们的结缔组织。然后，用解剖镊提起血管或神经，沿其两侧，用解剖镊或解剖剪作钝性分离。清除血管或神经周围无用的结构时应该在直视下小心进行。去除较粗大的静脉时，应该事先分别作双重结扎，在结扎线之间剪断。

五、解 剖 肌 肉

解剖肌肉的目的是暴露清楚，利于观察。要注意修洁出肌肉的边界，去除肌表面的结缔组织（属深筋膜，称肌膜）。观察肌肉的位置、形态、起止，肌纤维的方向，肌腹和肌腱的配布，血管、神经的分布，并注意理解该肌肉的作用。有时为了观察深处的结构，需要将肌肉切断。此时应注意断端尽量整齐，营养和支配肌肉的血管和神经尽量保持完整。

六、解 剖 脏 器

脏器分布于头、颈、胸、腹、盆各部。按结构可以分为中空型（腔型）脏器和实质型脏器两类。实质型脏器多为分叶性结构，如肝、胰、脾、睾丸和肾等，也有卵巢等不是分叶性结构。实质型脏器的血管、神经和功能性管道，一般集中进出脏器，进出处称为"门"。解剖脏器的目的是暴露和观察脏器的形态、位置、毗邻和内部结构，探查其血管和神经的分布等。所以首先要原位暴露脏器，观察其位置、表面形态、浆膜配布、毗邻关系和体表投影，然后解剖暴露血管和神经，必要时切断血管、神经和功能管道等固定装置，整体取下脏器，进行解剖观察。

七、其 他

（一）浆膜腔探查

在人体内，有胸膜腔和腹膜腔等形态各异、大小不同的，易发生感染、积液或癌症转移扩散的浆膜腔。探查浆膜腔的目的是体会和了解其位置、形态、境界、毗邻和大小等。探查浆膜腔的主要方法是，切开浆膜的壁层以后，用手伸入浆膜腔，按一定的程序仔细探查浆膜腔的各个部分，特别是壁层和脏层的各个部分及其相互移行和返折处。如果遇到尸体的浆膜腔内有明显粘连，可以用手指小心进行钝性分离后再探查；如果遇到有的浆膜腔内液体较多，影响探查，应该用电吸引器吸除后再进行探查。

（二）解剖骨性结构

骨组织比较坚硬，需要用肋骨剪剪断肋骨，用椎管锯打开椎管，用钢丝锯或弓形锯锯开颅骨，用咬骨钳咬断骨和修整骨的断端。

第三节 特殊结构的解剖与观察

眼球的解剖与观察

取新鲜猪眼一只，首先观察眼球外形，视神经连接的眼球部位，角膜的形态和透明度，球结膜等。接着剪除眼球的所有附属结构，在眼球赤道处用手术刀切开一个小切口，然后用直剪沿眼球赤道剪开眼球，动作要轻柔，尽量避免用力挤压眼球，观察无色透明、胶状的玻璃体。在切除的眼球后部内面观察乳白色的视网膜，在视盘处附着，其他部分剥离，露出外层的棕黑色的脉络膜。接着从后向前观察眼球前半部分，可见凸透镜状、透明的晶状体，边缘有细小的睫状小带连到睫状突。用镊子夹出晶状体，可见虹膜中央的瞳孔。最后用剪刀把眼球前半部剪成两半，观察虹膜、角膜及巩膜静脉窦。

（张全鹏）

第五章　人体血管管道灌注技术

血管灌注是将一些带有色料的填充剂灌注到血管内，通过解剖、透明、腐蚀、放射造影等方法，来显示其位置及分支或属支分布的特点。血管灌注后可用于制作解剖、切片标本和科研材料，比未经灌注血管的观察效果好得多。同时，血管透明、腐蚀、放射线造影等，也必须借助血管灌注才能达到预期效果。因此，血管灌注在解剖学研究中占有重要的地位。

早在 1782 年，My 就曾用树脂苯和乙醇溶液注射肾的血管。1892 年，铃木将漆注入尸体血管内进行观察。1894 年，Francia-franka 为制作血管铸型标本初次使用天然橡胶。其后，田口用蜡油，Teichmann、Bardeen、Batson 和 Gamble 等先后用重油漆剂、虫胶片、橡胶等作为填充剂灌注血管，从事解剖学方面的观察和研究。这些都为血管灌注技术的发展和提高打下了良好的基础。

第一节　器　材

为了使血管灌注获得成功，必须根据灌注方法和填充剂的性能来准备相应的器材。灌注前，要考虑周到，认真做好准备，以免在操作过程中临时去找器材，造成工作忙乱，影响灌注效果，甚至造成灌注失败。

一、常用器材

常用的器材有一般的解剖器械（刀、剪、镊、止血钳）、结扎线、棉花、纱布、量筒、天平、水彩颜料、玻璃搅拌棒、小水桶、塑料盆、解剖台等，有配制填充剂时所用，有血管灌注时所用。如果用热填充剂灌注则需准备电炉、烧杯、电热水器、恒温水箱等。

二、灌注器材

灌注器材中，现在较为常用的是塑料注射器，它们的规格有：50ml、30ml、25ml、10ml、5ml，其中 30ml、25ml 或 10ml、5ml 的注射器多用于淋巴管道、腱鞘和小型动物管道灌注。选用塑料注射器的优点：成本低、来源广、实用性强，注射器针筒有轻度扩张性，针栓前端的橡胶有伸缩性，整个注射器密封较好，可以连续多次使用，且容易清洁，适用于灌注各种填充剂。也可大量收集医院废弃不用的一次性注射器，拔出针栓，置于 5% ～ 10% 甲醛溶液中浸泡、消毒、处理 1 ～ 2 天，捞出后用自来水冲洗，然后晾干，撒上滑石粉，装好、保存待用。

三、灌注用的针头和导管

根据欲灌注标本血管的粗细和位置，选用不同管径和形态的插管。常用的为有机玻璃插管、注射器（输液器留置针）针头插管、注射器针帽插管和移液枪枪头（蓝大、黄中、白小）。

（一）玻璃插管

玻璃插管可用直径约 1cm 的玻璃管吹制，分弯、直两种形态，每个长 4 ～ 5cm。插管细小的远端应吹制出一膨大球体，以便在结扎时不易滑脱，其管径为 0.2 ～ 0.5cm。粗大的近端接橡胶管（输液胶管或听诊器胶管），并用线扎牢，胶管的末端用线结扎收口，其口径的大小以注射器的针头仅能插入为限。如灌注大的管道，应将插管吹制成两端直径均为 1.0 ～ 1.5cm 的 T 形直管。

（二）针头插管

针头插管即一般注射或采血用的粗细针头，将针尖打磨掉，使其钝圆，不会因手的抖动而刺破血管，最好在其后端接一胶管，灌注时可作缓冲。浅表细小静脉或动脉插管可选用静脉留置针直接插入血管固定好进行灌注。

（三）塑料插管

塑料插管一般为一次性注射器（输液器）针帽或移液枪枪头，切除针帽封口一端，使用电炉丝在针帽或移液枪枪头光滑一端烫出两道凹线，根据插口处血管管径大小选择一端插上橡胶管绑紧，而另一端可直接插入标本血管内。

第二节　灌注方法

一、选材和一般注意事项

首选没有腐败，或自溶现象轻微，未经防腐固定液处理的新鲜材料。新鲜材料组织柔软，富有弹性，血管内血液尚未凝固，管道比较通畅。防腐固定的材料经溶栓、排血、冲洗后也可用于灌注。

（一）新鲜材料

因外伤大失血而致死不久的材料，血管不用冲洗，可直接灌注填充剂。因病死亡的材料，标本血管一般也不需专门冲洗。若血管内积血过多时，可先用生理盐水冲洗血管后再行灌注。若制作静脉血管标本或特殊科研标本，需在显微镜下观察到细微血管及其构筑情况，则应冲洗血管。其方法为：从动脉注入 5% 枸橼酸钠生理盐水，剪开静脉系放血，直到流出的液体较清澈或组织、器官呈苍白色为止。

（二）死亡时间较长的材料

估计其血管内已有大量血凝块（血栓）时，可先注入溶栓剂，使血管扩张，血栓溶解，以便灌注填充剂。常用的溶栓剂为 4% 重铬酸钾酒精（95% 乙醇溶液 100ml，重铬酸钾 4g）。

此外，冲洗的压力不要过高，时间也不宜过长，应低压缓注，尽量减轻组织水肿的程度。这种冲洗过的材料，需轻挤脏器或倒置标本，使水流出后再灌注填充剂。乳胶填充剂灌注，则要考虑溶栓剂的 pH。如果是偏酸性溶液，则要在灌注前注入少量氨水或淡碱水溶液碱化血管，以防乳胶凝固。血管在灌注前，是否需要冲洗，应根据制作标本的要求及目的来选择。静脉灌注时，材料越新鲜越好，因为死后血液大都滞留于静脉内，需进行血管冲洗直到流出较清澈的液体。

（三）防腐固定材料

防腐固定后的血管弹性降低，注入填充剂时血管扩张度小，加之固定后的周围组织压迫血管使它难以扩张，导致灌注阻力增大，填充剂难以到达血管末梢。再者，固定后的材料，血管内的血凝块难以有效清除，特别是静脉系统，灌注极难成功，而动脉血管灌注效果较好。但近年来通过使用 5% 过氧化氢溶液加强浸泡、氧化、软化、挤压、冲洗等消融措施后，固定后的材料能灌注出血管较细标本。固定后的材料适用于较强流动性的墨汁、明胶等水溶性填充剂灌注，乳胶灌注前需碱化血管。

（四）动物材料

可在动物麻醉状态下或杀死后立即用 3.3% 硫酸钠或 5% 枸橼酸钠生理盐水冲洗血管，可以是全身的血管，也可以是局部的血管。全身的血管冲洗通过腹主动脉或升主动脉，局部的血管冲洗经该局部或脏器的动脉干，同时要剪开伴行静脉或右心耳放血，待组织、器官呈苍白色后，再灌注填充剂。

二、灌注方法

（一）动脉血管整体灌注法和局部灌注法

根据制作标本的要求，可分整体灌注法和局部灌注法。全身动脉血管可采取整体灌注法，灌注部位应选择操作时容易暴露动脉干、损伤周围组织结构少的部位，如颈总动脉、股动脉、肱动脉等处双向插管灌注。局部灌注时，可取下脏器或截下肢体，也可在整尸上从分布于该器官或肢体的动脉干进行灌注再作分离。取下脏器灌注时，要把动脉干尽量留长一些，以便于插管灌注。尸体标本灌注结束待填充剂凝固后进行甲醛注射防腐。脏器铸型或血管科研标本，以离体局部灌注效果最好。器官血管灌注前需先进行防腐固定，以维持脏器充盈的外形。

（二）静脉血管灌注法

在血管灌注操作中静脉灌注难度大，其原因是静脉的形态结构和分布规律与动脉不同，静脉血管内有瓣膜，具有活塞性能；加之人体死亡后血液多淤积在静脉内，因此，灌注静脉材料以外伤失血致死的为好。若为病死性材料，应先切开静脉，从动脉内注入生理盐水，经毛细血管灌流到静脉，冲去静脉内的凝血。静脉灌注有以下方法：

1. 顺向加压灌注法　在手背静脉网或足背静脉网处插管，顺血流方向灌注填充剂，为了使填充剂广泛充盈于四肢浅静脉网，可在大腿根部和上臂根部用绳勒扎，阻断股静脉和肱静脉、头静脉，以保证有足够的压力，使填充剂迂回交通显示静脉系。填充剂灌注完毕后，再行常规防腐固定。此法可用于肢体静脉灌注，也可用于整尸静脉灌注。

2. 逆向加压灌注法　先将经过静脉冲洗的材料行常规防腐固定，2～3个月后经锁骨下静脉和髂总静脉插管作逆向灌注，并在手背静脉网和足背静脉网作双向插管，分别作逆向和顺向灌注。此法主要是弥补顺向加压灌注难以显示末梢静脉的缺点。实践表明，尸体材料被固定后，静脉瓣失去了柔软的活塞性能，防逆流的作用有所减弱甚至丧失。逆向加压灌注可以突破瓣膜的阻力，使填充剂逆行到达静脉末梢。

3. 动脉和静脉搭配灌注法　静脉血管灌注是难点，在动静脉血管灌注时，应先灌注静脉，保证静脉系充分显示，如果先灌注动脉，动脉内填充剂呈扩张饱满状，势必挤压静脉系。当行静脉灌注时，静脉扩张受限，增加填充剂冲破静脉瓣阻力的难度，从而影响静脉灌注效果。但对于研究重点为动脉血管，同时也需观察静脉的情况时，静脉只是一个辅助项目；又如，一般教学标本，重点显示的是动脉，静脉也只是附带的，这些情况下，可按先动脉、后静脉的顺序灌注，以确保重点。

4. 冷灌注法和热灌注法　根据填充剂的性质来区分，冷灌注法的填充剂可在常温环境中配制，也可在常温环境下进行灌注，不影响其流动性，通过化学反应、挥发等促使填充剂凝固，常用的有乳胶、墨汁、过氯乙烯、牙托材料等。热灌注法的填充剂配制需在50℃恒温水中进行，灌注前填充剂的温度要高于常温，标本组织的温度最好保持在40℃，可通过温水浸泡提高温度，以保持其优良的流动性，促使填充剂灌入至微细血管网内。若灌注温度条件达不到要求，填充剂在血管内的凝固时间提前，其流动性降低，血管灌注效果不佳。灌注完毕后通过冷藏或常温环境促使填充剂凝固，常用的有明胶、聚乙烯醇、羧甲基纤维素等。

5. 血管铸型灌注法　铸型填充剂灌注是制作铸型标本最关键的步骤和技术，它关系到铸型的成败。常用的铸型填充剂为化学反应成型和溶剂挥发凝固成型两种。环氧树脂、自凝牙托粉及甲基丙烯酸甲酯（有机玻璃单体）为化学反应成型填充剂，其收缩率小、一次成型，只需首次灌注，无须补注。过氯乙烯溶液、聚氯乙烯溶液等为溶剂挥发凝固成型填充剂，其收缩率较大，一次灌注不能使管道铸型饱满，故需在首次灌注后，进行多次补充灌注。

（1）首次灌注：操作时将注射器的针栓抽出，把填充剂倒入针筒，再装上针栓，排出注射器内的气体，将填充剂加压缓慢通过插管注入管道内，如此重复操作直到灌足需要量为止。由于每个标本的新鲜程度、管道的通畅情况、填充剂的性能及浓度、标本的大小等均不可能完全一致，因此，难以用统一的压力与灌注量来灌注所有的标本。通常可根据标本管道灌注的阻力、手感与灌注量等情况来控制，这就需要多操作、多实践、多体会、多积累经验，从中找出规律。一般来说，内脏器官质地较软，管道行程短，故灌注压力宜小。灌注时如果插管的橡胶管鼓起或脏器表面毛细血管有填充剂出现，表明压力和灌注量均已足够，应立即停止灌注。有些器官如肠管可在表面直接观察到填充剂的走行情况，据此来调整灌注的压力。肢体的血管行程长，且有肌肉组织的保护，灌注压力比内脏稍大，可边灌注边观察肢体远端皮肤或指/趾甲颜色变化（出现填充剂的颜色即可）；也可用刀薄薄地削去小块指/趾腹处的皮肤，见有填充剂渗出时，表明已灌注到血管末梢。首次灌注填充剂的灌注量和压力，决定了标本整体铸型的粗疏程度。

（2）补充灌注：若用溶剂挥发凝固成型的塑料填充剂，在首次灌注之后，应当进行补充灌注，才能得到饱满的管道外形。补充灌注的间隔时间和次数与溶剂、管道管径、填充剂浓度、气候等有密切关系。溶剂挥发快的（如丙酮），补注间隔时间宜短（1～2小时）；溶剂挥发慢的（如环己酮），补注间隔时间宜长（3～4小时），次数宜多，可达5～6次；细小管道（如冠状动脉、肝动脉等），补注间隔时间宜短，次数宜少（2～3次）；冬季温度低，补注间隔时间宜长；夏季温度高，补注间隔时间宜短。补注的目的主要是促使标本管道主干饱满圆滑，可选用较浓稠的填充剂（20%～30%）。为了减少补注的次数，缩短标本的整个灌注时间，可用自凝牙托材料补注，一次便使管道充盈饱满。总之，补注用的填充剂浓度不能低于首次灌注填充剂的浓度，补注的压力宜小不宜大，每次补注量和补注速度以补注阻力来控制，宜少不宜多，缓慢进行不可急促操作，避免管道破裂填充剂外露而影响标本整体铸型效果。

（3）保持标本正常外形：在整个灌注过程中及灌注后的凝固期间，都要注意保持标本的正常外形，避免出现人为畸形。脏器标本最好放在水中灌注，利用水的漂浮力保持器官的自然形状，如肺最好放入空胸腔中或用纱布包裹维持左右肺的正常外形后灌注；肠管类空腔脏器可将肠腔内充满气体或灌注10%甲醛水溶液定形；肢体垫上海绵或厚布料按解剖学位置摆放手指，伸直并避免挤压。

总之，血管灌注应注意的事项包括：灌注的速度要先稍快后缓慢，压力要适当且持之以恒，不可因灌注阻力升高而加大灌注压力，以免胀破血管。首次灌注填充剂，应先稀液，后浓液，或全程稀液，在首次灌注之后，应当进行补充灌注，才能得到饱满的管道外形。补充灌注的间隔时间和次数与溶剂、管道管径、填充剂浓度、气候等有密切关系。补注的压力宜小不宜大，补注量宜少不宜多，避免造成管道破裂。如用于教学的脏器标本只要求充盈大血管，则可直接注入浓液。灌注过程中如有漏液，可用止血钳钳夹或用线结扎。灌注填充剂的量因材料大小而异，一般感到有一定阻力时放慢灌注速度，一边继续缓慢灌注，一边观察肢体末端指/趾颜色是否变化，或切开指腹皮肤看是否有填充剂流出。灌注后的标本应在阴凉处放置1～2天，然后再放入防腐保存液中。

第三节　各种填充剂及配制方法

血管灌注的填充剂有很多，且性能不同，配方各异。有的用于制作大体解剖血管标本，有的用于制作透明标本，有的用于制作铸型标本或放射造影重建等。在配方中，有使管腔充盈的固体成分，有显示填充剂的色料，有增加填充剂黏度的油料，还有稀释填充剂的有机溶剂或水。作为一种较为理想的填充剂，应具备下述条件：

（1）配制容易，操作简便。最好为冷灌注剂，因为热灌注剂的操作复杂，要另有一套加热保温装置。填充剂最好能预先配制并储存，不需临时配制。

（2）填充剂的浓度可以控制。例如，对微血管的铸型，要求浓度低，黏度小，流动性好，才能灌注到预期的部位；对于肉眼观察的陈列标本，则要求浓度高，收缩率小，管道分支才不至于过分稠密，造型才能清晰美观。

（3）灌注后不向周围组织弥散，不与组织相融，不溶于乙醇和透明剂。

（4）灌注能在室温下短时间内自行凝固，凝固后收缩率小或无收缩，管道饱满圆滑。

（5）在理化性能上，耐酸碱、耐腐蚀性强，机械性能好，既有柔韧性，又有良好的支撑力量。

（6）颗粒细小，易溶于溶剂，调色均匀，且不易褪色。

（7）用于动物实验的填充剂，要求毒性低，刺激性小，不易引起生物组织强烈的收缩和损伤。

（8）用于血管造影术的填充剂要求其悬浮力强，均匀分散性好，无收缩率，主干饱满，管道连续光滑、无中断、无空泡产生、无齿状伪影、立体感强。

（9）来源广泛，价格低廉。

一、橡胶填充剂

橡胶填充剂包括橡胶乳浆和合成橡胶，橡胶乳浆为橡胶凝固前的乳浆，简称乳胶，可分为天然橡胶乳浆及合成橡胶乳浆两种，是血管灌注常用的填充剂。橡胶乳浆的颗粒很小，直径一般约为 0.5176μm，最大不超过 1μm，相当于红细胞的 1/8 ~ 1/7，容易进入微血管。乳胶在空气中能自然硬化，遇酸可立即凝固。防腐固定的尸体血管均为酸性环境，故在灌注乳胶前，应注入少量淡碱水或氨水，防止乳胶在灌注过程中遇酸凝固，不能到达细小血管内。乳胶的色料可选用原装球磨颜料、乳胶漆色浆、玛丽牌大红、酞菁蓝等水彩颜料调配，其调配步骤为：先调制少量氨水或淡碱水溶液，再取适量颜料搅拌使其充分溶解，最后倒入乳胶容器充分搅拌，至色彩分布均匀。

乳胶灌注血管凝固后，在小口径的血管内收缩率较小，充盈饱满；但在较粗的主干血管内，收缩率较大，因此 1 ~ 2 小时后应补充注射 1 ~ 2 次。灌注时应在碱性环境下操作，可先灌注少量的氨水或淡碱水溶液碱化，以防灌注过程中乳胶形成凝块，堵塞管道。用乳胶灌注的血管，凝固后弹性好，韧性很强，不易拉断，便于解剖，非常适用于灌注教学用的血管标本。配方：乳胶 + 适量色浆或水彩色料（充分溶解的碱性色料）。

二、明胶填充剂

明胶加温能溶解液化，冷却后能凝结固化。用明胶配制的填充剂，属于热填充剂。灌注血管时，标本和灌注器械都要求持续地保持一定的温度，操作比较麻烦。但容易灌注到微小血管中，对血管壁损坏的可能性也较小。用组织学方法研究器官内血管多用明胶填充剂。常用配方如下：明胶 15g，水彩颜料适量，水 100ml。

配制方法是将明胶倒入温水烧杯内浸泡，再将烧杯置于水浴锅内或恒温水箱内加热（50℃）溶解。在溶解过程中，要不断搅拌，待明胶完全溶解后，加入色料继续搅拌，直到颜色均匀为止，再用 2 ~ 4 层纱布过滤即可，趁热灌注，需要存放时可加入少量甲醛防腐。

三、羧甲基纤维素填充剂

取适量羧甲基纤维素倒入 40℃左右蒸馏水烧杯中搅拌，边加热边不停地搅拌，使其充分溶解，再用 2 层纱布过滤即可，若长期存放待用需加入少量甲醛防腐，避免腐败。羧甲基纤维素为水溶性填充剂，具有较强的流动性，悬浮力强，均匀分散性好，无收缩率，易注入微小血管网中，适用于血管造影灌注。配方：

羧甲基纤维素 12g，水彩颜料适量，蒸馏水 100ml。

四、聚乙烯醇填充剂

聚乙烯醇填充剂（PVA），1799 型，实验试剂。取适量 PVA 分散投入 50℃左右蒸馏水烧杯中浸泡半小时，适当搅拌，使其充分膨胀、分散，然后逐步提高温度，控制在 80℃并不停地搅拌，使其充分溶解，持续保温半小时可完全溶解。检验其是否已完全溶解，仅用肉眼观察是难以判断的，可加入 1～2 滴碘液，适当摇动，若蓝紫色能均匀扩散，说明已完全溶解；若出现团粒状透明体，则说明尚未完全溶解，还需加以时间溶解。待 PVA 完全溶解后，边搅拌边冷却，直至常温，用 2 层纱布过滤即可，若长期存放待用需加入 1% 甲醛进行防腐，避免腐败。为水溶性填充剂，具有较强的流动性，悬浮力强，均匀分散性好，无收缩率，易注入微小血管网中，适用于血管造影灌注。配方：聚乙烯醇 10g，水彩颜料适量，蒸馏水 100ml。

五、改性塑料填充剂

制作解剖标本的填充剂配方与铸型标本的配方基本相同，最大的差别是大大增加了增塑剂的量，使灌注后的血管非常柔软，与乳胶血管无异。在配方中，除了加大了增塑剂邻苯二甲酸二丁酯的量以外，还加大了自凝牙托水的比例，减少了自凝牙托粉的比例，也就相应地减少了自凝牙托粉中引发剂过氧化二苯甲酰的比例，使它与自凝牙托水中的促进剂 N,N- 二甲基对甲苯胺比例有所调整，从而延长了聚合反应时间，更有利于灌注操作。配方：油画颜料（红或蓝）适量，自凝牙托粉 30～35g，自凝牙托水 65～70ml，邻苯二甲酸二丁酯 40～50ml。

六、墨汁填充剂

取乙醚与无水乙醇按 1∶1 配制成固定液，再与上海牌墨汁按 1∶1 配制成墨汁填充剂。也可用 3%～5% 明胶溶液＋墨汁配制成墨汁填充剂。

第四节　铸型标本腐蚀、冲洗、漂白与酸碱中和

一、腐　蚀

腐蚀是指标本灌注填充剂后，利用物理或化学方法去除不必要的组织，使管道铸型充分显示出来的过程。常用的腐蚀方法有自然腐蚀法、酸腐蚀法、碱腐蚀法和炭化法四种。混合腐蚀法和局部腐蚀法等方法是根据研究目的和观察的需要衍生而来。腐蚀前在不损害铸型的前提下，可清除与铸型标本无关的毛发、被膜、脂肪等组织，加速腐蚀进度，同时又可减少腐蚀液的消耗量，便于标本的后期处理。腐蚀时尽可能一个容器放一件标本，若几件标本同放在一个容器中，在更换腐蚀液或冲洗过程中，标本铸型极易因相互碰撞、挤压而致变形或损坏。腐蚀所采用的酸、碱均为强腐蚀剂，务必谨慎操作，注意安全防护，避免灼伤。

（一）自然腐蚀法

自然腐蚀法是利用组织自溶腐败及细菌和蛆虫的生长加快软组织腐烂的方法，多适用于夏季。此法腐蚀过程中应注意以下几个要素：

1. 腐蚀地点宜选择在偏僻、背阴、潮湿、光线稍暗的地方进行。背阴指太阳照射不到的地方，此地相对不炎热，有利于细菌和蛆虫的生长；潮湿指空气湿度相对较大，标本表面不会快速变干；光线稍暗也有利于细菌和蛆虫的生长。

2. 盒中盒内腐蚀。腐蚀前可根据标本大小先制作一批简易的有机玻璃腐蚀盒，在盒底面钻上许多孔，盒子两端拴上铁丝，将要腐蚀的单件标本置于该盒内，再放进盛水的腐蚀缸内，便于搬

取标本、换水、冲洗及标本后期消毒、漂白、修洁等操作，同时又不易碰断铸型。

3. 及时多次换水冲洗。标本自溶及细菌和蛆虫生长过程中产生酸性物质，时间一长浓度随之增高，不利于细菌和蛆虫生长。及时多次换水冲洗来降低水的酸性，维持生物生长环境，可加快软组织腐蚀。每次换水冲洗时水压要适中，水流要细，避免冲断冲塌微细血管，并使标本稍露出水面，以利于蛆虫啃食，可加快腐蚀。

4. 蛆虫生长过多时及时杀灭。腐蚀过程中若发现蛆虫生长过多，应及时杀灭部分蛆虫，以防蛆虫过多争抢食物时误食微细血管铸型或拥挤挤断血管，导致标本血管铸型整体疏密不一或只剩粗大分支。

5. 腐蚀过程中不可操之过急。自然腐蚀是一个时间相对较长、恶臭难闻，同时又需及时、细心观察的过程，易使人急躁，操作不当功亏一篑。在南方，通常头颈部血管铸型标本腐蚀需耗时 2 ～ 3 个月，肢体血管铸型标本腐蚀需耗时 1 ～ 2 个月，整体尸体血管铸型标本腐蚀需耗时 6 ～ 8 个月。

6. 关节甲醛防腐保存。肢体关节部位腐蚀前采用少量纯甲醛注射防腐，腐蚀中能保存关节周围的组织结构，保留关节的完整性，骨与骨之间（特别是腕骨）无须再串联固定，既可保持骨骼与血管的正常位置关系，又可避免骨骼串联操作中对血管铸型的损害。

7. 明胶包埋再次腐蚀。标本整体腐蚀结束后对于还没有完全腐烂的大块软组织或部位采用 15% 明胶溶液包埋再腐蚀，明胶的主要成分为蛋白质，易滋生腐败细菌和利于蛆虫生长，以加快组织腐蚀。

8. 纯碱粉辅助腐蚀。对一些已腐烂但仍黏附在血管铸型或骨骼上的残余软组织，无须用镊子撕拉，以防拉断该处铸型，可撒少量碱粉（KOH、NaOH 磨粉）吸水后快速腐蚀，若一次不能彻底解决，可少量多撒几次，待腐蚀干净后用水及时冲洗，避免碱对骨骼的有害腐蚀。

9. 皂化产物处理。对已皂化部位先喷射少量盐酸腐蚀，再用 2 ～ 5ml 的注射器针头扎碎皂化物，适当压力的细水慢慢冲洗去除，需反复进行，耗时长；或 5% ～ 10% 过氧化氢溶液氧化分解，失去黏附性，易冲洗掉，全程需细心操作。

10. 注意保护环境卫生。蛆虫发育为成虫之前务必将其杀灭，对腐蚀中产生的臭水脏水需进行除臭消毒处理，以保护环境卫生。

（二）酸腐蚀法

酸腐蚀法是指用强酸（常用盐酸、硫酸）将标本不必要的组织腐蚀掉，充分显示血管铸型的一种腐蚀方法。盐酸腐蚀的浓度以 25% 左右为宜，市售工业用盐酸的浓度为 37%，需稀释，简易的配制方法是 2 份盐酸配 1 份水。硫酸腐蚀的浓度以 80% 左右为宜，市售工业用硫酸的浓度为 100%，需稀释，简易的配制方法是 4 份硫酸配 1 份水。根据标本制作要求不同，采用不同酸腐蚀，无须保留骨骼的铸型标本使用单一盐酸或硫酸腐蚀；需保留骨骼的铸型标本则采用硫酸钙饱和硫酸溶液腐蚀，该法仅适宜制作头颈部血管铸型。此法是利用骨的无机成分碳酸钙和硫酸反应生成硫酸钙微溶物，附着在骨表面上，从而阻止硫酸继续对骨的损害性腐蚀原理，骨质仅有轻微损害。

酸腐蚀多用于内脏和无须保留骨骼的头颈部、四肢、全身整体血管铸型，腐蚀中应注意以下几点：

1. 在有排风口的地方配制腐蚀液　强酸倾倒时易产生大量烟性挥发性气体，通过排风扇及时排出，避免吸入导致刺鼻烧喉，有害身体健康。配制过程中最好佩戴防毒面具、长袖橡胶手套，小心谨慎，缓慢倾倒以免液体飞溅腐灼衣物或皮肤。

2. 腐蚀液稀释配制　正确的稀释配制方法：先取等于 1 份酸容积的水倒入腐蚀缸内，再将浓酸缓慢加入水中，并不断轻轻搅动，使产生的热量迅速散失，以防腐蚀液温度过高，其间可用手感受腐蚀液的温度，当感觉烫手时立即停止。

3. 切忌将水倒入浓酸中　因浓酸的密度均大于水的密度，当水被倒入浓酸中时，因其相对较轻，浮在浓酸之上，致使产生的热量无法迅速散失，热量越集越多，温度急剧上升，甚至达到沸腾，引起酸爆沸飞溅，造成人伤物毁。

4. 腐蚀液常温下腐蚀 刚配制好的腐蚀液温度较高，需放置冷却至常温后开始腐蚀，以免温度过高使组织强烈收缩导致血管铸型断裂自溶。但对于牙托材料灌注的内脏（肝肺肾侧脑室）管道标本，腐蚀液的温度可以稍高（不得高于 40℃），全程密封，防止挥发污染空气环境。

5. 肢体与内脏标本腐蚀方式的区别 对于整体尸体或肢体血管多采用过氯乙烯填充剂铸型，血管铸型结构微细，支撑力有限，抗压性能差，多件放置一起腐蚀易挤压变形，应单件单一腐蚀（即自然腐蚀法中的盒中盒内腐蚀）；内脏铸型多采用牙托材料制作，管道铸型支撑力强，可少量集中腐蚀。

6. 腐蚀观察 腐蚀过程中择时观察腐蚀进度，待标本完全腐蚀后取出冲洗。特别是整体尸体及肢体血管铸型腐蚀，中途不可取出观察或冲洗，以免未腐蚀的组织重量大而压塌血管铸型。随着腐蚀时间推进，腐蚀液的浓度随之降低，可酌情添加纯酸液，以加快腐蚀进度。

7. 腐蚀进度与气温的关系 气温越高（腐蚀液温度越高），盐酸中的 HCl 分子越活跃，其腐蚀性越强。故冬天气温较低时可通过暖气或空调等方式提高腐蚀环境的温度，进而提高腐蚀液的温度加速腐蚀。

（三）碱腐蚀法

碱腐蚀法是指用强碱快速腐蚀软组织，保留管道铸型或有控制地保存标本骨骼、关节韧带的腐蚀法，适用于关节和骨块较多的部位。常用的腐蚀剂有氢氧化钾、氢氧化钠和次氯酸钠，根据腐蚀标本和腐蚀目的的不同可使用 4 种不同的腐蚀方法。

1. 纯碱固体颗粒腐蚀法 该方法仅适用于牙托材料灌注的肝段、肺段、肾段标本，既能快速腐蚀组织显示管道铸型，又能有效保留断裂面的组织结构，保留管道与断面间的毗邻关系，为外科肝段、肺段、肾段手术切除指明标记。过氯乙烯灌注的骨内滋养血管铸型、颞骨内耳铸型也可采用纯碱固体颗粒腐蚀法，将固体碱放置于要腐蚀的部位，让其吸收空气中的水分慢慢溶解腐蚀。

2. 酒精碱腐蚀法 待 50% 碱溶液冷却至常温，再按 10：1（碱液：无水乙醇）的比例配制成酒精碱腐蚀液，把填充剂已凝固的铸型标本放在碱液中完全浸泡腐蚀，当标本整体完全腐蚀后取出，用自来水冲洗干净。内脏铸型腐蚀时可中途取出标本，冲洗已腐蚀的软组织再继续腐蚀，直到腐蚀完毕。碱腐蚀将脂肪分解为油脂，乙醇进一步对油脂进行分解消化，不生成皂化物，加快腐蚀速度。

3. Ca(OH)₂ 饱和酒精碱腐蚀法 先配制 50% 碱溶液冷却至常温，再按 10：1（碱液：无水乙醇）的比例配制成酒精碱腐蚀液，然后加入氢氧化钙 8～10g 于 10 000ml 酒精碱腐蚀液中配制成饱和浓度氢氧化钙的碱腐蚀液。把填充剂已凝固的肢体血管铸型标本放在碱液中完全浸泡腐蚀 1～2 小时，用 50ml 的注射器抽取腐蚀液冲洗已腐蚀部位的软组织，可酌情反复进行。也可将软组织较多的部位先浸入碱液中腐蚀一段时间，其过程中再对软组织较多的部位，如上肢的肩部、前臂，下肢臀部及小腿后部用注射器将浓碱液注入软组织深部以加速和调节腐蚀进程。在对标本作深层局部注射时，要掌握好注射的深度，不要把碱液直接注射到骨的表面，以免对骨组织造成损坏。此外，为避免关节韧带被快速腐蚀，可在腐蚀前向关节囊或关节周围注射少量纯甲醛防腐固定，以保证关节囊不被腐蚀。

标本在腐蚀过程中，如果腐蚀进度快的部位，骨骼已经暴露，就不要把该部位再浸入碱液中，要洒上酸溶液中和碱，保护骨骼不被损害性腐蚀。碱对不同组织腐蚀的快慢不一：皮肤较快，肌肉次之，脂肪最慢，每件标本的各部肌肉、脂肪的多少往往不同，操作中要加以考虑，促使整件标本的腐蚀进程尽可能一致。其原则是：既要充分显露铸型，又要完整保留骨骼、关节囊及韧带等组织及结构。整体腐蚀结束后，对未腐蚀的软组织可采用局部腐蚀法去除。腐蚀时务必穿上隔离衣、带上保护镜等，做好个人防护工作。

4. 次氯酸钠腐蚀法   饱和次氯酸钠溶液可由 NaOH 或 Na_2CO_3 溶液氯化而得（碱液氯化法），也可由纯碱或 Na_2CO_3 溶液与漂白粉进行复分解而得（漂白粉复分解法）。化学试剂为浅黄绿色透明液体，饱和浓度为 13%，用于制作保留骨骼、关节及韧带的血管铸型标本，腐蚀方法与上述 $Ca(OH)_2$ 饱和酒精碱腐蚀法基本相同，在此不做详细介绍。

（四）局部腐蚀法

局部腐蚀法是指采用浓酸或浓碱作标本的某个部位局部腐蚀。根据标本研制目的进行，如颞骨内耳铸型、骨内滋养血管铸型、板障静脉铸型、头颈部带骨血管铸型、颅内开窗显示及肝段、肺段、肾段铸型。操作方法有以下几种，可根据实际情况灵活运用。①蘸有浓酸或浓碱的纱布或棉花放在需要腐蚀的部位，每隔 1～2 小时滴加一次腐蚀液腐蚀；也可在标本与腐蚀液之间放一块纱布或棉花，利用虹吸原理使腐蚀液和需要腐蚀的部位保持持续接触状态，以达到局部腐蚀的目的。②将整个标本悬吊，把要腐蚀的部位浸入腐蚀液中腐蚀。③固体碱放置在要腐蚀的部位，让其吸收空气中的水分慢慢溶解腐蚀。

（五）混合腐蚀法

混合腐蚀法是根据标本设计的目的，将几种腐蚀法用于同一件标本的腐蚀处理。例如，头颈部带骨颅内外血管铸型标本制作，先采用自然腐蚀法处理软组织，保留骨做支撑及维持重要的毗邻关系，再用局部腐蚀法去除脑颅骨的部分骨以显示颅内血管分支分布。肢体带骨血管铸型自然腐蚀时因气温低腐蚀进度慢，又急需使用，此种情况可采用 $Ca(OH)_2$ 饱和酒精碱腐蚀法快速腐蚀软组织。

二、冲洗、酸碱中和、漂白

铸型标本腐蚀后需要彻底冲洗。将一端插有玻璃管的橡胶管接在自来水龙头上，玻璃管末端口径要细小，以便形成一股纤细的高压水柱。冲洗时应根据标本铸型的粗细程度调节水压，控制水柱从垂直方向射向器官表面，使已腐蚀的组织易于冲掉而又不损坏铸型，对显示微细结构或填充剂韧性较差的铸型标本，要尽量减小水柱的压力或把较粗的水管插入标本缸的底部，用翻卷的流水间接冲洗。对大件标本和腐蚀不彻底的标本，可采取冲洗与腐蚀交替进行的方法，直至把器官深部的组织残渣冲洗干净。

酸腐蚀的标本冲洗干净后，再用 2% 碱溶液浸泡，以中和残酸；碱腐蚀的标本冲洗后可用弱酸浸泡中和残碱，避免标本发脆和褪色。

将上述处理好的标本置于过氧化氢-洗衣粉水溶液（100ml 5% 过氧化氢加 0.5g 加酶洗衣粉）中漂洗 2 天，既可漂白标本，又能处理标本表面黏附的油脂。取出冲洗并置于清水中浸泡 1 天，取出悬吊晾干。带骨血管铸型标本漂白处理时可添加 2% 乙醇溶液以脱除骨髓内脂肪，清水冲洗浸泡后，再用 5% 甲醛溶液防腐。自然腐蚀和碱腐蚀的标本若有皂化现象，黏附在标本上不易冲洗干净时，可用 5% 过氧化氢溶液氧化分解，使之失去黏附性，易冲洗掉。

第五节   修整维护、标本保存和封装

一、修整维护

铸型标本的后期修护处理是标本精益求精的一个重要环节。一件件质量平平的铸型标本，经过后期修护处理变成一件件精品，不但呈现出标本设计思想艺术的升华，更能体现制作者勤劳与智慧的结晶。美观整洁、色彩斑斓的标本能使人赏心悦目、记忆犹新。

（一）摘除凝块

因标本管道的某些缺陷或灌注压力过大，往往造成填充剂破管溢出，在管道外形成凝块，直接影响铸型标本的外形美观和科研观测，需用镊子、剪刀或血管钳细心摘除，若太大凝块，可用咬骨钳咬碎，然后再小块摘除。对于标本深部凝块，先用镊子将铸型向两侧轻轻拨开一个空隙，将凝块朝不同方向轻轻晃动，待其松动后再顺着管道的走行方向将其夹出。为了避免操作时铸型标本的细小分支因振动而出现断裂，可将整件标本浸泡在水中操作，利用水的缓冲作用来减振。

（二）疏密打支

主要针对脏器标本管道灌注时因填充剂浓度偏高、灌注压力过大或灌注量过多，致使管道铸型分支太细密，只能充分显示标本外形轮廓，却难以暴露主干分支分布情况或多管道的毗邻关系，不能满足临床应用研究的需要。可根据临床外科手术的要求，适当用镊子打掉一些细小分支和较密集的部分，以突出与手术切除（肺段、肝段、肾段）设计方案有关的主干，为外科手术指明标记。

（三）加热矫形

铸型标本在灌注、腐蚀和洗涤等过程中，可因放置位置不当而致标本血管铸型受压变形，或用新配制的腐蚀液（如碱液、硫酸液等）温度较高腐蚀标本等造成某些部位弯曲变形。对于较大管道的矫形常使用电烙铁对弯曲变形的部位局部加热，将其软化后再行矫形；也可将镊子或血管钳烤热，然后夹住变形部位进行矫形；也可将变形的部位置于 45～50℃温水中使弯曲变形的部位受热而伸展，随即从水中取出固定于正常的形态位置进行矫形。

上述方法各有优缺点。比如在温水中矫形时，由于铸型粗细程度不同，往往是细小分支比粗大的干支先变软，这样待大的干支变软可矫形时，细小的分支早已从原有的形态改变为另一种形态，结果是大干支变正常时，细支稍有改变。使用电烙铁或镊子等局部加热矫形，虽可局部加热不累及其他，但也仅适合于对铸型表面的大干支或较粗疏的铸型，对深面的铸型分支，电烙铁在伸进去时会烫坏与它接触的细支。而且一件标本变形时往往不是某一分支变形，而是某个局部甚至是整件标本变形，这样便不可能用电烙铁一支支地去加热整形，特别是众多的细小分支。

在总结上述方法的基础上，王兴海提出用注射器对标本滴注高温热水（90～100℃）加热矫形的方法。对于变形的表面分支可将标本吊起，用注射器抽取热开水，向需要矫形的分支部位滴注。如果只是某支的一段弯曲变形，可只将热水滴注在那一段，待其变软时，再酌情矫形。如果是整支弯曲变形，可将热水自上而下滴注，尽量上边多滴、速度可快，使热水顺支流下，这样整支都可加温，待变软时，在其自身的重力作用下，铸型会伸直复原，从而达到矫形的目的。如果变形范围较大，常需两人协同操作，一人滴注大干支，另一人用手推式喷雾器大范围地将热水喷向细支，这样，待大干支变软时，细小分支也随之变软，可同时矫形。如果变形部位位于深面，外周有许多分支隔阻，可用注射器接穿刺针头，插入深面将热水直接滴注在变形部位，再行矫形。

（四）断支再植

标本在腐蚀、冲洗、漂白和修整操作过程中，若出现标本铸型分支断裂的现象，应记准断支原来所在的位置，以便粘接时"对号入座"，并用原色填充剂进行粘接修复。若粘接处的颜色和其他部位的颜色深浅度不一，显出人为修整的痕迹时，可用原色填充剂适当地涂抹其表面，力求表面颜色一致。对细小的断支进行对接或对因充盈不良而呈空心状的铸型进行修补、粘接时，切忌直接使用纯溶剂进行粘接，因为纯溶剂会把细小的断支直接溶化掉，致使断端变短或出现塌陷现象。

（五）移花接木

有时多件同种器官的铸型标本，各自都有某些部位显示不全或铸型分支断裂。由于它们的分支管径大小、分布规律及构筑形式都基本一致，可取用一件标本的铸型支移植到另一件标本上，使多件质量不高的标本，通过移植组合成质量较好的标本。如取材时主动脉弓已残缺，则先将该心脏的血管铸型做好，再选用大小相近的另一标本的主动脉弓单独铸型，然后嫁接到此标本上或选取另一件主动脉弓铸型完整而心血管铸型失败的标本，将其主动脉弓及其三大分支截取嫁接到此标本上。

（六）整形修补

对于吸收率较高的填充剂（如过氯乙烯），当其首次灌注浓度低又补注不充分，或灌注前注射器抽取填充剂时气泡未排尽，或管道中有血凝块或分泌物堵塞部分管腔，使制作的铸型尤其是主干支充盈不良造成空心状或形状不完整，如主动脉弓、心腔、胆囊等，可采用浓度较高的原色填充剂整形修补或直接使用同色自凝牙托材料修补缺损。对于有切口瘢痕的部位先用锉锉平，再用纱布蘸少许原色填充剂或直接蘸填充剂的溶剂在瘢痕处涂抹，直到表面光滑为止。铸造脑室铸型标本的过程中，发现未满的部位（如侧脑室下角端、第四脑室外侧隐窝等）常不易铸满，可暂不取下脑片，留在原位，用高浓度的填充剂或自凝牙托材料进行填补，对残缺的部位用自凝牙托材料填补造形，待凝固后进行打磨润滑。

（七）临床应用设计

某些脏器的单一管道铸型标本上，显示出一些明显的裂隙，这是脏器的段间裂或叶间裂，是外科手术选择切口途径的依据或涉及的位置，在这些部位嵌夹上带颜色的塑料片，便可清楚地观察到段或叶的境界，为外科手术选择切口途径指明标志。对器官的段或叶、静脉属支及动脉分支的分布范围进行分色喷镀，择优汰劣，确保重点。一些多器官联合铸型标本，从整体上看标本质量并不高，但其中某一器官的铸型质量好，外形完整、疏密适中；或该器官有较大的临床应用特点，可以该器官铸型为主，修剪其他器官的铸型，使其重点显示；或直接截取该器官铸型单独封装保存。例如，整体肠管血管铸型中的回盲部铸型，盆腔铸型中的直肠部分。又如，行头颈部血管铸型时，为重点观察大脑前、中、后动脉及基底动脉环，常沿矢状线将一侧的颅骨腐蚀掉，并将该侧的颞浅动脉及大脑前、中、后动脉在基底动脉环以上的部分去掉，以便于观察基底动脉环及对侧的大脑前、中、后动脉。

二、标 本 保 存

铸型标本通常用干保存法和湿保存法进行保存。

（一）干保存法

适用于不带任何组织的管道铸型保存，待标本完全晾干后方可进行，有机玻璃盒密封并放置适量防霉剂和干燥剂，以防标本在存放过程中吸湿后出现霉变。干保存法所保存的标本，在搬动、运输和放置的过程中，应尽量小心轻放，以免出现因震动而致使管道的分支发生断裂的现象。

（二）湿保存法

湿保存法适用范围广，几乎所有的铸型标本均可采用此法保存，特别适用于保留骨骼、关节韧带的管道铸型标本保存。该法采用蒸馏水与5%甲醛溶液配制，铸型标本完全浸泡于保存液中，有缓冲作用，在搬动运输时不易造成管道铸型分支断裂。保存液具有杀菌、抗霉的作用，而且与外界空气完全隔绝，处于无菌状态，水浸中的标本色泽特别鲜艳，不易褪色和发霉变质，有利于标本的长期保存。最好不使用工业用（或农业用）甲醛和自来水作为保存液，因为工业用甲醛和自来水的杂质较多，日久后保存液易变混浊，影响对铸型标本的观察。

三、封 装

封装应在铸型标本完全干固、彻底定型后进行。封装时应按标本的自然位置或根据特殊设计所需要的位置，测量标本外形的大小，制作有机玻璃盒；将标本固定在合适的位置上，进行封装；铸型标本不像软标本那样有伸缩性，不能勉强挤压，故制作有机玻璃标本盒时，应至少比铸型标本外周宽 2cm，以免碰断铸型标本外周的分支。

（石小田）

第三篇　基础性实验

第六章　运动系统

实验一　骨的观察

【实验目标】

（一）技能目标

1. 掌握全身骨的名字和主要的骨性标志。
2. 掌握根据图片观察结构的方法。
3. 掌握解剖实验报告书写的方法。

（二）知识目标

1. 掌握骨的形态、构造、分类和基本功能；长骨的结构特征、发育规律。
2. 掌握躯干骨的组成和功能；椎骨的一般形态和各部椎骨的特征；胸骨、肋骨的形态、结构和胸骨角的特征与临床意义。
3. 掌握颅骨的组成；新生儿颅骨的特征和生后的变化。
4. 熟悉骨的化学成分与物理性质。
5. 熟悉四肢骨中肩胛骨、肱骨、桡骨、尺骨、髋骨、股骨、胫骨的基本形态、主要结构。
6. 熟悉手骨、足骨的排列位置及命名。
7. 了解骨的可塑性及生理、临床意义；手骨、足骨的形态。

（三）素质目标

1. 培养尊重生命，尊敬教师，充满仁爱的人道主义精神。
2. 注重实验纪律，养成良好的卫生习惯。

【重点】

1. 骨的构成。
2. 椎骨的一般形态和各部椎骨的形态特点。
3. 胸骨的形态。
4. 颅骨的组成和分布；各部颅骨的名称和位置；颅的整体观。
5. 肩胛骨、肱骨、桡骨、尺骨、髋骨、股骨、胫骨的形态。

【难点】

1. 骨性标志的辨识。
2. 椎骨的一般形态和各部椎骨的形态特点。
3. 颅底内、外面观。

【实验准备】

1. 影像资料 运动系统解剖——骨。

2. 标本 全身骨骼骨架、儿童长骨或新鲜猪骨的纵切解剖标本，观察骨质、骨膜、骨髓和骺软骨；煅烧骨、脱钙骨标本。

躯干骨标本：串联椎骨（脊柱），游离椎骨、胸骨、肋。

颅骨标本：完整颅骨标本、分离颅骨标本、颅的水平切示颅盖和颅底标本、颅的正中矢状切面标本、板障标本、鼻旁窦标本、新生儿颅标本、鼻腔侧面观。

四肢骨标本：锁骨、肩胛骨、肱骨、尺骨、桡骨和手骨；髋骨、股骨、髌骨、胫骨、腓骨和足骨。

3. 模型 脊柱、蝶骨、筛骨、颅底。

【实验内容】

一、绪论

介绍实验室的一般情况，实验室守则，人体解剖学的学习目的、要求、方法，成绩构成及计分方法。

教师示范人体解剖姿势、轴、面和方位术语。提醒学生注意人体的标准姿势与立正的区别。

二、骨学总论

（一）骨的分类

在全身骨骼骨架标本上观察全身骨的构成及分类。区分长骨、短骨、扁骨和不规则骨。

1. 长骨 见于四肢游离部，呈长管状。在肱骨标本观察，长骨分一体两端，中部细长为体，表面有 1～2 个血管出入的孔称滋养孔，两端膨大为**骺**，表面为光滑的关节面。骨干与骺连接部称干骺端。观察矢状切开的股骨，体内空腔称骨髓腔，容纳骨髓，干骺端有一骺线。

2. 短骨 在腕骨和跗骨标本观察，形似立方体，多位于连接牢固且较灵活的部位。

3. 扁骨 在颅盖骨、胸骨、肋骨标本观察，呈板状，主要构成容纳重要器官的腔壁。

4. 不规则骨 在椎骨标本观察，形状不规则。有些不规则骨内有含气的腔，称含气骨，如上颌骨和蝶骨等。

（二）骨的构造

观察新鲜猪骨的纵切解剖标本。

1. 骨外膜 覆盖骨表面的结缔组织膜，在关节面处缺如。表面粗糙，有肌肉附着。

2. 骨质 骨密质位于骨的表层，骨膜下方。长骨体的骨密质较厚，两端表面的骨密质较薄。骨松质主要分布于长骨两端、骨密质内面，由骨小梁构成，呈海绵状。在长骨、短骨切面标本上分析骨小梁排列的方向与压力和张力的关系。观察顶骨的剖面标本，可见骨密质位于内、外表层，分别称内、外板，中间为骨松质，称板障。

3. 骨髓 骨干的内腔为髓腔（借一细钢丝插入较大滋养孔可通入髓腔）。在新鲜标本上观察，骨髓腔内和骨松质的网眼内充满骨髓。红骨髓颜色鲜红，黄骨髓为脂肪组织。

（三）骨的化学成分及理化性质

观察脱钙骨标本，由于无机质已溶解而只含有机质，骨虽保持其外形，但却非常柔软而具有弹性。

观察煅烧骨标本，有机质已除去，只含无机质，虽保持外形，但非常松脆、失去弹性。

三、躯干骨

躯干骨包括椎骨、肋和胸骨。

（一）椎骨

在全身整体骨架标本和脊柱的解剖标本上观察脊柱的分类。

在游离椎骨标本观察，椎骨由**椎体**和**椎弓**构成。椎体和椎弓围成**椎孔**，全部椎孔相连成**椎管**容纳脊髓。椎体呈扁圆柱形，表层为密质，内部为松质。椎弓前部紧连椎体的缩窄部分为**椎弓根**，其上、下缘为**椎骨上、下切迹**。上、下两个相邻椎弓根的椎骨上、下切迹围成**椎间孔**，有脊神经和血管通过。后部较宽部分为**椎弓板**，其上发出 7 个突起，椎弓正中向后伸出一个**棘突**，向两侧突出一对**横突**，两侧向上一对**上关节突**和向下一对**下关节突**。

1.胸椎 上面观椎体呈心形。侧面观椎体上、下缘后份有上、下肋凹，横突肋凹，棘突细长斜向后下，整体呈叠瓦状排列（见脊柱），关节突关节面大致呈冠状位。上位胸椎近似颈椎，下位胸椎近似腰椎。

2.颈椎 上面观椎体小，椎孔大、呈三角形，横突有孔为**横突孔**，关节突关节面呈卵圆形。侧面观横突末端有前、后结节，关节突关节面大致呈水平位。后面观棘突短而分叉。

（1）第 1 颈椎：又称**寰椎**，环状，由较短的前弓、较长的后弓和两个侧块组成，无椎体、棘突和关节突。前弓后面正中有齿突凹，侧块有耳状的上、下关节面。

（2）第 2 颈椎：又称**枢椎**，椎体上方有齿突与寰椎齿突凹相关节。

（3）第 7 颈椎：又称**隆椎**，棘突最长，末端不分叉而形成结节。活体低头时颈部后方最高的突起为第 7 颈椎棘突。

3.腰椎 椎体粗大，上面观椎体呈肾形，前面观呈柱状。侧面观棘突呈板状水平伸向后方，故棘突间隙较大，临床上常在此处行腰椎穿刺术。侧面观关节突关节面几乎呈矢状位。

4.骶椎 由 5 块骶椎融合成倒置三角形。上端为底，底中线向前的突出称岬。前（盆）面光滑略凹，可见椎体融合痕迹的 4 条横线及 4 对骶前孔。后（背）面粗糙隆凸，中线上有骶正中嵴，嵴两侧各有 4 个骶后孔。中央有骶椎椎孔连成的骶管，骶管下端有骶管裂孔，裂孔的两侧有骶角。两侧面上宽下窄，上部各有耳状面与髋骨耳状面相关节。

5.尾椎 由 4 块尾椎融合，构成一块尾骨。人的尾椎已退化。

（二）胸骨

在全身整体骨架标本观察胸骨的位置（胸前壁正中），自上而下分胸骨柄、胸骨体和剑突三部分。胸骨柄上缘的**颈静脉切迹**，与第 2 胸椎体下缘线平齐。两侧为锁切迹。柄和体连接处略向前凸称**胸骨角**，两侧连第 2 肋软骨，为计数肋骨的重要标志，与第 4 胸椎体下缘平齐。在游离标本上观察锁切迹和肋切迹。

（三）肋

在全身整体骨架标本上观察 12 对肋骨和肋软骨的形态及其与胸骨和脊柱胸段的关系。上 7 对肋骨的前端借助软骨连于胸骨，称**真肋**。第 8 ～ 10 对肋骨的前端借助软骨连于上位肋软骨，形成肋弓，称**假肋**。第 11、12 对肋前端游离，称 **浮肋**。

在游离肋骨上观察，可分为体和前、后两端，后端膨大称**肋头**，由关节面与胸椎体上的肋凹相关节。肋头外侧稍细称**肋颈**，颈后外方有**肋结节**，其上有关节面，与横突肋凹相关节。肋体内面下缘处一浅沟称**肋沟**，活体有肋间神经和血管走行。体的后份急转处称**肋角**。

第 1 肋骨为一形态特殊的肋骨，扁宽而短，分上、下面和内、外缘。无肋角和肋沟。主要辨认其上面的前斜角肌结节、锁骨下动脉沟和锁骨下静脉沟（限临床类专业）。

在活体上相互摸认：颈静脉切迹、胸骨角、剑突、第 2 ～ 12 肋、第 1 ～ 11 肋间隙、肋弓、棘突。

四、颅骨

在完整的全颅骨标本、水平切面和正中矢状切面标本上观察颅的组成、分部，各颅骨的位置及形态结构。

（一）脑颅

脑颅位于颅的后上部，由 8 块脑颅骨围成颅腔，容纳脑。分为不成对的额骨、筛骨、蝶骨、枕骨和成对的顶骨、颞骨。

（二）面颅

面颅位于颅的前下部，由 15 块颅骨组成，构成面部及眶、鼻腔和口腔的骨性基础。

成对：鼻骨、泪骨、颧骨、腭骨、上颌骨、下鼻甲。

不成对：梨骨、下颌骨、舌骨各 1 块。

以上颌骨为中心，上颌骨上方为鼻骨，鼻骨后方为泪骨；上颌骨外侧为颧骨，下方为下颌骨；上颌骨后面是腭骨，内面是下鼻甲和梨骨；舌骨游离于颈部下颌骨下方。

在游离颅骨标本和模型上观察以下部分颅骨的详细结构：

1. 筛骨 呈"巾"字形。辨认筛板、筛孔、鸡冠、垂直板、筛骨迷路、筛窦、上鼻甲、中鼻甲。

2. 蝶骨 蝴蝶形，辨认蝶骨体及其上的垂体窝、蝶窦、大翼及其上的圆孔、卵圆孔和棘孔、小翼及其上的视神经管、眶上裂、翼突。

3. 颞骨 辨认外耳门、鳞部、鼓部、岩部、茎突、乳突、乳突小房、内耳门。

4. 下颌骨 辨认下颌体（牙槽弓、颏孔）、下颌支（冠突、髁突、下颌孔）及下颌角。

5. 舌骨 包括体、大角、小角。

（三）颅顶面观

辨认额骨与顶骨间的**冠状缝**、两顶骨间的**矢状缝**、顶骨与枕骨间的**人字缝**。确认颅盖的外板、板障、内板三层。

（四）颅后面观

辨认枕外隆凸、上项线、下项线。

（五）颅盖内面观

辨认上矢状窦沟、**脑膜中动脉沟**、脑回压迹。

（六）颅底内面观

高低不平，呈阶梯状，分前、中、后三个窝。

1. 颅前窝 辨认中部的鸡冠、筛板、**筛孔**。

2. 颅中窝 辨认居中的**垂体窝**、窝后方的鞍背、后床突、鞍结节，窝前面的**交叉沟**、**视神经管**、前床突，窝两侧的颈动脉沟，沟前通**眶上裂**、沟后连**破裂孔**、孔后外有**颈动脉管内口**，沟外侧由前向后依次有**圆孔**、**卵圆孔**、**棘孔**、自棘孔行向外上方的脑膜中动脉沟，在颞骨岩部前面辨认弓状隆起、**鼓室盖**、**三叉神经压迹**。

3. 颅后窝 辨认居中的**枕骨大孔**，孔前的斜坡、**舌下神经管**，孔后上方有**枕内隆起**、隆凸上续上矢状窦沟，隆凸外续**横窦沟**、横窦沟外连**乙状窦沟**、乙状窦沟终于**颈静脉孔**。颈静脉孔前外侧（外上方）有**内耳门**，通内耳道。

（七）颅底外面观

高低不平，结构复杂，孔裂甚多，分前、后两区。前区：由前向后辨认牙槽弓、牙槽、骨腭、切牙孔、腭大孔、腭小孔、鼻后孔。后区：辨认**下颌窝**、关节结节、枕骨大孔、**枕外隆凸**、枕髁、舌下神经管外口、**颈静脉孔**、**颈动脉管外口**、**茎突**、**乳突**、**茎突孔**，面神经管。

（八）颅侧面观

可见额骨、蝶骨、顶骨、颞骨、枕骨、颧骨及上、下颌骨。在中部有**外耳门**，外耳门后下方为乳突，前方为**颧弓**，颧弓上方为**颞窝**，下方为**颞下窝**。辨认颞窝内由额骨、顶骨、颞骨和蝶骨四骨相交处所构成的**翼点**及上、下颞线。辨认颞下窝和翼腭窝的位置及其交通，颞下窝上通颞窝，并经圆孔、卵圆孔通颅中窝，前经眶下裂通眶，内经翼上颌裂通翼腭窝。观察深藏于颞下窝内侧的三角形裂隙称**翼腭窝**，此窝向外通颞下窝；向前经眶下裂通眶；向内经蝶腭孔通鼻腔；向后经圆孔通颅中窝，以翼管通颅底外面，向下经腭大孔通口腔。（教师示教，限临床类专业）

（九）颅前面观

居中的梨状孔为骨性鼻腔，鼻腔上方为两个眶，鼻腔下方为骨性口腔。

1. 眶　略呈四棱锥形，底为眶口，其上缘中内 1/3 外有眶上切迹或眶上孔，下缘中份下方有眶下孔。眶尖向后内方，有视神经管通颅中窝。辨认内侧壁前下方的泪囊窝及其下方的鼻泪管；下壁上的眶下裂、眶下沟和眶下管；外侧壁上的眶上裂。以一细铁丝穿经以上各管、孔、裂，探查其各与何处相通，注意构成眶各壁的骨。

2. 骨性鼻腔　查看骨性鼻腔上、下壁和外侧壁的毗邻，鼻中隔的构成。在颅正中矢状面标本上观察外侧壁上的结构，各鼻旁窦的位置、形态，以一细铁丝探查各窦的开口位置。重点观察上颌窦的上、下、内侧壁的毗邻。

3. 骨性口腔　由上、下颌骨构成，顶为骨腭，前、外侧壁为上、下颌骨牙槽突构成。观察见颅底外面观。

在活体上相互摸认以下结构：枕外隆凸、上项线、乳突、眉弓、眶上缘、眶下缘、颧弓、下颌骨下缘、下颌角、髁突、舌骨。

五、四肢骨

在全身整体骨架上观察确认四肢各骨的名称、位置，用游离四肢骨观察其结构。肢带骨逐一细看，自由肢骨重点观察其两骺端的结构。

（一）上肢骨

在全身整体骨架上观察锁骨与胸骨柄和肩胛骨肩峰的连接关系。

1. 锁骨　在游离锁骨上确认胸骨端和肩峰端，胸骨端为内侧粗大的一端，肩峰端为外侧扁平的一端，上面光滑，下面粗糙。

2. 肩胛骨　在全身整体骨架上观察肩胛骨关节盂与肱骨头的连接关系。在游离肩胛骨上确认呈三角形的肩胛骨的 3 个缘、3 个角和前、后两面。上缘短而薄，外侧有肩胛切迹和**喙突**。外侧缘肥厚，内侧缘薄而长。外侧角有**关节盂**、盂上结节和盂下结节。上角平对第 2 肋，下角对第 7 肋或第 7 肋间隙。腹侧面为肩胛下窝。背侧面有横嵴称**肩胛冈**，冈内侧端约平对第 3 胸椎棘突，冈外侧端向前外伸展形成扁平的**肩峰**。肩胛冈分背侧面为**冈上窝**、**冈下窝**。

3. 肱骨　在游离肱骨上确认，上端膨大，有向后上内方半球形的肱骨头。头周围稍细的部分称解剖颈，肱骨头外侧和前方有大结节和小结节，其下方分别连于大结节嵴和小结节嵴，两结节间为结节间沟，肱骨头下方稍细的部分，称外科颈。体中份外侧有三角肌粗隆，后面有由上内斜向下外的桡神经沟。下端较扁，内侧部有肱骨滑车、内上髁、尺神经沟，外侧部有肱骨小头、外上髁。后面有鹰嘴窝，前面有冠突窝。

4. 桡骨　在游离桡骨上辨认，上端的**桡骨头**细小，其上面有关节凹，头周围有环状关节面，头下端稍细为**桡骨颈**，颈内下方为突起的**桡骨粗隆**。下端粗大，外侧部向下突出称桡骨**茎突**，内侧面有尺切迹，下面有腕关节面。体呈三棱柱形，内侧为纵行的骨间缘。

5. 尺骨　在游离尺骨上确认，上端粗大，前面有一半圆形深凹称**滑车切迹**，切迹下方和后上方的突起，分别是**冠突**和鹰嘴，冠突外侧有**桡切迹**，下方为**尺骨粗隆**。尺骨下端细小称尺骨头，其前、外、后有环状关节面，其后内侧向下的突起，称为**尺骨茎突**。

6. 腕骨　在完整手骨标本上观察8块腕骨之间的位置关系，近侧列由桡侧向尺侧依次为手舟骨、月骨、三角骨和豌豆骨，远侧列由桡侧向尺侧依次为大多角骨、小多角骨、头状骨和钩骨。

7. 掌骨　在完整手骨标本上观察掌骨头、体、底的形态结构，掌握其排列关系和命名规律。

8. 指骨　在完整手骨标本上观察指骨底、体和滑车的形态结构。

在活体上相互摸认：锁骨、肩胛冈、肩峰、肩胛骨上下角、肱骨内外上髁、鹰嘴、桡骨头、桡骨茎突、尺骨头、手舟骨、豌豆骨。

（二）下肢骨

1. 髋骨　在游离髋骨标本确认髋骨的位置（左、右），髋骨由髂骨（上）、坐骨（后下）和耻骨（前下）三者愈合而成。在三骨愈合处的外侧面形成深陷的髋臼，前下方形成一闭孔，上方为宽阔的髂翼，翼内为髂窝。髋臼由髂、坐和耻三骨的体合成，窝内半月形关节面称月状面，窝内没形成关节面部分为髋臼窝，髋臼边缘下方缺口为髋臼切迹。在小儿髋骨髋臼内可见髂骨、坐骨和耻骨三部间为软骨，成人骨留有三骨融合后的痕迹，三骨均分为在髋臼处的体和其他部分的支（翼）。分清三骨的位置关系后，依次辨认：

（1）**髂骨**：位于髋骨上方，髂骨体肥厚，髂翼宽扁，髂翼上缘为髂嵴，其前端为髂前上棘，后端为髂后上棘。髂前上棘后方5～7cm处，髂嵴外唇突起称髂结节，髂前、后上棘下方各有一突起分别称髂前、后下棘，髂后下棘下方为坐骨大切迹，髂翼内面称髂窝，窝下方有一斜行隆起线，称弓状线。髂翼后下方有耳状面，与骶骨的耳状面相关节。

（2）**坐骨**：位于髋骨后下部，坐骨体占髋臼后下2/5，坐骨体后缘有坐骨棘，其上、下方分别有坐骨大、小切迹。坐骨体与支移行处后部肥厚粗糙，称**坐骨结节**。

（3）**耻骨**：位于髋骨前下部，分体和上、下两支，髂骨体与耻骨体连接处为粗糙的髂耻隆起。上支连于体，上缘锐薄，称**耻骨梳**，向前终于耻骨结节。耻骨上、下支移行部的内侧，有椭圆形的耻骨联合面。耻骨下支向后下外与向前上内走行的坐骨支结合，使坐、耻两骨围成闭孔。

2. 股骨　是人体最长最结实的长骨，长度约为身高的1/4。在游离股骨上确认上端的股骨头，头上有股骨头凹。头下外稍细是**股骨颈**。颈体交界处外上方的突起为**大转子**，内下方的突起为**小转子**，两者间前称转子间线，后为转子间嵴。股骨体后有粗线，线上外延为臀肌粗隆，上内续为耻骨肌线，下端有两个膨大称**内侧髁**、**外侧髁**，二者间为**髁间窝**，两髁侧面的突起称**内**、**外上髁**。

3. 髌骨　为人体最大籽骨。在游离髌骨上观察髌骨上宽下尖，前面粗糙，后面光滑。

4. 胫骨　在分离胫骨上确认上端膨大的**内侧髁**和**外侧髁**，两髁上关节面之间的骨性隆起为髁间隆起。上端与体移行处的前面为**胫骨粗隆**。下端稍膨大，内下方的突起为**内踝**，下端下面和内踝外面的关节面与距骨滑车相关节。体为三棱柱形，前面有前缘，可在体表扪及。

5. 腓骨　在游离腓骨上确认上端的膨大腓骨头，下端的膨大为**外踝**。

6. 跗骨　在完整足骨上确认7块跗骨的位置排列。分近侧列的距骨、跟骨、足舟骨；远侧列（由内至外）的内侧、中间、外侧楔骨和骰骨。

7. 跖骨　在完整足骨上观察5块跖骨。其底、体、头与掌骨的比较。注意第5跖骨粗隆较突出。由内向外为第1、2、3、4、5跖骨。

8. 趾骨　在完整足骨上观察14块趾骨。各节趾骨的名称和结构均与手指骨类似。

在活体上相互摸认：髂嵴和髂后上棘、髂前上棘、髂结节、耻骨嵴、耻骨结节、耻骨联合、耻骨下支、坐骨支、坐骨结节和尾骨尖。股骨内、外侧髁，胫骨内、外侧髁，髌骨，胫骨粗隆，胫骨前缘，内、外踝等。

【临床联系】

一、佝偻病

佝偻病是一种因钙磷代谢障碍而致的慢性营养缺乏病，多因维生素D供给不足所致，主要见于3岁以下婴幼儿。维生素D能促进钙、磷吸收，调节钙、磷代谢，提高血中钙、磷浓度，促进骨质钙化。维生素D缺乏时，食物中钙和磷不能被充分吸收利用造成钙、磷代谢紊乱，骨组织钙化不良，骨骼生长发育缓慢，以致骨骼软化变形，甚至骨折。婴幼儿食物中摄入不足或紫外线照射不足时，体内维生素D缺乏，易患此病。佝偻病骨骼改变如颅囟闭合推迟、方颅、头颅骨软化、出牙晚、鸡胸或漏斗胸、肋骨与肋软骨交界处膨大呈串珠状、脊柱弯曲、四肢骨骼变形、出现"O"形腿或"X"形腿。佝偻病的预防和治疗包括加强户外活动、多晒太阳、尽量母乳喂养，及时补充维生素D和钙。

二、骨髓穿刺

骨髓穿刺（骨穿）是抽取骨髓的一种常用技术。骨髓是柔软的富于血管的网状结缔组织，充填于骨髓腔和骨松质的网眼内，分红骨髓和黄骨髓。红骨髓有造血功能，胎儿和幼儿的骨髓全是红骨髓。从6岁开始，长骨骨髓腔内的红骨髓逐渐被脂肪组织所代替，失去造血功能，呈黄色，即为黄骨髓。至成人，红骨髓仅保留于骨松质的网眼内，椎骨、胸骨、肋骨、锁骨、肩胛骨、髂骨、颅骨及股骨和肱骨上端的骨松质内。慢性失血过多或重度贫血时，黄骨髓可转化为红骨髓，恢复造血功能。骨髓穿刺除3岁以下幼儿可在胫骨处进针外，一般都在髂后上棘、髂前上棘、腰椎棘突和胸骨进针。前两者（髂后上棘、髂前上棘）位置表浅，骨的接触面较大，周围无重要的血管神经，为最常用的穿刺部位。后两者（腰椎棘突、胸骨）红骨髓量虽多，但深部有心、肺、胸膜等重要器官，只有在其他部位抽不到骨髓时才在此进针。

三、骨质疏松症

骨质疏松症是以低骨量、骨组织微细结构破坏导致以骨脆性增加和骨折危险性增加为特征的一种系统性、代谢性骨骼疾病。

骨质疏松症主要因为年龄增长、退行性变、内分泌紊乱、营养不良及运动不足，导致骨钙丢失，骨转换发生改变，骨微细结构发生变化，骨小梁变窄、变细、弯曲、错位甚至断裂，骨小梁数目减少，有的被全部吸收，形成空洞，骨密质变薄，脆性增加，直至自发性骨折（椎体压缩性骨折，股骨颈、桡骨远端横断性骨折）。

骨质疏松发生后很难逆转，治疗的目的不在于逆转骨质疏松，而在于减少钙的丢失和补充过量丢失的钙，防治方面应以饮食中补钙或补充剂钙为主，适当补充维生素D，促进钙吸收。避免外伤，防止骨折，积极锻炼身体。绝经后骨质疏松症于补充钙剂的同时，在医生指导下使用雌激素。

四、骨折

骨折是指骨的完整性和连续性中断，也就是骨或软骨的断裂。根据成因分为创伤性骨折和病理性骨折。病理性骨折为有病骨骼（骨髓炎、骨肿瘤）骨质被破坏，受轻微外力即可发生的骨折。创伤性骨折指健康骨受各种不同暴力（打击、压砸、碰撞或跌倒、负重、扭转等外力）的作用而断裂。

骨折的特有体征：畸形，骨折段移位，患肢出现缩短、成角、旋转或出现假关节，异常活动。骨折端移动时有相互摩擦的骨擦音或骨擦感。

【问题思考】

1.试述鼻旁窦的名称、位置、功能和开口。

2. 试述颅底各窝主要孔裂及各有何结构通过。

3. 为何老年人股骨颈易发生骨折？

4. 在一堆椎骨中，如何迅速正确地辨识各部椎骨？

5. 患者，男，38岁，因患贫血需抽取骨髓检查其造血功能，请问在何处抽取为好？为什么？

实验二 骨连结的观察

【实验目标】

（一）技能目标

1. 掌握主要关节的名称、结构和辅助结构，各主要关节的主要运动形式。

2. 掌握通过观察关节面判断关节类型的方法。

3. 掌握区分男、女性骨盆的方法。

（二）知识目标

1. 掌握滑膜关节的基本结构、辅助结构。

2. 掌握脊柱的生理弯曲及其意义，椎间盘的形态、结构及其临床意义。

3. 掌握胸廓的组成、形态和功能。

4. 掌握颞下颌关节、肩关节、肘关节、桡腕关节、髋关节、膝关节、踝关节的构成、形态结构特点和运动形式。（限临床类专业）

5. 掌握骨盆的组成、分部、性别差异及临床意义。

6. 熟悉关节的分类及各类关节的基本结构、特征、功能，滑膜关节的类型，脊柱的构成及连接形式。

7. 熟悉足弓的构成及生理意义。

8. 了解寰枢关节、寰枕关节的构造及功能。（限临床类专业）

（三）素质目标

1. 培养良好的坐姿习惯和运动习惯。

2. 培养认真观察的习惯。

【重点】

1. 滑膜关节的结构。

2. 脊柱与胸廓的构成。

3. 七大关节的形态、结构特点和运动方式。

【难点】

1. 关节的运动形式。

2. 椎骨间的连接。

【实验准备】

1.影像资料 运动系统——骨连结。

2.标本 整体骨架、全身关节标本，部分矢状切椎骨间连接标本，寰枢关节标本，幼儿及成年整颅，颞下颌关节标本，肋椎连结标本，胸锁及胸肋关节标本，肩关节整体标本，肩关节矢状切面标本，肘关节整体标本，手关节冠状标本，上肢骨连结整体标本，骨盆（干、湿标本），髋关节整体标本，膝关节整体及矢状切面标本，足关节整体、水平切面标本，下肢骨连结整体标本，足湿标本。

【实验内容】

一、关节学总论

（一）直接连结的观察

1. 在部分矢状切椎骨间连结标本上观察 相邻椎骨棘突间的棘间韧带，相邻椎骨横突间的横突间韧带，相邻椎弓间的黄韧带。

2. 在幼儿整颅标本上观察 颅矢状缝和冠状缝中的少量纤维组织。

3. 在幼儿整颅及颅水平切面标本、幼儿长骨矢状切面标本、幼儿骶骨和髋骨标本，部分矢状切椎骨间连结标本上观察 蝶枕软骨结合、蝶岩软骨结合、岩枕软骨结合、干骺间骺软骨、髋臼、椎间盘。

4. 在成年颅骨、骶骨、髋骨标本上观察 相应连结，注意与幼儿有何不同。

（二）间接连结的观察

切开关节囊的肩关节标本和矢状切肩关节标本观察滑膜关节的基本构造。

1. 关节面 肱骨头和关节盂一凸一凹，覆盖关节软骨。

2. 关节囊 外层厚而坚韧，较粗糙为纤维层。内层薄而柔润，与外层紧密相贴，为滑膜层，围成密闭腔。

3. 关节腔 为关节面和关节囊滑膜层之间的腔隙。

二、滑膜关节的辅助结构

1. 在完整膝关节标本上观察 膝关节前方有股四头肌腱包绕髌骨向下延续为髌韧带。膝关节外侧连于股骨外上髁和腓骨头间的腓侧副韧带，膝关节内侧连于股内上髁和胫骨内侧髁的胫侧副韧带，三者均为囊外韧带，为关节囊的纤维层局部增厚形成，纤维呈纵行排列。

2. 在切开关节囊的膝关节标本上观察 连于胫骨髁间隆起与股骨内、外侧髁的两条交叉韧带，为囊内韧带。同时可见位于股骨内、外侧髁与胫骨内、外侧髁间的半月板，髌韧带两侧突向关节腔骨的滑膜襞。

3. 在切开关节囊的胸锁关节和颞下颌关节标本上观察 两关节面间有一软骨结构为关节盘。

4. 在切开关节囊的肩关节和髋关节标本上观察 关节盂和髋臼周缘的关节唇。

5. 关节运动 学生按以下形式运动自己的关节。

（1）**移动**：骨关节面在另一骨关节面上的滑动。

（2）**屈和伸**：沿冠状轴的运动，相关关节的两骨角度变小为屈，反之为伸。

（3）**收和展**：沿矢状轴的运动，内收是向正中面靠拢的运动，反之为外展。

（4）**旋转**：沿垂直轴所做的运动，骨的前面转向内侧称旋内，转向外侧称旋外。在前臂手背转向前方的运动称旋前，反之称旋后。

（5）**环转**：冠状轴和矢状轴上的复合运动，骨的近端在原位转动，远端做圆周运动。实为屈、展、伸、收依次连续进行的运动。

三、脊柱

（一）脊柱整体观

在全身整体骨架标本和游离脊柱标本上观察。

1. 前面观 椎体自上而下依次由小变大，至骶骨下端又变小，试解释其大小变化的原因。

2. 后面观 注意棘突排列方向及棘突间隙宽窄差别，讨论其临床意义。

3. 侧面观 颈、胸、腰、骶四个生理弯曲的部位、方向，试解释弯曲形成因素和功能意义。

（二）椎间盘

在部分矢状切椎骨间连结标本和经椎间盘横切面标本上观察：可见相邻椎体间连有纤维软骨即椎间盘，外周为由多层同心圆排列的纤维软骨构成的纤维环，中央为胶状的髓核。注意观察椎间盘后外侧部与椎间孔的相互位置关系。

（三）韧带

椎体和椎间盘的前、后面，可见纵向走行，坚韧的前、后纵韧带。连结相邻的两椎弓板之间，由弹性纤维构成的黄韧带。连结相邻的两个棘突之间的棘间韧带，注意观察其与黄韧带、棘上韧带的关系。连于棘突末端的棘上韧带，至颈部扩展成三角形片状的项韧带。连于相邻横突的横突间韧带。

（四）关节突关节

相邻椎骨的上、下关节突构成的关节为关节突关节。注意关节囊与黄韧带及椎间孔之间的关系，注意颈、胸、腰各部的差别。

在多媒体课件上演示，在全身整体骨架标本、寰枕关节上观察：枕骨髁与寰椎侧块上关节面构成的寰枕关节及寰枕前膜和寰枕后膜。

在寰枢关节标本上观察：可见寰枢关节由寰椎侧块的下关节面与枢椎上关节面构成的一对寰枢外侧关节以及由枢椎齿突与寰椎前弓后面的关节面及寰椎横韧带构成的寰枢正中关节这三个关节构成。模拟寰枢和寰枕关节的运动。

（五）脊柱的运动

相互间做脊柱前屈、后伸、侧屈、旋转和环转运动，注意脊柱各段运动的幅度。

四、胸廓的观察

1. 在全身整体骨架观察 胸廓的构成及整体形态。重点关注胸廓上、下口的构成，肋前、后端的连结，肋弓的形成。

2. 在脊柱解剖标本上观察 由肋头的关节面和与之相应的胸椎体的肋凹构成的肋头关节，由肋结节关节面和相应的横突肋凹构成的肋横突关节。

3. 在胸前壁解剖胸锁及胸肋关节的标本上观察 第1胸肋结合，第2～7胸肋关节，以及第8～10肋软骨前端与上位肋软骨借软骨间关节相连所形成的肋弓。

4. 在活体上摸认 颈静脉切迹、胸骨角、第2～12肋骨（为什么摸不清第1肋）、第1～11肋间隙、肋弓、剑突。

五、颅骨的连结

1. 在整颅标本上观察 矢状缝、冠状缝和人字缝。

2. 在幼儿整颅标本及颅水平切面标本上观察 颅矢状缝和冠状缝中的少量纤维组织、蝶枕软骨结合、蝶岩软骨结合、岩枕软骨结合等。新生儿颅骨的前、后囟，注意其形态。

六、颞下颌关节

1. 在骨架和颞下颌关节标本上观察 可见该关节由下颌骨的下颌头与颞骨的下颌窝及关节结节构成。关节囊松弛，其上方附于下颌窝和关节结节周缘，下方附于下颌颈。囊外有从颧弓根部至下颌颈的外侧韧带加强。

2. 在矢状切的颞下颌关节标本上观察　可见关节囊内有纤维软骨构成的关节盘，其周缘与关节囊相连，将关节腔分为上、下两部。关节盘前凹后凸，与关节结节和下颌窝的形态相对应。颞下颌关节属于联合关节，两侧需同时运动，能做下颌骨上提、下降、前进、后退以及侧方运动。

七、附肢骨连结

（一）上肢带骨连结

1. 胸锁关节　是上肢骨与躯干骨相连的唯一关节。在胸前壁解剖标本上可见胸锁关节由锁骨的胸骨端和胸骨的锁切迹及第 1 肋软骨的上面组成。关节囊较坚韧，周围有韧带加强，关节腔内有关节盘，将关节腔分为外上和内下两部分。

2. 肩锁关节　在肩关节标本上可见：锁骨的肩峰端与肩峰的关节面构成肩锁关节，关节的上方有肩锁韧带加强，关节囊和锁骨下方有坚韧的喙锁韧带连于喙突，关节活动度小。

3. 喙肩韧带　在肩关节标本上可见：为连于肩胛骨的喙突与肩峰之间三角形的扁韧带，它与喙突、肩峰共同构成喙肩弓，架于肩关节上方，防止肱骨头向上脱位。

（二）自由上肢骨连结

1. 肩关节　在切开关节囊的肩关节标本和矢状切肩关节标本上可见：肩关节是典型的球窝关节，由肱骨头与肩胛骨的关节盂组成。其结构特点是两关节面差别大，关节囊薄而松弛，囊的上、前、后方有肌肉加强，上壁更有喙肱韧带增强。下壁薄弱。关节盂周缘有纤维软骨构成的盂唇加深关节窝。在关节囊内有肱二头肌长头腱穿过。肩关节是全身最灵活的关节，能做屈、伸、收、展、旋内、旋外和环转运动，且运动幅度较大。试分析肩关节运动灵活的解剖学基础。

2. 肘关节　在肘关节整体标本上可见，肘关节是复合关节，由三个关节组成，肱尺关节由肱骨滑车和尺骨滑车切迹构成；肱桡关节由肱骨小头和桡骨关节凹构成；桡尺近侧关节由桡骨环状关节面和尺骨桡切迹构成，三个关节包在同一个关节囊内，囊的前、后壁薄弱，两侧增厚分别形成坚韧的桡、尺侧副韧带。在桡骨环状关节面周围有桡骨环状韧带，桡骨环状韧带两端附着于尺骨桡切迹的前后缘，与该切迹共同围成一上口大、下口小的骨纤维环，容纳桡骨小头，防止桡骨头脱出。肘关节的运动以肱尺关节为主，主要做屈、伸运动。桡尺近侧关节与桡尺远侧关节联合可使前臂旋前和旋后。

3. 桡尺连结　在上肢解剖示上肢骨连结标本上可见前臂骨的连结有三部分：

（1）前臂骨间膜：连结尺、桡骨体之间的纤维膜，纤维方向是从外上斜向下内，即由桡骨至尺骨。

（2）桡尺近侧关节：见肘关节。

（3）桡尺远侧关节：由尺骨头环状关节面构成关节头，由桡骨的尺切迹及自下缘至尺骨茎突根部的关节盘共同构成关节窝。关节盘将尺骨与腕骨分开。

4. 手关节　在手关节冠状标本上观察，可见桡腕关节是典型的椭圆关节。桡骨下端的关节面和尺骨头下方的关节盘为关节窝，手舟骨、月骨、三角骨的近侧面由关节头构成，可做屈、伸、收、展和环转运动。

相邻各腕骨的关节面之间构成腕骨间关节。

远侧列腕骨与 5 个掌骨底构成腕掌关节。其中拇指腕掌关节由大多角骨与第 1 掌骨底构成，是典型的鞍状关节，可做屈、伸、收、展、环转和对掌运动。

由 5 个掌骨头与相应的近节指骨底构成掌指关节，可做屈、伸、收、展和环转运动。

由各相邻两节指骨的底与滑车构成指骨间关节，可分为近侧和远侧指骨间关节，可做屈、伸运动。

（三）下肢带骨连结（骨盆）

1. 在骨盆湿标本和骨盆模型上观察 连于第 5 腰椎横突和髂嵴后上部间的髂腰韧带；呈扇形连于骶、尾骨与坐骨结节间的骶结节韧带；在骶结节韧带前，连于骶、尾与坐骨棘间呈三角形的骶棘韧带。注意观察骶棘韧带与坐骨大切迹围成坐骨大孔；骶棘韧带、骶结节韧带和坐骨小切迹围成坐骨小孔。

2. 在骨盆湿标本和骨盆模型上观察 可见两侧的耻骨联合面间有纤维软骨构成的耻骨间盘形成耻骨联合。在耻骨联合冠状切面上可见耻骨间盘内常有一矢状位裂隙。耻骨联合上方有连于两侧耻骨的耻骨上韧带，下方有连于两侧耻骨下支的耻骨弓状韧带。

3. 在整体骨架、骨盆标本和骨盆模型上观察 骨盆的组成；大、小骨盆的分界；小骨盆上、下口的围成；耻骨弓的构成。

4. 在男、女性骨盆标本或模型上比较以下差别 小骨盆上口的形状，小骨盆下口的宽窄，骨盆腔的形状，耻骨下角的大小。

（四）髋关节

1. 在切开关节囊的髋关节标本上观察 可见髋关节由髋臼和股骨头构成。髋臼较深，周缘附有纤维软骨构成的髋臼唇加深关节窝。髋臼切迹被髋臼横韧带封闭。髋臼窝内有脂肪组织充填。股骨头关节面约为圆球的 2/3，几乎全部纳入髋臼内。股骨头凹处附有股骨头韧带，连于髋臼横韧带，此韧带由滑膜包裹、内含营养股骨头的血管。

2. 在关节囊完整的髋关节标本上观察 可见关节囊紧张坚韧，上方附于髋臼周缘及髋臼横韧带，下方附于股骨颈，前面达转子间线，但后面仅包裹股骨颈的内侧 2/3，故股骨颈骨折有囊内、外之分。关节囊周围有韧带加强，关节囊上、后及前均有韧带加强，唯有下壁较薄弱，故股骨头脱位常发生在此处。其中以位于关节囊前面，起自髂前下棘，止于转子间线的髂股韧带最为强大。

（五）膝关节

1. 在切开关节囊的膝关节标本上观察 可见股骨下端、胫骨上端及髌骨构成膝关节，髌骨与股骨的髌面相关节，股骨的内、外侧髁分别与胫骨的内、外侧髁相对。在股骨内、外侧髁关节面之间，垫有两块关节盘称内、外侧半月板，为透明软骨构成，半月板外缘肥厚，内缘锐薄，两者前缘以膝横韧带相连，内侧半月板较大，呈"C"形；外侧半月板较小，近似"O"形，内、外侧半月板可加深关节窝，增强关节的稳定性。将膝关节前屈和后伸，可见分别起于胫骨髁间隆起的前、后方，止于股骨外侧髁的内侧面及内侧髁的外侧面的前交叉韧带和后交叉韧带，前、后交叉韧带可防止胫骨前后移位。

2. 在膝关节整体标本上观察 可见膝关节囊松弛，附于各关节面周缘，囊的前壁有股四头肌腱、髌骨及髌韧带加强。囊的外侧可见连于股骨外上髁和腓骨头的腓侧副韧带加强。囊的后壁可见由半膜肌腱延续而来的纤维称腘斜韧带。

3. 在矢状切的膝关节标本上观察 可见滑膜延伸至髌骨上缘以上，股四头肌腱深面的髌上囊及髌韧带与胫骨上端之间的髌下深囊。

（六）胫、腓骨连结

1. 在下肢骨连结整体标本上观察 可见上端胫骨外侧髁与腓骨头构成的胫腓关节；连于胫腓骨间的小腿骨间膜；连于内、外踝间的胫腓前、后韧带。

2. 在足水平切面标本上观察 可见胫、腓骨的下端与距骨滑车构成距小腿（踝）关节，可做背屈和跖屈的运动，在踝关节高度跖屈时，还可做轻度的侧方运动。

（七）踝关节

在足关节整体标本上观察：可见踝关节关节囊前、后壁薄而松弛，两侧有韧带加强。内侧的三角韧带起自内髁尖，向下呈扇形止于足舟骨、距骨和跟骨；外侧有三条起自外踝，分别向前、向下、向后内，止于距骨和跟骨的韧带，前为距腓前韧带、中间为跟腓韧带、后为距腓后韧带。

（八）跗骨间关节

在足水平切面标本上观察：足相邻各跗骨间关节面构成的跗骨间关节，尤其注意由距骨与跟骨的关节面连接而成的距跟关节；由距骨、舟骨及跟骨相应关节面构成的距跟舟关节；由跟骨和骰骨相邻关节面构成的跟骰关节。距跟舟和跟骰两关节合成的跗横关节，形状呈"S"形，临床上截肢时常沿此线进行。跗跖关节、距趾关节和足趾间关节的韧带都比较发达，连结牢固。

（九）足弓

1. 在完整足骨标本上观察　可见跟骨、距骨、舟骨、3块楔骨及内侧3块跖骨构成内侧纵弓；由跟骨、骰骨和外侧2块跖骨构成外侧纵弓；由骰骨、3块楔骨和跖骨构成横弓。

2. 在湿足标本上观察维持足部关节和足弓的韧带　起自跟骨跖面前缘，止于舟骨跖面后份的跟舟跖侧韧带，对维持外侧纵弓作用较大；起自跟骨跖面后份，止于骰骨跖面及1～3跖骨底的跖长韧带，对维持外侧纵弓有重要作用。

【临床联系】

一、椎间盘突出症

椎间盘纤维环破裂，髓核流出，称为椎间盘突出。

青春期后人体组织开始出现退行性变，椎间盘是身体负荷最重的部分，因此，在日常生活中，随着年龄的增长、经常受挤压和扭转等外力而损伤，20岁以后，腰椎间盘开始退行性变，髓核含水量逐渐减少，蛋白多糖含量下降，胶原纤维增多，逐渐被纤维软骨样组织代替，髓核张力减低，失去弹性，椎间盘变薄。椎体或者说纤维环的前部有强大的前纵韧带，后部的后纵韧带较窄、较薄。脊柱颈曲、腰曲凸向前，故腰椎间盘纤维环前、侧部较厚，后部较薄。因此，当腰经历扭伤、过度负重（弯腰弓背提取重物时，椎间盘后部压力增加）、姿势不当、长期震动等急、慢性损伤时纤维环破裂和髓核向后外方突出至椎间孔处，压迫神经根或脊髓。大多数腰椎间盘突出发生在第4、5腰椎之间，其次为第3、4腰椎和第5腰椎至第1骶椎之间，此处易刺激第4、5腰椎和第1、2、3骶椎神经前支，累及股神经和坐骨神经，出现腰痛合并"坐骨神经痛"，放射至小腿或足部，活动时疼痛加剧，休息后减轻。卧床体位：多数患者采用侧卧位，并屈曲患肢。

根据临床症状或体征不难做出正确的诊断。X线、CT扫描和MRI等特殊检查可排除其他骨性病变协助诊断。上述检查无明显异常的患者并不能完全除外腰椎间盘突出。

二、关节脱位

关节脱位也称关节脱白，是指组成关节各骨的关节面失去正常的对合关系。临床上根据病因分为：损伤性脱位——因外伤引起；先天性脱位——胚胎发育或胎儿在子宫内受外界因素影响，出生时即存在；病理性脱位——因疾病破坏关节结构引起；习惯性脱位——损伤性脱位经不适当治疗复位后屡次复发者。根据脱位程度分为：完全脱位——脱位后两关节面完全失去对合关系；不完全或半脱位——脱位后两关节面部分失去对合关系。

关节脱位后，关节囊、韧带、关节软骨及周围肌肉等软组织也有损伤，关节疼痛与肿胀运动障碍，甚至合并血管神经损伤。

特有体征：畸形——因肢体移位，可出现肢体缩短或延长，关节处明显畸形。弹性固定——

关节囊、肌肉及韧带痉挛，使受伤肢体保持在主动运动和被动运动均受限的特定体位。关节盂空虚，在异常位置摸到脱离关节盂的骨端。

【问题思考】

1. 关节囊内有韧带、关节盘的关节各有哪些？简述这些关节的构成和结构特点。

2. 试述肩关节和髋关节的异同。

3. 综述脊柱的构成和运动，脊柱各段解剖结构特点及运动的差异。

4. 简述足弓的解剖学构成及生理学意义。

5. 拇掌指关节属何种类型关节，对人手的运动有何重要意义？

6. 全身哪些关节具有关节盘，论述它们各自的作用。

实验三　骨骼肌的观察

【实验目标】

（一）技能目标

1. 掌握全身浅表肌的名称、作用。

2. 掌握骨骼肌命名的方法。

3. 掌握骨骼肌分群的方法。

（二）知识目标

1. 掌握背浅肌、背深肌的位置和功能。

2. 掌握颈肌的分层、分群及功能。

3. 掌握胸肌的分部，各肌的形态、起止点和功能。

4. 掌握膈肌的位置、形态、运动及三个裂孔的名称。

5. 掌握腹前外侧肌的层次、形态、结构和功能。

6. 掌握咀嚼肌的名称、位置、形态和功能。

7. 掌握上、下肢肌的分部，各部肌的分群，如肩带肌、臂肌、髋肌、大腿肌、小腿肌的分群、位置及功能。

8. 熟悉骨骼肌的一般形态、分布；肌群配布；长肌的典型形态和结构；肌的起止、配布和作用；肌的辅助装置。

9. 熟悉背浅肌、背深肌的起、止点。

10. 了解肌的命名法；肌的血管、神经支配。

（三）素质目标

1. 培养不怕艰苦，克服困难的精神。

2. 培养理论联系实际，认真观察的精神。

【重点】

1. 胸锁乳突肌、胸大肌、腹前外侧壁的竖脊肌、三角肌、大圆肌、肱二头肌、肱三头肌、肱桡肌、旋前圆肌、旋前方肌、桡侧腕屈肌、尺侧腕屈肌、指浅屈肌、指深屈肌、髂腰肌、臀大肌、梨状肌、缝匠肌、股四头肌、小腿三头肌等分布、起止点和功能。

2. 膈的位置、形态、功能和其上三个裂孔的位置及穿行结构。

【难点】

1. 肌的作用的理解。
2. 肌、筋膜形成的结构。

【实验准备】

1. **影像资料**　运动系统——肌。
2. **标本**　面肌（示枕额肌、颊肌、眼轮匝肌、口轮匝肌等），咀嚼肌（示翼内肌、翼外肌、颞肌、咬肌），全身半边浅层肌（示胸锁乳突肌、胸大肌、前锯肌、腹外斜肌、斜方肌、背阔肌、三角肌、肱二头肌、肱三头肌、臀大肌、缝匠肌、股四头肌、阔筋膜张肌、股二头肌、小腿三头肌、颈部三角、腋窝和肘窝、腹直肌鞘和腹股沟管、股三角、收肌管和腘窝、三边孔和四边孔等），颈肌（示舌骨上、下肌群，颈阔肌等），颈深肌（示前、中斜角肌，斜角肌间隙，头长肌，颈长肌等），膈肌、腹后壁肌及下肢带肌（示膈肌的三个起部、三个孔和中心腱、腰方肌、腰大肌、髂肌及腹股沟韧带、股内收肌群和髂胫束），胸背深层肌（示胸小肌、肋间外肌和肋间内肌、菱形肌、前锯肌、肩胛提肌、竖脊肌、胸腰筋膜等），上肢臂部中段、前臂中段和手掌横断面、下肢大腿和小腿横断面、上肢带肌、臂肌连前臂肌、前臂肌深层、臀肌深层、腕管和踝管、手肌和足底肌。
3. **模型**　颈肌、咀嚼肌、手肌和全身肌肉模型；膈肌模型；咀嚼肌模型；头部（示面肌）、颈部局解模型（示头颈部肌肉）；手部局解模型（示手肌）；足部局解模型（示足肌）；男性腹股沟管浅层结构模型；腹前外侧壁浅层肌肉层次模型。

【实验内容】

一、肌的辅助装置观察

在全身解剖标本上由浅入深辨认以下层次：皮肤，浅筋膜，深筋膜，肌，骨。把皮肤翻开，可见皮肤下面有一层脂肪，即浅筋膜，包被全身，由疏松结缔组织构成，富含脂肪。在浅筋膜深面可见肌纤维，方向不清晰，因其表面覆盖由致密结缔组织构成的深筋膜。在四肢深筋膜伸入各肌群之间构成肌间隔。试着在臀大肌腱与大转子之间寻找滑膜囊。在手、足部标本的肌腱外面寻到腱滑膜鞘。

二、肌的形态构造观察

在全身肌肉标本和上、下肢肌肉标本上观察四肢的长肌，胸腹壁的扁肌（腹内、外肌）和深层的短肌（肋间肌），在眼睛、口腔周围的轮匝肌。注意长肌中部的肌纤维为肌腹，两端是白色致密且坚韧附于骨的纤维束为肌腱。用左手按住右臂前面屈伸右肘关节，感觉肱二头肌在前臂屈伸运动中的舒缩过程。仔细观察长肌，可见一些长肌的一端有两个以上的头，为二头肌、三头肌或四头肌，有些肌中间有腱性结构分为二腹肌或多腹肌。扁肌中部的肌纤维为肌腹，呈扁薄片状，两侧的肌腱呈薄膜状为腱膜。

三、头肌

（一）面肌

在面肌标本和模型上观察：面肌位置表浅，主要位于面前区，肌纤维菲薄，又称表情肌。在额部有额肌，连于颅顶的帽状腱膜，后者又与枕部的枕肌相连，三者相连构成枕额肌。围绕睑裂周围的肌，为眼轮匝肌，其中在眼睑表面的为睑部，可眨眼，在眼眶表面的为眶部，可闭眼。口周围可见环形的口轮匝肌，上唇上方的提上唇肌、提口角肌；下唇下方的降下唇肌、降口角肌；口角两侧浅层的笑肌和深层的颊肌。

（二）咀嚼肌

在咀嚼肌标本和模型上观察：可见下颌支表面的**咬肌**，颞窝内的**颞肌**，切除下颌支后，可见连于翼突窝和上颌结节与下颌角内面之间，肌纤维方向呈前上向后下走向（纵行）的**翼内肌**，翼内肌上方，肌纤维方向呈前后走向（横行）的是**翼外肌**。

四、颈肌

（一）颈肌群

在颈部解剖标本和模型上观察：

1. 颈阔肌 掀起颈部皮肤，可见颈部浅筋膜内有上下斜行的肌纤维，薄而阔，自口角经颈部向下延伸至第 2 肋平面连于胸大肌和三角肌筋膜。

2. 胸锁乳突肌 以两肌头分别起于胸骨柄前面及锁骨胸骨端，止于乳突，是颈部最大的肌肉和明显的肌性标志。一侧肌收缩使头歪向同侧，脸转向对侧并向上仰，两侧收缩时使头后仰。

3. 舌骨上肌群 掀起胸锁乳突肌的胸骨锁骨端，于颈前中线两侧观察，根据肌纤维的起止辨认舌骨上肌群诸肌：二腹肌、下颌舌骨肌、茎突舌骨肌、颏舌骨肌。

4. 舌骨下肌群诸肌 浅层的胸骨舌骨肌、肩胛舌骨肌，深层的胸骨甲状肌、甲状舌骨肌。位于喉和气管前方。

（二）颈外侧肌群

在颈深肌标本上观察：起于颈椎横突，止于第 1、2 肋的前、中、后斜角肌。前、中斜角肌和第 1 肋围成的**斜角肌间隙**，内有臂丛和锁骨下动脉穿过。

五、躯干肌

躯干肌的配布以层次为主，浅层多为扁肌，深层则短肌居多，观察时要看清肌的层次、纤维方向，以利于理解其功能。

（一）背肌

1. 浅层 背浅肌分两层，在背部浅层起自棘突、止于上肢带骨或肱骨，浅层浅面有斜方肌和背阔肌，浅层深面有肩胛提肌和菱形肌等，它们也可称背上肢肌。

在整尸背部解剖标本上观察：可见项部和背上部浅层左右各一块三角形的扁肌，两侧整体向上呈一斜方形，故名**斜方肌**，起自枕骨、项韧带、胸椎棘突，止于肩胛冈、肩峰及锁骨外侧部。有提肩、降肩和使肩胛骨向中线靠拢的作用。在背下部浅层为**背阔肌**，起自下 6 个胸椎棘突、腰椎棘突、骶正中嵴、髂嵴，止于肱骨小结节嵴。有使肩关节后伸、内收和内旋的作用。

2. 中间层 为上锯肌与下锯肌。

3. 深层 背深肌在脊柱两侧，分长、短两种，长肌的位置较浅，活动脊柱，是背肌的固有层，主要为**竖脊肌（骶棘肌）**。短肌在深部，在整尸背部解剖标本上观察：可见在掀起斜方肌和背阔肌后，纵行于脊柱两侧的沟内的竖脊肌，是背肌中最长最大的肌，起自骶骨背面、髂嵴后份向上沿途分别止于椎骨、肋骨、枕骨，不断地终止，又不断地起始，使脊柱后伸并仰头。

胸腰筋膜：为包裹在竖脊肌和腰方肌周围的深筋膜，分浅、中、深 3 层，形成肌鞘和作为腹、背部肌的起点。

（二）胸肌

1. 胸上肢肌 起于胸廓前、外面浅层，止于上肢带骨或肱骨，有运动上肢的作用。上肢固定时助深吸气，包括胸大肌、胸小肌和前锯肌。

在胸前区解剖标本和模型上观察：可见在除去皮肤和浅筋膜后，在胸前壁有扇形宽厚的**胸大肌**，起于锁骨内侧半下缘、胸骨和上位肋软骨，止于肱骨大结节嵴前缘。使肩关节前屈、内收、旋前。在掀起胸大肌后，可见三角形，起于第 3 ～ 5 肋外侧面，止于肩胛骨喙突的**胸小肌**，使肩胛骨向前下，并助深吸气。在除去胸大肌、胸小肌后，在胸廓侧后壁，可见锯齿状起于上位 8 肋或 9 肋，沿胸壁向后内，经肩胛骨（肩胛下肌）的前方，止于肩胛骨内侧缘和下角，使肩胛骨向前紧贴胸廓的前锯肌。

2. 胸固有肌　参与胸壁的构成，节段性较为明显。有肋间内、外肌等。

（1）在胸廓湿标本上观察：位于肋间隙后 5/6 浅层的**肋间外肌**，肌纤维自后上行向前下，在肋间隙前部肋骨与肋软骨结合处之前呈膜性称肋间外膜。提肋助吸气。

（2）去掉肋间外肌或从胸廓内面观察：在肋间隙前 5/6 深层的**肋间内肌**，肌纤维自后下行向前上，在肋角以内的肋间隙后部呈膜性称肋间内膜。降肋助呼气。

试分析肋间外、内肌的作用。

（三）膈

在去除胸、腹前壁和胸、腹腔脏器的标本上观察：可见在胸、腹腔之间，有一穹窿形扁肌，为膈肌，构成胸腔底、腹腔顶。周围为肌腹，中央为肌腱称**中心腱**。起自胸廓下口周缘，可分 3 部：胸骨部（剑突后面）、肋部（下位 6 对肋）、腰部（左、右膈脚，第 1 ～ 3 腰椎）。向内上移行。

有三个孔：**主动脉裂孔**（在第 12 胸椎前方，有主动脉、胸导管等通过）、**食管裂孔**（平第 10 胸椎高度，在中心腱后缘附近，主动脉裂孔左前方，有食管、迷走神经等通过）、**腔静脉孔**（平第 8 胸椎高度，在中心腱区，食管裂孔的右前上方，有下腔静脉通过）。

膈肌的三部起点之间留有三角形的间隙，呈膜状，缺乏肌纤维，是膈肌的薄弱区。腹腔脏器可经此突入胸腔，形成膈疝。

功能：为主要的呼吸肌，与腹肌共同收缩，可增加腹内压。

（四）腹肌

位于胸廓与骨盆之间，分腹前外侧群和腹后群。

1. 腹前外侧群肌　构成腹腔的前外侧壁，包括腹直肌、腹外斜肌、腹内斜肌和腹横肌。

在全身肌肉解剖标本上观察：

（1）位于胸下部和腹前外侧壁浅层的是**腹外斜肌**，是腹肌中最宽大的扁肌，后部为肌性，前部为膜性。起自下位 8 肋的外侧面，起点与前锯肌相交错。向前内止于白线，后部纤维止于髂嵴。肌纤维方向同肋间外肌，自后上行向前下。

（2）在腹外斜肌的深面，肌纤维方向同肋间内肌，自后下行向前上的是**腹内斜肌**，起于胸腰筋膜、髂嵴及腹股沟韧带外侧 1/2，止于腹白线及下位 3 肋。腹内斜肌的弓状下缘跨越精索形成腹股沟管上壁（含腹横肌弓状下缘），间隙处的肌束形成提睾肌。

（3）在腹内斜肌深面，肌纤维方向横行的是**腹横肌**，起自下位 6 肋软骨内侧面、胸腰筋膜外侧缘、髂嵴上缘及腹股沟韧带外侧 1/3，止于腹白线。腹横肌下部肌束参与形成弓状下缘和提睾肌，其腱膜与腹内斜肌腱膜合成腹股沟镰。腹前壁正中线两侧是腹直肌，位于腹直肌鞘内，起自耻骨嵴和耻骨联合上缘，止于剑突和第 5 ～ 7 肋软骨。肌的全长有数条横行的腱划将肌分成多个肌腹。

腹前外侧群肌是腹前外侧壁的主要结构，有保护、撑托、固定腹腔脏器，增加腹内压以协助排便、分娩、呕吐、咳嗽等生理功能，使脊柱前屈、侧屈和旋转的运动功能，为竖脊肌的拮抗肌。

（4）**腹直肌鞘**：包裹腹直肌，由腹外侧群 3 层扁肌的腱膜构成。分前、后两层，前层由腹外斜肌腱膜与腹内斜肌腱膜的前层构成；后层由腹内斜肌腱膜的后层与腹横肌腱膜构成。在脐下 4 ～ 5cm 处三块扁肌的腱膜全部转到腹直肌的前面构成腹直肌鞘的前层，使后层缺如，中断处形成弓状线或半环线，弓状线以下，腹直肌后面与腹横筋膜相贴。

（5）**白线**：位于剑突与耻骨联合之间，为两侧腹直肌鞘间隔，由两侧 3 层扁肌的腱纤维交织而成，其中部有脐环，为腹壁一薄弱区。

2. 腹后群肌 位于腹腔后壁，包括腰方肌和腰大肌。

在去除腹腔脏器的解剖标本上观察腹后壁：可见脊柱两侧，第 12 肋和髂嵴之间的腰方肌。在腰方肌前面，起自腰椎体两侧面、横突前面，止于股骨小转子，呈扇形的是腰大肌，使脊柱侧屈、前屈、旋外并协助内收髋关节。

3. 腹股沟管（教师示教） 在腹前下壁解剖标本和模型上观察：

（1）在腹前外侧壁下部，腹股沟韧带内侧半上方，由外上斜向内下的腹肌及其腱膜之间的潜在性裂隙，长 4 ~ 5cm，男性有精索，女性有子宫圆韧带通过。

（2）两口：腹股沟管浅环（腹外斜肌腱膜在耻骨结节外上方的三角形裂隙：又称皮下环，有精索或子宫圆韧带通过）、腹股沟深环（腹壁内面：腹股沟韧带中点上方一横指处，查看腹股沟管深环或腹环）。

（3）四壁：前壁（腹外斜肌腱膜和腹内斜肌）、后壁（腹横筋膜和腹股沟镰）、上壁（腹内斜肌和腹横肌的弓状下缘）、下壁（腹股沟韧带）。腹股沟韧带由腹外斜肌腱膜的下缘卷曲增厚形成，连于髂前上棘与耻骨结节之间。

腹股沟管为腹壁薄弱区，腹腔内容物可经该处突出形成腹股沟斜疝。

4. 海氏三角（腹股沟三角） 在腹前下壁解剖标本和模型上观察腹前壁下部的内面：腹直肌外缘、腹股沟韧带和腹壁下动脉三者围成的区域就是海氏三角（腹股沟三角），亦为腹壁薄弱区，腹腔内容物经该处突出则形成腹股沟直疝。

六、上肢肌

上肢肌分为上肢带肌、臂肌、前臂肌和手肌。

上肢肌多为长肌，数目众多，分群复杂，肢体近端多以形态位置命名，远端多为功能命名，观察时应首先分清肌群，再仔细辨认各肌（起止点、肌纤维方向、与关节的关系）。

（一）上肢带肌

上肢带肌起自上肢带骨，止于肱骨上端，能加强稳定性和运动肩关节，使肩关节屈、伸、收、展、旋前和旋后。

1. 在全身肌肉解剖标本或分离上肢标本上观察 可见位于肩部皮下，使肩部呈圆隆形，起于锁骨外侧份、肩峰、肩胛冈，止于肱骨三角肌粗隆，包围肩关节的三角肌。外展肩关节，注意前后部肌束的不同功能。

2. 在整尸背部解剖标本或分离上肢标本上观察 肩胛骨后方，冈上窝内有冈上肌，冈下窝内自上而下依次有冈下肌、小圆肌、大圆肌。在分离上肢标本上观察：肩胛骨前方，肩胛下窝内有肩胛下肌。注意这些肌肉在肱骨上的止点。

（二）臂肌

臂肌主要运动肘关节，还能协助运动肩关节，分前、后两群。

1. 臂前群肌 在全身肌肉解剖标本或分离上肢标本上观察：

臂前面，肌腹呈梭形，有长、短两头的肱二头肌。长头居外侧，起自肩胛骨盂上结节，穿肩关节囊，经结节间沟穿出。短头在内侧，起自喙突。两头移行为肌腹，下端以腱止于桡骨粗隆。主要作用为屈肘关节并使前臂旋后，长头还能屈肩关节。

在肱二头肌短头后内侧，起于肩胛骨喙突，止于肱骨中部内侧的喙肱肌，使肩关节前屈和内收。

在肱二头肌下半的深面，起于肱骨下半前面，止于尺骨粗隆的肱肌，屈肘关节。

2. 臂后群肌 在全身肌肉解剖标本或分离上肢标本上观察：臂后面，以 3 个起点，一个肌腱止于尺骨鹰嘴的肱三头肌。长头以肌腱起于肩胛骨盂下结节，外侧头起自肱骨后面桡神经沟以上部分，内侧头起自桡神经沟以下部分。功能为伸肘关节。长头也可使肩关节后伸和内收。

（三）前臂肌（教师示教）

前臂肌位于桡、尺骨的周围，共19块，分前、后两群，多数为具有细长肌腱的长肌，多以作用命名，主要运动手关节，能屈或伸肘关节、手关节，并旋前或旋后肘关节、手关节。

1. 前群　主要为前屈及旋前的肌肉，位于前臂的前面和内侧，共9块，分浅、深四层排列。在全身肌肉解剖标本或分离上肢标本上观察：

（1）第一层：由外侧到内侧依次为肱桡肌、旋前圆肌、桡侧腕屈肌、掌长肌、尺侧腕屈肌。

1）肱桡肌：起于肱骨外上髁前外侧面，止于桡骨茎突，形成肘窝的外下界。屈肘关节。

2）旋前圆肌：止于桡骨中部外侧面，形成肘窝的内下界。使前臂旋前，并协助屈肘关节。

3）桡侧腕屈肌：止于第2掌骨底前面。屈肘、腕关节，腕关节外展。

4）掌长肌：细长肌腱，止于掌腱膜，屈腕和紧张掌腱膜。

5）尺侧腕屈肌：止于豌豆骨，屈腕关节并内收。

上述除肱桡肌外，其余四块肌均起于肱骨内上髁。

（2）第二层：指浅屈肌，起于肱骨内上髁、尺骨和桡骨及骨间膜的前面起始，向下分成4条肌腱穿过腕管入手掌，各肌腱通过相应屈指腱鞘后分两束止于第2～5指中节指骨体两侧。屈近侧指间关节、掌指关节及腕关节，并协助屈肘关节。

用力握拳，在前臂下部从桡侧向尺侧依次可见：桡侧腕屈肌腱、掌长肌腱、指浅屈肌腱和尺侧腕屈肌腱。

（3）第三层：外侧为拇长屈肌，内侧为指深屈肌。

拇长屈肌：自桡骨及骨间膜前面起始，经腕管入拇指末节指骨底。屈拇指。

指深屈肌：自尺骨及骨间膜前面起始下行，分为4条腱，通过腕管入手掌，止于第2～5指的末节指骨底前面。屈指间关节、掌指关节和腕关节。

（4）第四层：旋前方肌，位于尺桡骨下端前面，起于尺骨下1/4前面内侧，止于桡骨下1/4前面外侧。使前臂旋前。

2. 后群　共10块，主要为伸腕、伸指及使前臂旋后的肌肉，位于前臂骨后面及外侧，分两层排列。

（1）浅层有5块，以伸肌总腱起自肱骨外上髁，自外侧向内侧为：

1）桡侧腕长伸肌：止于第2掌骨底。伸并外展腕关节。

2）桡侧腕短伸肌：止于第3掌骨底。伸并外展腕关节。

3）指伸肌：经掌骨头背面，以4条腱分别形成指背腱膜，四条腱间由腱间结合相连，指背腱膜向下分成三束止于第2～5指的中节及末节指骨底背面。伸腕、伸指。

4）小指伸肌：止于小指中、末节指骨底。伸小指。

5）尺侧腕伸肌：止于第5掌骨底。伸并内收腕关节。

（2）深层有5块

1）近侧部为旋后肌：自肱骨外上髁、尺骨后面至桡骨上部后外侧面，使前臂旋后。远侧部有4块肌肉位于旋后肌下方，均起于桡、尺骨及骨间膜背面，自外侧向内侧排列。

2）拇长展肌：止于第1掌骨底，外展拇指。

3）拇短伸肌：止于拇指近节指骨底，伸拇指。

4）拇长伸肌：止于拇指远节指骨底，伸拇指。

5）示指伸肌：止于示指中节指骨，伸示指。

（四）手肌

手肌分外侧、中间和内侧三群，肌肉短小，运动手指。

在手解剖标本和模型上观察：

1. 外侧群　最发达，形成的肌隆起称鱼际。有4块：拇短展肌、拇短屈肌、拇对掌肌及拇收肌，使拇指展、屈、对掌及内收。

2. 内侧群 形成的肌隆起称小鱼际。有3块：小指展肌、小指短屈肌和小指对掌肌。使小指展、屈、对掌。

3. 中间群 位于掌心，包括4块蚓状肌和7块骨间肌。

蚓状肌起自指深屈肌腱，经掌指关节桡侧，分别止于第2、4、5指背面的指背腱膜。屈掌指关节，伸指间关节；骨间肌，分骨间背侧肌（4块，使第2、4、5手指离开中指）及骨间掌侧肌（3块，使第2、4、5手指向中指靠拢）。骨间肌尚有屈掌指关节和伸指关节的作用。

七、下肢肌

下肢肌分为髋肌、大腿肌、小腿肌和足肌。

（一）髋肌

髋肌位于髋关节周围，分前、后两群。

1. 前群肌 在全身肌肉解剖标本或分离下肢标本上观察：

（1）髂腰肌：在髂窝内由起自髂窝的髂肌和腹后群肌中的腰大肌合成，经由腹股沟韧带深面，止于股骨小转子，屈并外旋髋关节，也协助内收，下肢固定时，可使躯干前屈、侧屈。

（2）阔筋膜张肌：在股前外侧，起于髂嵴前份，向下移行为髂胫束，止于胫骨外侧髁，紧张阔筋膜，使髋关节前屈，并能使大腿旋内。

2. 后群肌 在全身肌肉解剖标本或分离下肢标本上观察：

（1）臀大肌：臀部最大最厚最表浅的肌肉，起于髂后上棘及附近骨面、骶尾骨背面、骶结节韧带，止于髂胫束、股骨臀肌粗隆，形成臀部特有的隆起。使髋关节后伸、旋外。

（2）臀中肌：在臀大肌深面，起于髂骨翼背面，止于股骨大转子前面，外展髋关节。

（3）臀小肌：在臀中肌深面，起于髂骨翼背面前部，止于股骨大转子尖前面，外展髋关节。

（4）梨状肌：起于骶骨前面经坐骨大孔，止于股骨大转子上部后面，使髋关节旋外。注意梨状肌分坐骨大孔为梨状肌上、下孔，分别有臀上血管和神经、坐骨神经、臀下血管和神经、阴部血管和神经穿过。

（二）大腿肌

大腿肌分前、后和内侧三群。

1. 前群 位于股骨前面，包括缝匠肌和股四头肌。

在全身肌肉解剖标本或分离下肢标本上观察：

（1）缝匠肌：在大腿前面，呈扁带状，由外上斜向下内，为全身最长的肌，起于髂前上棘，止于胫骨粗隆后内侧。屈髋、膝关节。

（2）股四头肌：全身最大的肌。有四个头：

1）股直肌：起自髂前下棘。

2）股内侧肌：起自股骨粗线内侧唇。

3）股外侧肌：起自股骨粗线外侧唇。

4）股中间肌：在股直肌深面，起自股骨干前面。

四个头向下形成1个肌腱，向下包绕髌骨汇聚为髌韧带止于胫骨粗隆。为膝关节强有力的伸肌，股直肌协助屈髋关节。

2. 内侧群 在全身肌肉解剖标本或分离下肢标本上观察：在股部内侧，有5块起于耻骨、坐骨，止于股骨粗线全长前内侧缘（股薄肌止于胫骨上端，大收肌腱止于收肌结节）的肌，属内收（髋关节）肌群，分层排列。

（1）浅层（自外向内）

1）耻骨肌：构成股三角的底，在髂腰肌内侧，有屈髋兼内收作用。

2）长收肌：居耻骨肌内下，深面有短收肌。

3）股薄肌：最内侧。

（2）深层

1）短收肌：在耻骨肌和长收肌的深面。

2）大收肌：该群肌中最大者，止于收肌结节的肌腱和股骨之间，有一裂孔称收肌腱裂孔，内有血管通过。

3. 后群　位于大腿的后面，有股二头肌、半腱肌和半膜肌，均起于坐骨结节，止于胫、腓骨上端。

在全身肌肉解剖标本或分离下肢标本上观察：

（1）大腿后面外侧为股二头肌，长头起于坐骨结节，短头起于股骨粗线，止于腓骨小头。可伸髋、屈膝，并使小腿旋外。

（2）大腿后面内侧为半腱肌，向下以细长的肌腱止于胫骨内侧髁后面。可伸髋、屈膝，并使小腿旋内。

（3）大腿后面内侧半腱肌深面为半膜肌，上部为扁薄的腱膜，向下止于胫骨内侧髁后面。可伸髋、屈膝，并使小腿旋内。

（三）小腿肌

小腿肌运动膝、踝及足部关节，分前、外、后3群。

1. 前群肌　在小腿骨间膜前面，自内侧向外侧为胫骨前肌、踇长伸肌、趾长伸肌。

在全身肌肉解剖标本或分离下肢标本上观察：

（1）居小腿前面内侧的是胫骨前肌，起于胫骨外侧面及骨间膜前面，向下移行为肌腱，经踝关节前方，止于内侧楔骨及第1跖骨底上面。使踝关节背屈、足内翻。

（2）居小腿前面外侧的是趾长伸肌，起于腓骨前面、胫骨上端和小腿骨间膜，在足背分成5条肌腱，内侧4条分别止于第2～5趾中节和远节趾骨底上面。可伸趾、踝关节背屈。外侧1条止于第5跖骨底上面外侧缘，称第3腓骨肌，可使足外翻。

（3）踇长伸肌居上述两肌之间，起自腓骨及骨间膜前面，向下移行为肌腱，经踝关节前方，止于踇趾的末节趾骨底上面。伸趾、踝关节背屈。

2. 外侧群肌　在腓骨外侧面，有腓骨长、短肌。

在全身肌肉解剖标本或分离下肢标本上观察：

（1）腓骨长肌：起自腓骨外侧面上部，向下移行为肌腱，经外踝后方斜行到足底的内侧缘，止于内侧楔骨及第1跖骨底下面。可跖屈踝关节和使足外翻。

（2）腓骨短肌：在腓骨长肌深面，起于腓骨外侧面下部，其肌腱经外踝后方，止于第5跖骨粗隆。可跖屈踝关节和使足外翻。

3. 后群肌　分浅、深两层，浅层有腓肠肌和比目鱼肌（小腿三头肌），深层自内向外有趾长屈肌、胫骨后肌、踇长屈肌。

在全身肌肉解剖标本或分离下肢标本上观察：

（1）小腿后面浅层为腓肠肌，有内、外侧头，分别起于股骨内、外上髁后面。

（2）在腓肠肌深面的是比目鱼肌，起自胫骨比目鱼肌线和腓骨上端背面，与腓肠肌汇合组成粗大的跟腱，止于跟骨结节。屈膝关节，跖屈踝关节。

（3）掀起小腿三头肌，可见深层外侧为踇长屈肌，内侧为趾长屈肌，二者间深部起于胫、腓骨及骨间膜后面，止于舟骨、楔骨底下面的是胫骨后肌。使足跖屈、内翻。

（四）足肌

足肌分为足背肌和足底肌。足背肌较薄弱，为伸趾肌。足底肌的配布与功能与手肌相似，位于足底。分内、外侧群和中间群。

【临床联系】

常见的肌肉损伤主要表现为以下几个方面：

一、韧带损伤

关节周围的韧带是强韧的纤维组织束，在关节周围将骨连接在一起。突然的或强烈的运动会造成关节内的骨被牵拉过度，韧带的纤维可被过度拉伸或撕裂。损伤后常引起肿胀、疼痛和肌痉挛。如果扭伤不太严重，可通过休息、冰敷、加压包扎及抬高患肢进行治疗。如果损伤严重，可引起关节不稳定或脱位，必须进行手术处理。

二、肌扭伤和撕裂

骨骼肌被过度拉伸导致的轻度损伤称扭伤，如有大量的肌纤维撕裂或断裂，称撕裂。通常由突然的、发力的运动所引起。肌内的少量出血可引起触痛和肿胀，可伴有痉挛性疼痛或挛缩，随后出现明显的瘀青。

三、肌腱断裂

突然、强有力的肌收缩可导致肌腱完全断裂。常发生于体育运动和非习惯性抬举重物，如上臂的肱二头肌腱撕裂或大腿前方的股四头肌腱撕裂，足跟后方的跟腱断裂。主要症状为突感，如上臂的肱二头肌腱撕裂或大腿前方的股四头肌腱撕裂，足跟后方的跟腱断裂。主要症状为突然折断或断裂的感觉，疼痛、肿胀和运动减弱。

四、腱炎和腱鞘炎

炎症累及肌腱，称腱炎，累及包裹肌腱的腱鞘滑膜，称腱鞘炎。剧烈或反复的运动造成肌腱表面和邻近骨产生过度摩擦，可引起腱炎。过度牵拉或反复运动可导致包裹肌腱的润滑鞘膜的炎症，引起腱鞘炎。常见的累及部位包括肩关节、肘关节、腕关节、指关节、膝关节和足跟后面。主要症状为关节僵直、肿胀、疼痛及局部皮肤的发热和发红。

【问题思考】

1. 屈肩关节的肌有哪些？既能屈肩关节又能屈肘关节的肌有哪些？既能屈肘关节又能屈腕关节的肌有哪些？内收和外展腕关节的肌各有哪些？

2. 既能屈髋关节又能屈膝关节的肌有哪些？既能屈髋关节又能伸膝关节的肌有哪些？能伸髋关节的肌有哪些？

3. 从主动肌、协同肌、拮抗肌的概念来论述它们在同一关节不同运动中的相互关系及角色转换。

4. 肱骨中段骨折，骨折近端会向哪个方向移位，分析其原因。

5. 试分析张口、闭口和研磨运动主要有哪些肌肉收缩。

6. 简述锁骨骨折近端和远端可能移位的方向。

7. 试分析平静呼吸与深呼吸各有哪些肌肉参与。

8. 呼吸困难的患者吸气时头俯向前，呼气时还原，称点头呼吸，试分析用力吸气为何会导致点头呼吸。

9. 解释下列症状属何肌或何组肌瘫痪（单侧或双侧）所致：①右上肢不能外展；②下蹲时要用手扶着，否则就会一屁股坐到地上，蹲下后不用手也起不来；③伸出右上肢推东西时使不上劲，一用力推，右肩胛骨内侧缘就在背侧隆起。

第七章 内 脏 学

实验一 消化系统的观察

【实验目标】

(一)技能目标

1. 掌握消化系统各器官的位置和形态。
2. 掌握肝外胆道的组成和位置。

(二)知识目标

1. 掌握消化系统的组成、基本功能;上、下消化道的划分及其临床意义。
2. 掌握口腔的分部及界线;牙的分类;口腔腺的位置、形态。
3. 掌握咽的形态、位置、分部;腭扁桃体的位置。
4. 掌握食管的形态、位置、分部、毗邻、三个狭窄部位及其临床意义。
5. 掌握胃的形态、位置、分部。
6. 掌握十二指肠的形态、位置、分部。
7. 掌握大肠的分部及形态学特点、结肠的分部及各部的位置、阑尾的位置及其根部的体表投影和临床意义。
8. 掌握直肠和肛管的形态结构、位置及其临床意义。
9. 掌握肝的形态、位置;胆囊的位置、形态、功能及其体表投影。
10. 掌握肝外胆道的组成;胆总管与胰管汇合和开口位置;胆汁的产生及排出途径。
11. 熟悉牙的形态和构造;咽的各部结构特点、咽肌的种类及功能;胰腺的形态、位置、功能;胰液的排出途径,空肠、回肠的形态结构特点和位置及其分辨方法。
12. 了解舌的形态和舌黏膜;胃的动脉、神经支配和胃壁的组织结构;肝内解剖及肝的组织结构;胰岛的内分泌功能;消化系统的其他内容。

(三)素质目标

1. 树立整体观意识。
2. 树立形态与功能相适应的理念。

【重点】

消化系统各器官的位置、形态及结构特点。

【难点】

1. 咽的分部、各部形态结构。
2. 肝外胆道的组成、胆总管与胰管汇合及开口位置。
3. 直肠、肛管的形态结构、位置。

【实验准备】

1. **影像资料** 消化系统解剖视频。
2. **标本** 消化系统全套标本;上、下颌骨标本,舌标本,头颈正中矢状切(鼻、咽、喉)标本;

离体胃、肝、肠、肝外胆道、三大唾液腺及其导管标本;切开的十二指肠、直肠及肛管标本,腹部标本。

3. 模型 消化系统完整模型及各器官分离模型;腹部(腹膜构成及与脏器的关系)模型;躯干矢状断面和水平断面模型;各类牙、牙的构造模型;透明肝段模型。

【实验内容】

一、口腔

(一)观察口腔界域及口腔各壁

1. 在头正中矢状切面上并结合对照镜子活体观察 上唇外表面正中线上有一浅沟称人中,从鼻翼两旁至口角两侧浅沟称鼻唇沟。口腔前壁为唇,两侧壁为颊,上壁为腭,下壁为口底。向前以口裂为界,向后通过咽峡接咽。

2. 在活体上利用压舌板观察 口腔上壁,前 2/3 为硬腭,后 1/3 为软腭,软腭后份斜向后下成腭帆,腭帆后缘中央向后下方的突起为腭垂。自腭帆向两侧延伸的两条弓形皱襞,前面的称腭舌弓,后面的称腭咽弓,二者之间的隐窝称扁桃体窝,腭扁桃体位于其间。

(二)口底和舌

1. 邻近口腔底有舌,在活体上观察 舌背面。在舌前 2/3 遍布小的白色丝状乳头,在舌尖和侧缘有散在红色的菌状乳头,叶状乳头多在舌侧缘后部,不易看清,舌中、后 1/3 交界处可见"∧"形的界沟,沟的尖端有舌盲孔,沿界沟前方排列有 7～11 个轮廓乳头,呈圆形突起,周围有环状沟。舌根部黏膜内有淋巴组织使其表面出现许多大小不等的疱状突起,称舌扁桃体。

2. 在头面部的正中矢状切面、舌的冠状切面上观察 舌肌。颏舌肌起于下颌骨颏棘,止于舌体和根部的中线。

(三)牙

在活体及模型上观察:

1. 暴露在口腔内的部分称牙冠,其内腔称牙冠腔,介于牙冠和牙根之间缩细的部分为牙颈,牙根是嵌入上、下牙槽内的部分,其内腔称牙根管,与牙冠腔相通,管末端细,有根尖孔。

2. 恒牙共 32 个,居中的中切牙和其外侧的侧切牙,牙冠扁平,1 个牙根;再外侧为尖牙,牙冠呈锥形,1 个牙根;继续向外侧是 2 个前磨牙,牙冠呈圆形,一般为 1 个牙根,上颌第一前磨牙可有 2 个牙根;再向后为 3 个磨牙,牙冠最大呈方形,上颌磨牙 3 个牙根,下颌磨牙 2 个牙根。

3. 覆盖在牙颈和牙槽突表面的口腔黏膜为牙龈。

(四)大唾液腺

在标本和模型上观察:

1. 腮腺 位于面侧区,外耳道前下方,前邻咬肌,表面略呈三角形,以下颌支为标志分为浅、深两部。腮腺管从腮腺前缘上端发出至咬肌前缘转向内穿面颊部,开口平对于上颌第二磨牙颊黏膜处。开口处可在活体上观察到颊黏膜乳头。

2. 下颌下腺 位于下颌骨体内侧,腺管由深面发出向前开口于舌下阜。

3. 舌下腺 在头部正中矢状切面标本上观察,位于舌下襞黏膜内,腺体呈长椭圆形。舌下腺大管开口于舌下阜,另有多条小管开口于舌下襞,在活体和标本上都难以辨识。

二、咽

(一)咽的分部及各部重要结构

在头颈部正中矢状切面上观察:

1. 咽为一上宽下窄、前后略扁的肌性管道，上起颅底，下至第6颈椎下缘续食管。软腭水平以上为鼻咽，会厌水平以下为喉咽，中段为口咽。各部前壁均不完整。

2. 鼻咽侧壁上的圆拱形隆起为咽鼓管圆枕，其下方的开口称咽鼓管咽口，圆枕后方的隐窝称咽隐窝。喉咽部喉口两侧各有一深陷的梨状隐窝。

（二）咽肌

在模型上观察：可见咽缩肌自下而上呈叠瓦状排列，咽提肌起于茎突、咽鼓管、腭等处，止于咽喉侧壁。

三、食管

在示消化系统标本上观察食管各部，注意其行程和各部的毗邻关系。食管在第6颈椎下缘处与喉咽相接，起始处为第一处狭窄，其颈段行于气管和第7颈椎之间。在胸段首先位于气管和脊柱之间，而后从主动脉弓、左主支气管后方通过，再在左心房后方向右下方斜跨胸主动脉，食管交叉于左主支气管之后的地方为第二处狭窄。在第10胸椎水平穿膈肌为第三处狭窄。腹段很短，续胃贲门。

食管的三处狭窄除穿膈肌处较明显外，其余都不明显，可结合X线片观察。

四、胃

（一）胃的位置、形态及分部

在示消化系统标本上观察：

胃大部分位于左季肋区，小部分位于腹上区。仅胃的前壁小部分与腹前壁相邻，胃小弯邻肝左叶，胃大弯邻膈、脾脏，胃后壁邻胰腺。观察游离胃标本，胃小弯凹向右上方，胃大弯凸向左下方。入口处为贲门，用手捏因无明显括约肌而较柔软；出口处为幽门，有较厚的环形括约肌，捏之较硬。

近贲门处为胃的贲门部；自贲门水平向上突出的部分为胃底部；中间大部分为胃体部；近幽门的部分为幽门部，幽门部左侧较为扩大称幽门窦，右侧呈管状为幽门管。各部并无明显分界，但组织学上有结构差异。角切迹为小弯侧的最低点急弯处，被认为是胃体部与幽门部的分界标志。

（二）胃壁的结构

在剖开胃标本上观察胃黏膜的外形及结构，注意小弯侧黏膜皱襞多为纵行，4～5条。在模型上观察胃的肌层，肌纤维的走行为内斜、中环、外纵，共3层。

五、小肠

（一）十二指肠

在标本上观察其位置和毗邻；在模型上观察十二指肠的分部以及与胰腺的关系。

1. 上部　紧接幽门，位于肝的下方。从左前上走向右后下。

2. 降部　沿脊柱右侧肾门前下降，在第3腰椎水平向左移行为水平部。在剖开的标本上观察，其中份后内侧壁黏膜上可见纵行的十二指肠皱襞，其下方的圆形隆起为十二指肠大乳头，有时可见小乳头。

3. 水平部　从右至左横过下腔静脉及第3腰椎前面。

4. 升部　在主动脉前方斜向左上方走行至第2腰椎水平，移行为十二指肠空肠曲。注意拉动十二指肠空肠曲，辨认主要由结缔组织构成的十二指肠悬肌，将十二指肠空肠曲固定在腹后壁右膈脚上，该肌与其下段包被的腹膜皱襞合称Treitz韧带，为手术中确认空肠起始部的重要标志。

（二）空肠与回肠

1. 在标本上观察 空回肠的位置，寻找起止点。空肠主要位于右上腹部，起于十二指肠空肠曲；回肠主要位于右下腹部，止于回盲部，二者并无明显分界，都盘曲于腹腔中，轻轻提起肠管，探查其肠系膜根部可发现它从左上腹行向右髂窝，放回肠管时勿让系膜扭转。

2. 在游离标本上观察 空回肠壁的厚薄、黏膜皱襞稀疏及高度。取一小段肠壁剪开后对光观察，见到许多散在的芝麻大小不透光的结节，即为孤立淋巴滤泡，成片的椭圆形不透光区即为集合淋巴滤泡。总结空回肠的结构差异。肠壁颜色只在活体时才可看到区别。

六、大肠

（一）盲肠与阑尾

盲肠位于右髂窝内，是回肠进入大肠水平以下的一小段肠管，呈盲囊状，盲肠内下方伸出的小突起为阑尾，一般呈转曲状。

阑尾与盲肠的位置关系多因人而异。剪开标本，找到回盲口，观察其上下缘各有一半月形黏膜皱襞为回盲瓣，在回盲瓣的下方2cm处可见阑尾的开口。在活体上确认麦氏点，在标本上印证。

（二）结肠

在盲肠和结肠标本上辨认结肠带、结肠袋和肠脂垂，并与回肠进行比较。

在标本上向盲肠方向追踪三条结肠带，找到它们在盲肠盲端的汇合点，即为阑尾的根部。结肠分升结肠、横结肠、降结肠和乙状结肠4部。升结肠在右侧腹向上走行，横结肠从肝下方向左侧横行，降结肠从脾的下方向左髂窝下行，乙状结肠位于左髂窝呈弯曲状于第3骶椎前方移行为直肠。因横结肠和乙状结肠的肠系膜较长，它们的活动度较大，位置的个体差异也大。其余两部相对比较固定。注意观察一下结肠左曲、结肠右曲的位置和毗邻关系。

（三）直肠

1. 在正中矢状切面的盆腔标本上观察 直肠的位置和凹向前的骶曲、凹向后的会阴曲。直肠下端的膨大称直肠壶腹。注意观察男女性直肠前面的毗邻关系，男性直肠前邻膀胱底、精囊、输精管壶腹、前列腺。女性直肠前邻子宫、阴道上部。

2. 在剖开直肠的游离标本上观察 直肠壶腹的三个横瓣，其中最大的一个距离肛门7cm。

（四）肛管

在剖开的游离肛管标本上观察：内面的6～10条纵行的黏膜皱襞即为肛柱，相邻两肛柱下端的小横瓣为肛瓣。相邻两肛柱下端和肛瓣共同围成的开口向上的小囊袋为肛窦。肛柱下端和肛瓣相互连接，在肛门上方形成一圈锯齿状的黏膜皱襞环，称为齿状线，白线位于齿状线下方1cm的地方，它们之间的区域叫肛梳，但在标本上不易辨认。

七、肝脏

（一）肝的位置

在标本上观察，肝大部分位于右季肋区和腹上区，小部分位于左季肋区。肝脏是一不规则的楔形实质器官，上面与膈肌接触称膈面，下面与其他脏器接触称脏面。

（二）肝的形态（外形和分叶）

用离体的肝脏标本、肝模型配合观察：肝的外形及分叶。在脏面的中部有排列呈"H"形的沟窝，包含两个纵沟一个横沟。左纵沟的前半含有脐静脉闭锁而成的肝圆韧带（即脐静脉索，向前离开此沟后即被包裹在镰状韧带的游离缘中，连脐），左纵沟的后半含有静脉导管闭锁而成的静脉韧带。右纵沟的前半，由一长圆形浅窝形成，称为胆囊窝；后半由一深而长的窝构成，称为腔静脉沟，内有下腔静脉。两纵沟之间的横沟称为肝门，是肝固有动脉左右支、肝左管、肝右管、肝门静脉左右支以及神经和淋巴管进出的门户，这些进出肝门的结构称肝蒂。由此"H"形沟裂，可以把肝脏分成四叶，右纵沟右侧的区域为右叶，左纵沟左侧的区域为左叶，左右纵沟之间、横沟以前的区域称方叶，左右纵沟之间、横沟以后的区域称尾状叶。

（三）胆囊及肝外胆道

胆囊位于胆囊窝内，呈梨形，胆囊底暴露于肝前缘的胆囊切迹处，在标本上印证胆囊底体表投影位置。胆囊管弯曲，向下行至小网膜右缘内，与肝总管汇合成胆总管。循胆总管向肝门方面追踪，可见肝总管分左、右肝管入肝；向下方追踪，可见胆总管经十二指肠降部与胰头之间，在十二指肠降部中份斜穿肠壁开口于十二指肠大乳头。

八、胰腺

在标本上观察胰腺形态位置，在模型上观察胰腺和十二指肠位置关系。胰腺大部分位于腹上部。于胃后方，第1、2腰椎前方，可分为头、体、尾三部。胰头被十二指肠包绕，胰体的左端就是胰尾，较细，与脾门接触。胰腺导管：可见一条与胰腺长轴平行的白色细管，此导管从左走向右，沿途收纳许多小管。在胰头和十二指肠降部之间与胆总管汇合成略膨大的肝胰壶腹，共同开口于十二指肠乳头。有时在胰管上方可见副胰管，开口于十二指肠小乳头。

【临床联系】

一、消化性溃疡及其好发部位

消化性溃疡主要指发生于胃和十二指肠的慢性溃疡，幽门螺杆菌和酸性胃液对黏膜的消化作用是溃疡形成的基本因素，因此得名。绝大多数的溃疡发生于十二指肠和胃，故又称胃、十二指肠溃疡。

胃溃疡多发生于胃小弯，尤其是角切迹处，也可见于胃窦或高位胃体，胃大弯和胃底甚少见。十二指肠溃疡主要见于球部，约5%见于球部以下部位，称球后溃疡。在球部的前后壁或胃的大、小弯侧同时见有溃疡，称对吻溃疡。胃和十二指肠均有溃疡者，称复合性溃疡。约5%的胃溃疡可癌变。严重的溃疡可致胃十二指肠穿孔。

二、胆石症

代谢和胆道感染等多种因素，可致胆汁中的某些成分析出，形成结石，称胆石症。胆结石可发生在胆囊和各级胆管。如结石小，不造成胆道阻塞，不伴有感染，可以无临床表现。若结石引起胆道梗阻，会出现黄疸、发热、腹痛、肝功能损害，是常见的急腹症。

胆总管大部分位于小网膜游离缘，邻接胰头后面，管壁薄含少量平滑肌，但它斜行进入十二指肠降部后内侧壁之前，管壁内出现大量平滑肌而致管壁增厚，管腔突然变窄，此段长11～27mm，然后它和胰管汇合成肝胰壶腹，长2～17mm，而汇合前这段是胆总管中最狭窄部分，直径仅为1.9mm，且肝胰壶腹的直径也只有2.9mm，远远小于两管直径之和，故壶腹部也狭窄，因此这两段容易被结石嵌顿造成梗阻。

三、痔

痔是肛管黏膜的静脉丛发生曲张而形成的一个或多个柔软的静脉团，是一种慢性疾病。通常当排便时持续用力，造成此处静脉内压力反复升高，静脉就会曲张肿大。妇女在妊娠期，由于盆腔静脉受压迫，妨碍血液循环常会发生痔疮，许多肥胖的人也会罹患痔疮。痔疮破裂会引起便血。以齿状线为界，痔疮分内痔、外痔、混合痔，外痔有时会脱出或突出于肛管口外，但这种情形只有在排便时才会发生，排便后它又会缩回原来的位置。无论内痔还是外痔，都可能发生血栓。在发生血栓时，痔中的血液凝结成块，从而引起疼痛。

【病例分析】

患者，女，23岁，突然发生脐周疼痛，1小时后局限于右下腹，伴有呕吐、发热和白细胞增高，右下腹麦氏点压痛明显。

初步诊断是什么？手术时如何寻找该病变器官？

分析：转移性右下腹痛是急性阑尾炎特征性的表现，麦氏点压痛是急性阑尾炎典型的体征。急性阑尾炎早期，炎症局限在阑尾本身，炎症只刺激阑尾和其表面脏腹膜的内脏神经末梢，由于内脏神经对刺激不甚敏感，病变局部疼痛并不明显，而引起的牵涉痛反而明显（见内脏神经），因而出现脐周痛。随着病情加重，炎性渗出物刺激了躯体感觉神经支配的壁腹膜，此时就出现了右下腹痛。初步诊断是阑尾炎。顺着三条结肠带寻找，它们的汇聚点即是阑尾根部。

【问题思考】

1. 医生给昏迷患者从鼻孔插胃管，当胃管到达鼻咽后，应将患者仰头伸颈下颌抬高时插入还是将患者埋头屈颈让下颌贴近胸骨柄时插入？请从解剖学角度做出解释。

2. 分别说明进食和非进食情况下胆汁的排出途径。

3. 试述咽的交通。

4. 肛管黏膜上有哪些结构？

5. 一男孩不慎吞下一小玻璃球，第二天早上小玻璃球随大便排出，请说出小玻璃球在此男孩体内的运行途径。

实验二　呼吸和泌尿系统的观察

【实验目标】

（一）技能目标

1. 掌握呼吸系统和泌尿系统的器官位置和形态。

2. 熟悉喉梗阻的急救方法。

（二）知识目标

1. 掌握呼吸系统的组成。

2. 掌握鼻腔外侧壁的结构，鼻旁窦的位置。

3. 掌握喉的位置、构成；喉腔的形态结构。（限临床类专业）

4. 掌握气管的位置、毗邻；左右主支气管的形态特点及临床意义。（限临床类专业）

5. 掌握肺的形态、位置、分叶及功能。

6. 掌握胸膜和胸膜腔的概念，胸膜的分部及胸膜隐窝的形成。

7. 掌握纵隔的定义及分部。

8. 掌握泌尿系统的组成。

9. 掌握肾的形态、位置、剖面结构、主要功能。

10. 掌握输尿管的形态、位置、三处狭窄的位置及其临床意义。

11. 掌握膀胱的形态、分部、位置、毗邻；膀胱三角的概念、位置及其临床意义。（限临床类专业）

12. 掌握女性尿道的形态特点和尿道外口开口位置。

13. 熟悉纵隔的主要结构；肾的血供及尿液生成基本过程；肾的被膜及其固定装置、临床意义。

14. 了解肺的分段及意义。

（三）素质目标

1. 培养急救时医生沉着冷静的素养。

2. 培养乐于奉献的人道主义精神（器官捐献）。

【重点】

肺、肾、膀胱的位置、形态及结构特点。

【难点】

喉的位置和构成。

【实验准备】

1. **影像资料**　呼吸系统解剖视频；呼吸系统计算机辅助教学；泌尿生殖系统视频。

2. **标本**　完整呼吸系统标本；头颈正中矢状切（示鼻、咽、喉）标本；离体喉、气管、肺、喉瓶装标本；切开喉、喉肌标本；纵隔和胸膜标本，泌尿系统完整概貌标本；肾脏分离标本；肾及肾的冠状剖面标本；猪肾标本；显示肾、输尿管及膀胱三角的标本；膀胱分离标本；男、女性盆腔矢状切面标本。

3. **模型**　呼吸系统整套模型；头、面矢状切面模型（示鼻旁窦）；咽、喉、肺及透明肺（示支气管树）、气管、支气管、肺模型；成人纵隔模型；喉软骨及喉肌解剖放大模型；泌尿系统模型；肾及肾的冠状切面模型；显示膀胱及膀胱三角的模型；男、女盆腔正中矢状切面（示男、女性尿道）模型。

【实验内容】

一、鼻

（一）外鼻

在活体上观察外鼻形态和结构。鼻以鼻骨和鼻软骨做支架，鼻尖两侧扩大的部分叫鼻翼，可扇动。鼻翼两侧至口角外侧的浅沟称鼻唇沟。

（二）鼻腔

鼻腔由鼻中隔分成左、右两腔（两鼻腔大小并非等同）。

头部正矢状切面标本观察：鼻域将每个鼻腔分为前部的鼻前庭和后部的固有鼻腔两部分。鼻前庭位于鼻腔前下方鼻翼内面，表面覆盖皮肤，生有粗短的鼻毛；固有鼻腔上、下、内、外四壁都覆盖富含血管的黏膜（嗅区在标本上辨别不出）；其中上壁狭长呈拱形，与颅前窝相邻；下壁宽平即口腔上壁；内侧壁即鼻中隔；外侧壁可见三片呈矢状位的突起，由下而上为下鼻甲、中鼻甲、上鼻甲，每鼻甲的下方有前后纵行的空隙称鼻道，上鼻甲的下方为上鼻道，中鼻甲下方为中鼻道，下鼻甲下方为下鼻道。在上鼻甲后上方的陷凹称蝶筛隐窝。鼻旁窦位于鼻腔周围，蝶窦开口于蝶筛隐窝，筛窦后群开口于上鼻道，其余鼻旁窦均开口于中鼻道，鼻泪管开口于下鼻道。

二、喉

（一）喉的软骨

在模型或标本上观察：

1. 甲状软骨 为喉软骨中最大的一块，由两个对称四边形软骨板构成，两板前缘于正中线上约以直角相连形成前角，前角上端向前突出处称喉结，可在体表摸到，成年男性特别突出。前角上缘两板之间的凹陷为甲状软骨切迹，两板后缘游离，向上向下各形成一突起称上角和下角。下角与环状软骨形成环甲关节。

2. 环状软骨 形如指环，位于甲状软骨的下方。环状软骨的后部宽大，称环状软骨板，前部狭窄，称环状软骨弓，它是呼吸道唯一的一块完整的软骨环。

3. 杓状软骨 呈三棱锥形，左右各一，位于环状软骨板上缘的两侧，尖向上，底向下。底与环状软骨板连成环杓关节，底有向前、向外两突起，外侧突为肌突，连接着喉肌，前突为声带突，向前连接着声韧带。

4. 会厌软骨 形如树叶，下部细长，上部宽阔，下端贴附在甲状软骨前角的内面，前面稍凸，后面凹陷对向喉腔。

（二）喉的连结

在喉标本上观察以下结构：

1. 弹性圆锥 又称环声膜，为弹性纤维组成的膜状结构，附着于甲状软骨前角的后面和环状软骨上缘及杓状软骨声带突之间。此膜的上缘游离，张于甲状软骨前角与杓状软骨声带突之间，称声韧带。弹性圆锥前份较厚，张于甲状软骨下缘与环状软骨弓上缘之间，称环甲正中韧带。

2. 方形膜 呈斜方形，由会厌软骨的两侧缘和甲状软骨前角的后面向后下附着于杓状软骨的前内侧缘。此膜下缘游离，称前庭韧带。

3. 甲状舌骨膜 为连于甲状软骨上缘与舌骨之间的结缔组织膜。

（三）喉肌

在喉肌标本和模型上观察：

1. 开大声门的肌肉 环杓后肌，起自环状软骨板后面，肌纤维外上行止于同侧杓状软骨肌突。

2. 紧张声带的肌肉 环甲肌，起于环状软骨弓，止于甲状软骨板下缘及甲状软骨下角。

（四）喉腔

在喉矢状断面的标本和模型上观察：

1. 喉口 顺会厌上缘两侧向后下方延伸的黏膜皱襞称杓会厌襞，由会厌上缘、两侧杓会厌襞及杓间切迹所围成的椭圆形开口为喉口。

2. 喉腔 喉口到环状软骨下缘之间的腔称为喉腔，内表面被覆黏膜。约在喉腔中段的两侧壁上，有两对前后平行的黏膜皱襞突入喉腔内，上一对为前庭襞，其间的裂隙称前庭裂；下一对皱襞为声襞，其间的腔隙称声门裂。两个皱襞将喉腔分为三部，自上而下分别为喉前庭、喉中间腔和声门下腔。其中喉中间腔向两侧突入前庭襞与声襞之间的隐窝称喉室。

三、气管、支气管及肺

在标本上观察，气管后面与食管紧邻，起自环状软骨下缘，下行至第4和第5胸椎体交界处（胸骨角所在平面）分为左、右主支气管进入两肺，右侧主支气管较陡直而粗短。左主支气管较平斜而细长。切开气管杈，其内面可见一呈矢状位的半月形气管隆嵴。

观察胸腔内左右两肺，可见左肺为两叶，右肺为三叶。每个肺有一尖、一底、二面和三缘。肺尖：上端的圆锥形部分。肺底：位于膈肌上面，向上凹陷。肋面：邻接肋及胸骨部分。内侧面亦称纵隔面，对向纵隔部分，其中央的凹陷称肺门，肺门内有支气管、血管、神经和淋巴管等出入，这些结构被结缔组织包裹起来称肺根（观察肺根结构排列左、右有何不同）。肺的前缘为肋面与纵隔面前部移行处，左肺的前缘下部有心切迹，下缘为围绕肺底的边缘，后缘为内侧面与肋面后部移行处，不明显。

四、胸膜和纵隔

胸膜根据所在部位的不同分两部分，紧贴在肺表面的一层叫脏胸膜，它与肺组织贴得很紧，不易撕开。贴在胸壁内面的叫壁胸膜，壁胸膜因所在部位的不同又分为四部分：贴在肋骨与肋间肌内面的部分叫肋胸膜，贴在膈上面的叫膈胸膜，贴在纵隔上的叫纵隔胸膜，壁胸膜的最高部分，超过锁骨上方 2.5cm 达到颈根部，称胸膜顶。壁胸膜与脏胸膜是相互连续的。推开肺的前缘，可以看到脏胸膜与纵隔胸膜在肺根处直接连续。在壁胸膜与脏胸膜之间的空腔就是胸膜腔，且在壁胸膜相互移行处留有一定的间隙，肺缘不能深入其间，称胸膜隐窝。其中肋胸膜和膈胸膜转折处称肋膈隐窝，肋膈隐窝为胸膜腔的最低处。

胸膜腔是封闭的浆膜囊，左右互不相通，在它们之间有纵隔。纵隔为两侧纵隔胸膜间的脏器与结缔组织的总称，主要包括心脏、心包、大血管、气管、支气管、食管等。

五、肾

（一）形态

肾为蚕豆形的成对实质性器官，左肾一般比右肾稍大而重。肾的形态分上、下两端，前、后两面，内、外侧两缘。内侧缘中部凹陷称肾门，有肾的血管、神经、淋巴管和肾盂出入，这些结构被结缔组织包裹在一起合称肾蒂。注意肾蒂结构的排列关系。

（二）位置毗邻

肾位于脊柱两侧，贴靠于腹后壁的上部，前面覆盖腹膜。左肾的上端平第 11 胸椎下缘，下端平第 2 ～ 3 腰椎间盘之间；右肾上端平第 12 胸椎上缘，下端平第 3 腰椎上缘。第 12 肋分别斜过左肾后方的中部和右肾后方的上部。两肾上端均与肾上腺相连；肾后面上 1/3 借膈与肋膈隐窝相邻；肾后下 2/3 与腰大肌、腰方肌和腹横肌相邻。左肾前面毗邻胃、胰、空肠、脾和结肠左曲；右肾前面毗邻十二指肠、肝右叶和结肠右曲。

肾门的体表投影在腰背部，位于竖脊肌的外侧缘与第 12 肋所形成的夹角处，这个区域也称为肾区（脊肋角）。

（三）结构

观察肾冠状切面，肾门向肾内续于一个较大的腔称肾窦，它由周围的肾实质围成，肾实质可分为外周的皮质和内侧的髓质两部分。肾髓质由 15 ～ 20 个圆锥形的肾锥体构成，肾锥体的底部朝向肾皮质，尖端朝向肾窦，2 ～ 3 个肾锥体的尖端合并成一个肾乳头。肾皮质嵌入相邻肾锥体之间的部分称为肾柱。在肾窦内，容纳肾乳头的盘口形结构称肾小盏，2 ～ 3 个肾小盏汇合成一个肾大盏，肾大盏有 2 ～ 3 个，最终汇合成肾盂，肾盂出肾门，在第 2 腰椎体上缘水平续接输尿管。

（四）被膜

肾的表面有三层被膜，自内向外依次为纤维囊、脂肪囊和肾筋膜。纤维囊为紧贴于肾实质表面的一层由致密结缔组织构成的薄膜，标本上不易分离；脂肪囊位于纤维囊外面，为包绕于肾及肾上腺周围的脂肪组织；肾筋膜位于脂肪囊的外周，分前、后两层包裹在肾、肾上腺及其脂肪囊的周围。肾筋膜的前、后层在外侧和上方相互融合，下方两层分开，其间有输尿管通过，两侧肾筋膜前层相互连接，后层与腰大肌筋膜移行。

六、输尿管

输尿管为一对扁而细长的肌性管道，前面覆有腹膜，上接肾盂，下止于膀胱输尿管口。

（一）三部分

1. 腹段　自起始至小骨盆入口处，左、右输尿管分别越过左髂总动脉末端和右髂外动脉起始部的前面。

2. 盆段　自小骨盆入口处，经骶髂关节前方下行至膀胱底。输尿管盆段在女性经过子宫颈的两侧，距子宫颈外侧约 2.5cm 处，有子宫动脉越过其前上方；在男性有输精管越过输尿管下端的前方。

3. 壁内段　为斜穿膀胱壁的部分。

（二）三处狭窄

上狭窄位于肾盂与输尿管移行处；中狭窄位于小骨盆入口与髂血管交叉处；下狭窄位于斜穿膀胱壁处。这些狭窄处常是输尿管结石滞留的部位。

七、膀胱

膀胱空虚时呈三棱锥形，可分为尖、体、底和颈四部，各部之间没有明显的界线。膀胱尖朝向前上方，膀胱底朝向后下方，尖与底之间的部分称膀胱体。膀胱的最下部有尿道内口，围绕尿道内口部分称膀胱颈。

在膀胱内面，两输尿管口之间的黏膜皱襞称输尿管间襞，它与尿道内口之间三角形区域称为膀胱三角，此处缺少黏膜下层，无皱襞。在男性尿道内口后方的膀胱三角处有一纵行小隆起称膀胱垂。

标本上观察膀胱，前方邻耻骨联合，膀胱底的后方在男性邻精囊腺、输精管壶腹和直肠；在女性后方邻子宫和阴道。膀胱颈在男性下接前列腺；在女性下方邻接尿生殖膈。膀胱上面有腹膜覆盖，隔腹膜与乙状结肠和回肠相邻。腹膜在男性向后延续为直肠膀胱陷凹，与小肠相邻；在女性向后延续为膀胱子宫陷凹。

八、尿道

女性尿道起于膀胱颈部的尿道内口，经阴道前方行向前下方，穿经尿生殖膈，开口于阴道前庭的尿道外口，特点是短、宽、直。

【临床联系】

一、鼻窦炎与上颌窦引流术

急性化脓性鼻窦炎多继发于急性鼻炎，以鼻塞、多脓涕、头痛为主要特征。慢性化脓性鼻窦炎常由急性化脓性鼻窦炎转变而来，以多脓涕为主要表现，可伴有轻重不一的鼻塞、头痛及嗅觉障碍。

上颌窦的窦腔最大，其自然开口比较小，而且又在鼻侧壁的上方，开口位置高于窦底，因而窦内分泌物排出引流存在一定困难。此外，上颌窦发炎化脓时，鼻腔、鼻窦的黏膜肿胀增厚，可使窦口变狭窄，如果再加上鼻甲肥厚或息肉的阻塞，窦内的脓液就更难排出。脓液长期存留在上颌窦内，需要采取穿刺的办法，抽出脓液。

上颌窦穿刺冲洗：用一特制穿刺针从下鼻道刺入上颌窦，抽出脓液后，以生理盐水进行冲洗至脓液排净，然后再注入抗生素药液。此法仅适合于上颌窦炎。

二、气胸

正常胸膜腔是密闭的，含少量浆液，呈负压。如果空气经胸壁创口或肺表面破口进入胸膜腔，称为气胸。胸膜腔内少量气体可经自行吸收而消失，不至于影响肺的功能。大量气体积聚在胸膜腔时，引起胸膜腔压力增高，压迫肺，会引起肺不张，导致严重的呼吸困难。如胸壁和肺的受伤组织形成活瓣，吸气时，空气可以经过裂口进入胸膜腔，而呼气时活瓣闭合，空气只进不出，造成胸膜腔内压力不断增高，称为张力性气胸，是气胸中最严重的一种。急救时应迅速在患侧锁骨中线第2肋间进行胸腔穿刺排气。

三、尿路结石

尿液内某些成分析出、沉淀形成结石，可出现在肾盂、输尿管、膀胱、尿道各处，称为尿路结石。

最多见为输尿管结石。输尿管结石绝大多数为肾结石降落所致。尿盐晶体较易随尿液排入膀胱，故原发性输尿管结石极少见。有输尿管狭窄、憩室、异物等诱发因素时，尿液滞留和感染会促使发生输尿管结石。

输尿管结石大多为单个，左右侧发病大致相似，双侧输尿管结石占2%～6%。临床多见于青壮年，20～40岁发病率最高，男与女之比为4.5：1，结石位于输尿管下段最多，占50%～60%。输尿管结石之上尿路梗阻，会引起输尿管积水扩张，并危及肾脏，严重时可使肾功能逐渐丧失。

四、尿路感染

泌尿系统中输送尿液的任何部位均可受到感染，虽然开始只限于一个器官，但能扩散到整个系统。尿液在尿路内按一定的方向流动，即从肾脏通过输尿管到膀胱，最后经尿道排出体外。尿液长时间潴留于膀胱，细菌可通过尿道进入体内，并将感染扩散到膀胱，有时会进一步向上经输尿管延到肾脏。

女性尿道具有短、开口离肛门较近（细菌可从肛门进入尿道）的特点，使女性容易发生尿路感染。泌尿系统常见的感染之一是膀胱的感染，即通常所说的膀胱炎。它的主要症状是烧灼疼痛感及尿频、尿急，但每次小便的量却不多。

【病例分析】

病例1：患者，男，2岁，在边吃边玩时，突然停止活动，出现哭闹、阵发性高声呛咳、阵发性喘鸣、面色发绀、呼吸困难，继而窒息、神志不清和昏迷。

请考虑该患儿可能发生什么情况？如果手术，重点应该检查哪个部位？为什么？

分析：发生气管异物。重点检查右侧主支气管，因为右主支气管走行陡直，异物容易坠入。

病例2：患者，女，25岁，妊娠5个月，近期出现尿频、尿急、尿痛的症状，有时还有腰酸和小腹胀痛，伴镜下血尿，脓尿。

请分析该妇女患什么疾病？为什么？

分析：尿频、尿急、尿痛三症同时存在为典型的尿路刺激综合征，可诊断为急性尿路感染。尿液检查有镜下血尿，脓尿可确诊。尿路感染多见于女性，因为女性尿道短、宽、直，开口在阴道前庭，容易发生逆行感染。

【问题思考】

1. 说明各鼻旁窦的名称、位置、开口部位。
2. 喉口由哪些结构围成？
3. 用本章所学内容思考上颌窦穿刺、胸膜腔穿刺的进针部位及应采取的体位。
4. 女性肾盂结石患者，排石时易在哪些部位滞留？

实验三　生殖系统、腹膜和会阴的观察

【实验目标】

（一）技能目标

1. 掌握男、女性生殖器的组成和位置。
2. 熟悉男、女性绝育手术的方法。
3. 了解避孕的各种方法及原理，变性手术的方法和原理。

（二）知识目标

1. 掌握男、女性生殖器的分类，各类包括的器官及其功能。
2. 掌握睾丸的形态、位置；输精管的行程；前列腺的形态、位置及毗邻、分叶、功能。
3. 掌握男性尿道的分部、形态、三个狭窄的部位及其临床意义。
4. 掌握卵巢、子宫的形态、位置及固定装置；输卵管的位置、分部及形态结构。
5. 掌握乳房的形态、位置。
6. 掌握腹膜的性质、分部，腹膜腔的概念、腹膜的功能。
7. 掌握小网膜的位置和分部，大网膜的构成，网膜囊和网膜孔的位置。（限临床类专业）
8. 掌握直肠子宫陷凹、膀胱子宫陷凹、直肠膀胱陷凹存在的部位及临床意义。
9. 熟悉射精管的合成和开口，精索的组成、位置，阴茎的构成。
10. 熟悉阴道的形态和位置，乳腺小叶的结构和乳房的淋巴引流。
11. 了解睾丸发育过程及发育异常、临床意义，熟悉阴囊的形态、层次结构，男性结扎术的解剖学基础及应用。
12. 了解子宫的形态变异，子宫内膜周期性变化及月经的形成。
13. 了解男、女会阴的境界、分区及临床意义。

（三）素质目标

1. 男、女性生殖系统有差异，培养辩证思维。
2. 培养洁身自爱的精神。

【重点】

生殖系统的构成及各部形态特征，腹膜和腹膜腔的概念，腹膜与腹、盆腔脏器的关系。

【难点】

输精管行程及卵巢的位置和固定装置，网膜囊的位置、毗邻。

【实验准备】

1. **影像资料**　生殖系统视频。
2. **标本**　男性和女性泌尿、生殖系统原位器官的标本；女性完整骨盆；男性和女性盆腔正中矢状切面标本；离体子宫及其固定装置标本；女性乳房、乳腺标本；阴囊及精索层次标本；显示腹、盆腔脏器及腹膜标本。
3. **模型**　男、女性泌尿生殖系统概貌模型；男性腹股沟管浅层结构模型；男性和女性泌尿、生殖系统原位器官的模型；女性完整骨盆模型，离体子宫及其固定装置的模型；女性乳房、乳腺模型；

女性骨盆及盆底肌模型；子宫放大模型；男性和女性盆腔矢状切面模型；腹部（显示腹膜构成及与脏器的关系）、躯干矢状切面和水平切面的模型。

【实验内容】

一、男性生殖系统

（一）男性生殖器概况

在男性泌尿生殖系统及男性盆腔正中矢状断面的标本、模型上观察：

1. 先整体观察，睾丸位于阴囊内，每侧各有一个，扁椭圆形，呈矢状位，分前后缘、上下端、内外侧面，紧贴其后上端的是附睾，附睾尾部有一条细长的管，穿经腹股沟管进入盆腔，连至膀胱底的后面，这就是输精管。输精管的末端膨大为输精管壶腹。在其外侧，有一表面凹凸不平的**精囊**，其外形比输精管壶腹稍大。在膀胱颈的下方，有一栗子状的腺体，即前列腺，有尿道穿过其中。

2. 在盆腔正中矢状面上观察，可见一斜穿前列腺的细小射精管，开口于尿道的前列腺部。前列腺的后面紧邻直肠，临床上可通过直肠指检，触及前列腺。尿道球腺呈豌豆样大小，左右各一，位于尿生殖膈内，其排泄管开口于尿道球。

（二）男性生殖器官形态位置

1. 阴囊   位于阴茎的后下方。

在切开阴囊壁的标本上观察：可见阴囊的皮肤很薄，成人有少量阴毛。皮肤的深面为肉膜，是阴囊的浅筋膜，缺乏脂肪组织，含有平滑肌纤维，故在活体时，能随外界温度的变化而舒缩。肉膜在正中线向深部发出阴囊中隔，将阴囊腔分隔为左右两部，分别容纳两侧的睾丸与附睾。

观察阴囊壁层次，肉膜的深面各层由包被精索的各层被膜依次延续而来，由浅到深为：精索外筋膜，由腹外斜肌腱膜延续而来；提睾肌，来自腹内斜肌和腹横肌；精索内筋膜，是腹横筋膜的延续；睾丸鞘膜，两层，紧贴精索内筋膜的一层为壁层，包被睾丸和附睾表面的是脏层，两层在睾丸后缘处返折移行成一密闭腔隙，称鞘膜腔。

2. 睾丸   在分离的标本上观察：睾丸的形态。可见其表面光滑，肉眼观察纵行切开的睾丸，可见表层较厚的为睾丸白膜。白膜在睾丸后缘增厚并凸入睾丸内，形成睾丸纵隔，可观察到结缔组织将睾丸实质分隔为许多锥形的睾丸小叶。睾丸小叶里容纳的是精曲小管。

3. 附睾   上端膨大为附睾头，贴附于睾丸上端。中部扁圆为附睾体，连于睾丸后缘。下端变细为附睾尾，附睾尾向内上弯曲移行为输精管。

4. 输精管与射精管   是附睾尾的直接延续，其管壁厚，肌层发达，用手触摸时呈圆索状，有一定的坚实感。按其行程可分为 4 部：

（1）睾丸部：自附睾尾端，沿附睾内侧上行至睾丸上端。

（2）精索部：介于睾丸上端至腹股沟管浅环之间，此部位置浅表，在活体易于触知，是输精管结扎的良好部位。

（3）腹股沟管部：位于腹股沟管的精索内。

（4）盆部：是输精管最长的一段，自腹股沟管深环出来后，向下沿盆侧壁行至膀胱底的后面，在此两侧输精管接近并扩大成输精管壶腹。壶腹的末端又变细，与精囊腺的排泄管汇合成射精管，射精管长 2cm，细小不易观察，它向前下方斜穿前列腺实质，开口在尿道的前列腺部。

5. 精索   为一对柔软的圆索状结构，自腹股沟管的腹环延至睾丸的上端。切开精索表面的被膜后，细心找出输精管，它位于精索的后内侧。除精管外，精索内还有动脉丛、静脉丛、神经和淋巴管等结构。

6. 前列腺、精囊腺与尿道球腺

（1）在男性盆腔正中矢状断面模型上观察：可见前列腺位于膀胱颈与尿生殖膈之间，尿道穿过前列腺，形成尿道的前列腺部。

（2）在离体的男性生殖标本上观察：前列腺呈栗子样大小，质地坚实，其上端宽大为前列腺底，下端细小为前列腺尖，底与尖之间为前列腺体。体的后面正中有一纵行的浅沟，为前列腺沟。在膀胱底的后面，输精管壶腹的外侧，有一表面凹凸不平的囊状器官，这就是精囊腺。其排泄管向下与同侧的输精管末端汇合成射精管。

尿道球腺呈豌豆样大小，左右各一，埋藏于尿生殖膈的组织内，可在男性生殖泌尿系模型上了解。其排泄管细长，开口于尿道球部。

7. 阴茎 观察阴茎，前端为阴茎头，也称龟头，其尖端处有一矢状位的尿道外口，头后端缩细的部分为冠状沟，包在冠状沟和龟头外面的皮肤皱襞为包皮，在腹侧连于包皮与尿道外口之间的皮肤皱襞为包皮系带。临床进行包皮环切术时，应注意避免损伤包皮系带。阴茎中部呈圆柱状的为阴茎体。

在阴茎横切面标本上，可见阴茎由三个海绵体构成。上方两个为阴茎海绵体，下方的一个为尿道海绵体，尿道海绵体中央有尿道穿过。每个海绵体的外面都被有一层白膜，三个海绵体的外面又共同包有阴茎深、浅筋膜和皮肤。剖开阴茎腹侧和阴囊皮肤及皮下各层结构，顺海绵体向后观察，可见尿道海绵体后端膨大称球海绵体，两侧阴茎海绵体附着在耻骨下支和坐骨支上。

8. 男性尿道 在男性盆腔正中矢状切面标本及模型上观察：男性尿道全长 16～22cm，起自膀胱的尿道内口，向下穿经前列腺、尿生殖膈和尿道海绵体，止于尿道外口。因此，男性尿道由内向外分为前列腺部、膜部（即穿尿生殖膈段）和海绵体部。

观察男性尿道全长有三处狭窄：即尿道内口、膜部和尿道外口；三处扩大：即尿道前列腺部、尿道球部和尿道舟状窝；两个弯曲：一个为耻骨下弯，位于耻骨联合后下方，形成凹向上的弯曲，此弯曲固定，另一个为耻骨前弯，位于耻骨联合的前下方，凹向下方，在将阴茎上提时，此弯曲可变直。

二、女性生殖系统

（一）卵巢

女性内生殖器观察：

1. 在盆腔侧壁髂内、外动脉起始部的夹角内（卵巢窝）可见扁椭圆形、质地较坚韧的卵巢，表面凹凸不平有瘢痕（未排卵者表面光滑）。

2. 卵巢成矢状位，内侧面朝向盆腔，外侧面与盆腔侧壁相贴。

3. 上端称为输卵管端，与输卵管相接触，下端称为子宫端，借卵巢固有韧带与子宫相连。

4. 前缘称为卵巢系膜缘，借卵巢系膜与子宫阔韧带相连，其中部为卵巢门，是卵巢动静脉、淋巴管和神经等出入之处。后缘称为游离缘。牵拉输卵管带动卵巢，可见卵巢系膜是连在卵巢前缘与子宫阔韧带之间的腹膜皱襞，内有出入卵巢门的结构。自骨盆入口、髂总动脉分叉处向下连于卵巢上端之间有一腹膜皱襞称卵巢悬韧带，内含卵巢血管、淋巴管、神经丛、结缔组织和平滑肌等。自卵巢下端，经子宫阔韧带两层之间连至子宫角的后下方的条索状韧带为卵巢固有韧带。

（二）输卵管

继续在标本上观察女性内生殖器，在子宫阔韧带的上缘、子宫与卵巢之间可见一管状器官即为输卵管，其内侧端的开口在子宫角内面称输卵管子宫口，外侧端的开口在腹腔，称输卵管腹腔口。

输卵管由内侧向外侧分为四部：由输卵管子宫口向外穿行子宫壁至子宫角的一段称输卵管子

宫部；向外延续较短而细的一段为输卵管峡；自卵巢下端经卵巢系膜缘向外上行至卵巢上端的管径较粗的一段是输卵管壶腹；输卵管外侧端呈漏斗状的称为输卵管漏斗，其末端周缘的指状突起称为输卵管伞。

（三）子宫

1. 在标本及游离的完整子宫、女性盆腔正中矢状断面标本或模型上观察　位于盆腔中央、膀胱与直肠之间的肌性管状器官为子宫。成人子宫呈前后略扁的倒置梨形，子宫上端向上突出的宽而圆隆的部分是子宫底，子宫底的外侧端与输卵管结合处称子宫角，子宫下端狭细呈圆柱形的部分为子宫颈，子宫底与子宫颈之间的大部分、呈上宽下窄形的称子宫体，子宫颈与子宫体相互移行的部分较细称子宫峡（标本上不明显），子宫颈的下段突入阴道内的部分称子宫颈阴道部，其上段位于阴道以上，称子宫颈阴道上部。

成人子宫的正常姿势呈前倾前屈位。子宫前倾是指子宫颈长轴与阴道长轴之间的前开放角稍大于90°，子宫前屈是指子宫体的长轴与子宫颈的长轴之间形成的一个向前开放的夹角，约为170°。子宫底位于骨盆入口平面以下，朝向前上方，子宫颈朝向后下方，其下端在坐骨棘平面的稍上方续接阴道。

2. 在子宫冠状切面标本或模型上观察　子宫内腔可分为上、下两部分，子宫体内的腔称子宫腔，呈底朝上的扁三角形，底的两侧借输卵管子宫口与输卵管相通，尖向下延续为子宫颈管。子宫颈管是子宫颈空腔，呈梭形，其下口称子宫口，通阴道。

3. 在腹膜完整的女性盆腔标本或模型上观察　子宫与腹膜的关系及子宫的韧带。子宫属于腹膜间位器官，除子宫两侧壁、子宫颈阴道上部的前壁和子宫颈阴道部无腹膜覆盖外，其余部分均被腹膜覆盖。膀胱上面的腹膜向后约在子宫峡水平转折到子宫体的前面，两者间形成膀胱子宫陷凹。子宫体后面的腹膜向下延伸至子宫颈阴道上部，在阴道穹后部上面转折至直肠中段前面，形成直肠子宫陷凹（又称 Douglas 腔），它是站立位时，女性腹膜腔的最低处，与阴道穹后部仅隔阴道壁和腹膜壁层。

4. 在离体的女性内生殖器标本和女性盆腔标本或模型上观察

（1）子宫阔韧带：是覆盖子宫前后面的腹膜自子宫侧缘向两侧延伸的双层腹膜皱襞，向外、向下分别至盆腔侧壁和盆底，与盆壁腹膜相续。子宫阔韧带可分为三部分：位于输卵管与卵巢系膜、卵巢固有韧带之间的双层腹膜皱襞称输卵管系膜部，内含至输卵管的血管、神经和淋巴管等。从卵巢前缘至子宫阔韧带之间的双层腹膜皱襞称卵巢系膜部，内含至卵巢的血管、神经和淋巴管等。子宫阔韧带的其余部分则称子宫系膜部，内含至子宫的血管、神经、淋巴管以及子宫圆韧带、子宫主韧带等。

（2）子宫圆韧带：呈圆索状，起于子宫角的前下方，在子宫阔韧带前层的覆盖下弓形行向前外侧，穿过腹股沟管，止于阴阜和大阴唇前端的皮下，由结缔组织和平滑肌构成。

（3）子宫主韧带：位于子宫阔韧带的基底部、子宫颈阴道上部及阴道穹侧部壁与盆腔侧壁之间，由结缔组织和平滑肌构成。

（4）骶子宫韧带：从子宫颈后面的上外侧，向后绕过直肠两侧，附于第2、3骶椎前筋膜，由结缔组织和平滑肌构成。其表面覆盖的腹膜形成弧形的直肠子宫襞。

（四）阴道

在盆腔中央、子宫下方、尿道与肛管之间找到一扁的肌性管道即阴道。阴道壁由黏膜、肌层和外膜组成，其前壁较短，后壁较长，平时前后壁相贴，呈塌陷状态。阴道下部穿尿生殖膈，以阴道口开口于阴道前庭的后部。处女阴道口周围的黏膜皱襞，称为处女膜。处女膜破裂后所残留的黏膜痕迹称处女膜痕。阴道上端宽阔，包绕子宫颈阴道部，两者之间形成的环形间隙，称为阴道穹，可分为前部、后部和左、右侧部。其中阴道穹后部位置最深，并与直肠子宫陷凹相邻。

在完整女性会阴部、会阴肌肉标本和模型上观察女性外阴。

1. 阴阜 为耻骨联合前面的皮肤隆起，呈三角形，富有皮下脂肪。性成熟期后皮肤生有阴毛。

2. 大阴唇 为一对纵长隆起的皮肤皱襞。左、右大阴唇的前端互相连合，称为唇前连合，后端连合称唇后连合。

3. 小阴唇 是位于大阴唇内侧的一对纵行的皮肤皱襞，较薄，表面光滑无毛。左、右小阴唇后端互相连接，称为阴唇系带，每侧小阴唇的前端各形成内、外侧襞。左、右外侧襞在阴蒂背面相连成为阴蒂包皮，左、右内侧襞附于阴蒂头下面，称为阴蒂系带。

4. 阴道前庭 为左、右小阴唇之间的裂隙，主要有 4 个开口：

（1）尿道外口：位于阴道前庭的前部。

（2）阴道口：位于阴道前庭的后部。

（3）左、右前庭大腺管的开口：位于阴道口的后外侧。

5. 阴蒂 由两个阴蒂海绵体组成，分为三部：

（1）阴蒂脚：附于耻骨下支和坐骨支。

（2）阴蒂：由阴蒂脚在中线与对侧结合而成，背面有阴蒂包皮覆盖。

（3）阴蒂头：为阴蒂体的游离末端。

6. 前庭球 由海绵体构成，分为三部：

（1）左、右外侧部：分别位于左、右大阴唇的皮下，较大。

（2）中间部：位于尿道外口与阴蒂体之间的皮下，较小。

7. 前庭大腺 又称巴氏腺，位于阴道口的两侧、前庭球的后端，似豌豆大小。其导管开口于阴道前庭后部、阴道口的后外侧。

三、女性乳房

在女性乳房、乳腺的标本和模型上观察：

乳房位于胸前壁的浅筋膜内。成年乳房上至第 2 ～ 3 肋，下至第 6 ～ 7 肋，内侧至胸骨旁线，外侧可达腋中线。乳头平第 4 肋间隙或第 5 肋。

成年女性未产妇的乳房为半球形。乳房中央有乳头，其顶端有输乳孔。乳头周围的色素皮肤区称为乳晕，其表面的小隆起深面有乳晕腺。

乳房由皮肤、纤维组织、脂肪组织和乳腺等构成。乳腺由 15 ～ 20 个乳腺叶构成，每个乳腺叶又可分为若干个乳腺小叶，各乳腺小叶的排泄管在乳腺叶内汇成一条总排泄管，称为输乳管，行向乳头，在近乳头处扩大成为输乳管窦，其末端变细，开口于输乳孔。乳腺叶及乳腺小叶之间被脂肪组织和致密结缔组织分隔。乳腺周围的纤维束连于深面的胸筋膜和浅面的皮肤，此纤维束称为乳房悬韧带。

四、腹膜

在正中矢状位的模型上观察：腹膜的构成。腹膜分壁腹膜和脏腹膜。壁腹膜贴覆在腹、盆壁的内层。由壁腹膜返折并覆盖腹盆腔脏器形成脏腹膜。壁、脏两层的移处情况（由教师示教）。

在打开腹前壁的标本上，辨认壁腹膜和脏腹膜，可见壁腹膜薄而光滑，呈半透明状。

（一）腹膜形成的结构

1. 小网膜 是自肝门向下移行至胃小弯和十二指肠上部的双层腹膜结构，其左侧部从肝门至胃小弯部分称肝胃韧带，其右侧连接肝门与十二指肠上部的部分称肝十二指肠韧带。

在打开腹前壁的标本上观察，肝十二指肠韧带右侧缘内走行着出入肝的重要管道，即右前方的胆总管、左前方的肝固有动脉和两者后方的门静脉。小网膜右侧为游离缘，后方为网膜孔。

2. 大网膜

（1）在正中矢状面示腹膜移行的模型上观察：大网膜由胃的前、后两壁的脏腹膜在骨大弯处合并下行，贴于横结肠前壁，此部分称为胃结肠韧带，继续下行，垂于空回肠前面，返折后包绕横结肠。

（2）在示腹膜的模型上观察：见大网膜形似围裙覆盖于空、回肠和横结肠前方，其左缘与胃脾韧带相连续，右缘游离。

3. 网膜囊 在正中矢状面示腹膜移行的模型上观察：在小网膜和胃后方的扁窄间隙即为网膜囊，又称小腹膜腔。其上壁为肝尾状叶及膈；其前壁由上向下依次为小网膜、胃后壁腹膜和大网膜前叶；下壁为大网膜的前、后叶返折部；后壁由下向上依次为大网膜后叶、横结肠及其系膜以及覆盖胰、左肾、左肾上腺等处的腹膜。

在打开腹前壁的标本上，将手伸入胃的后壁，探查其侧壁为脾、胃脾韧带和脾肾韧带，网膜囊右侧借网膜孔与腹膜腔其余部分相通。

网膜孔：在打开腹前壁的标本上，将左手示指从右向左伸到肝十二指肠韧带的后方，探查网膜孔，辨识其边界。示指指背触及的即下腔静脉，为网膜孔后界，示指和拇指所夹住的结构为肝十二指肠韧带，示指指腹触及的结构为门静脉，上界为肝尾状叶，下界为十二指肠上部。

4. 系膜 在打开腹前壁的标本上观察：

（1）小肠系膜：是将空、回肠连于腹后壁的双层腹膜结构，呈扇形，较长，其附着于腹后的部分称为肠系膜。系膜根长约15cm，自第2腰椎左侧起，斜向右下跨过脊柱及其前方结构，止于右骶髂关节前方。

（2）阑尾系膜：呈三角形，将阑尾连于肠系膜下方，阑尾的血管、淋巴管、神经走行于系膜的游离缘内。

（3）横结肠系膜：是将横结肠连于腹后壁的横位腹膜结构，其根部自结肠右曲起始，向左跨右肾中部、十二指肠降部、胰头等器官前方，直至结肠左曲。

（4）乙状结肠系膜：是将乙状结肠固定于左下腹部的双层腹膜结构，较长，其根部附着于左髂窝和骨盆左后壁。

5. 韧带

（1）镰状韧带：在打开腹前壁的标本上，拉肝脏向下，见膈面和膈之间的双层腹膜结构呈镰刀状，在前正中线右侧，其前部沿腹前壁上份向下连于脐，游离缘的下缘肥厚，内含肝圆韧带。

（2）冠状韧带：手伸入肝和膈之间可探查到冠状韧带，呈前后两层，由膈下及肝上的腹膜移行而成，前层向前与镰状韧带相续，前、后两层间相隔较远处的肝表面未被腹覆盖的区域称为肝裸区。冠状韧带左、右两处，前、后两层彼此黏合增厚形成左、右三角韧带。

（3）脾的韧带

1）胃脾韧带：连于胃底和脾门之间，为双层腹膜结构，向下与大网膜左侧部连续，韧带内含有胃短血管和胃网膜左血管起始段及脾和胰的淋巴管、淋巴结等。

2）脾肾韧带：是自脾门至左肾前面的双层腹膜结构，韧带内含胰尾及脾血管、淋巴管、神经丛等。

3）脾膈韧带：是脾肾韧带向上连于膈下面的结构，由膈与脾之间的腹膜构成。

（二）腹膜腔

腹膜腔为脏腹膜与壁腹膜互相延续、移行，共同围成不规则的潜在性腔隙。男性腹膜腔为一封闭的腔隙，女性腹膜腔则通过输卵管腹腔口经输卵管、子宫、阴道与外界相通。在脏器与腹壁之间、脏器与脏器之间形成间隙、沟、窦、凹陷等结构。

1. 在打开腹前壁的标本上，将手伸入肝与膈之间，探查肝上间隙，将肝脏向上翻，胃拉向下，观察肝与胃、小网膜之间的间隙，为左肝下前间隙，将手伸向右肝脏面和结肠右曲之间，探查右肝下间隙。

2. 将空回肠翻向左侧，暴露小肠系膜根部和升结肠，观察肠系膜右窦和右结肠旁沟；将空回肠翻向右侧，暴露小肠系膜根部和降结肠，观察肠系膜左窦和左结肠旁沟。

3. 将手伸入膀胱和直肠之间（男性），探查直肠膀胱陷凹，凹陷底距肛门约7.5cm；将手伸入膀胱子宫之间（女性）、子宫和直肠之间，探查膀胱子宫陷凹和直肠子宫陷凹，直肠子宫陷凹，也称 Douglas 腔，较深，与阴道穹后部间仅隔以薄的阴道壁，凹底距肛门约 3.5cm。

（三）腹膜皱襞、隐窝和陷凹

腹前壁内面正中为脐正中襞，位于脐与膀胱尖之间，内含脐尿管闭锁后形成的脐正中韧带。脐内侧襞：一对，位于脐正中襞两侧，内含脐动脉闭锁后形成的脐内侧韧带。脐外侧襞：一对，分别位于左、右脐内侧襞的外侧，内含腹壁下动脉。在腹股沟韧带上方，上述皱襞之间形成三对浅凹，由中线向外侧依次为膀胱上窝、腹股沟内侧窝和腹股沟外侧窝，后两窝分别与腹股沟管皮下环及腹股沟管腹环位置相对应。

（四）腹膜与腹盆腔脏器的关系

1. 在打开腹前壁的标本上会发现胃、十二指肠上部、空肠、回肠、盲肠、阑尾、横结肠、乙状结肠、脾、卵巢、输卵管等器官表面光滑，均有较长的系膜或韧带连于腹后壁，活动度大，为腹膜内位器官。

2. 肝、胆囊、升结肠、降结肠、直肠上段、子宫、膀胱等器官部分或大部分表面光滑，活动度小，但不需破坏腹膜亦可见到，为腹膜间位器官。

3. 肾、肾上腺、输尿管、胰、十二指肠降部和下部、直肠中下部均位于腹后壁的腹膜后，需要撕开壁腹膜才可将其暴露，此类器官为腹膜后（外）位器官。

五、会阴

会阴是指封闭骨盆下口的全部软组织的总称。在骨盆的标本上观察其境界：前界为耻骨联合下缘，后界为尾骨尖，两侧为坐骨结节，将这四个点连接，呈菱形。如以两坐骨结节之间的连线为界，可将菱形的会阴共分为前、后两个三角。前方的三角称尿生殖三角，后方的三角称肛门三角。在妇产科，常把肛门与阴道外口之间的区域称为产科会阴，即狭义会阴。

（一）会阴浅层肌

在男性会阴模型上观察：尿生殖三角。连于肛门与阴茎根部的腱性结构为会阴中心腱。

1. 会阴浅横肌 连于会阴中心腱与坐骨结节的一对狭窄小肌。

2. 坐骨海绵体肌 起于坐骨结节，止于阴茎脚。

3. 球海绵体肌 起于会阴中心腱，围绕尿道球部和尿道海绵体后部，止于阴茎背面的筋膜。

4. 会阴深层肌 ①会阴深横肌，在会阴浅横肌的深面，张于两侧坐骨支之间，在中线交织，部分纤维终止于会阴中心腱；②尿道括约肌：在会阴浅横肌的前方，围绕着尿道膜部。

（二）肛门区的肌

在肛门三角观察：

1. 肛提肌 起于肛提肌腱弓，止于会阴中心腱和尾骨，成"U"形的扁肌，前方有一个三角形的盆膈裂孔。

2. 尾骨肌 位于肛提肌的后方，起于坐骨棘，连于骶、尾骨两侧。

3. 肛门外括约肌 围绕着肛门的肌，分为皮下部、浅部和深部。皮下部于肛门白线的下方，皮肤的深面，浅部前附着于中心腱，后部附着于尾骨尖，是环绕着肛门内括约肌下部的椭圆形肌束，深部是围绕着肛门内括约肌上部的环形肌束。

（三）盆膈

覆盖在肛提肌和尾骨肌上方的筋膜称盆膈上筋膜，覆盖此二肌下方的筋膜称盆膈下筋膜。盆膈上、下方的筋膜与肛提肌和尾骨肌共同组成盆膈。

（四）尿生殖膈

会阴深横肌和尿道括约肌上面和下面的筋膜分别称尿生殖膈上、下筋膜，尿生殖膈上、下筋膜及其间的会阴深横肌和尿道括约肌共同组成尿生殖膈。

【临床联系】

（一）前列腺肥大

前列腺增生后可向膀胱突出并压迫尿道前列腺部，从而阻碍尿液的通过，增生也常以前列腺中叶最为明显，以致压迫尿道内口。前列腺肥大在中老年男性中较为常见，主要表现为夜尿、排尿困难以及尿急。直肠指检是诊断前列腺肥大的常用手段之一。前列腺癌在 55 岁以上的男性较为常见，直肠指诊可感到前列腺质地较硬，常伴有形态不规则。

（二）输卵管异位妊娠

输卵管腔面黏膜炎性反应可导致输卵管粘连引起部分阻塞，此时精子虽可到达受精部位，受精卵却可能无法下行至子宫，胚胎种植在输卵管黏膜形成输卵管异位妊娠。输卵管异位妊娠可在输卵管各部发生，最常发生在输卵管壶腹。8 周内的输卵管异位妊娠可造成输卵管破裂并引起大出血，直接危及母体生命。阑尾常紧邻右侧卵巢和输卵管，因此临床上需注意急性阑尾炎与输卵管破裂的鉴别诊断。

（三）导尿术

各种原因引起的排尿障碍（如前列腺肥大）可能需要导尿，有的手术要求导尿。导尿术就是人工从尿道外口插入导管进入膀胱，导出尿液。女性因尿道短直，导尿较容易。男性尿道长而弯曲，导尿难度较大。男性导尿时，需要将阴茎向上拉直，消除耻骨前弯曲，当导尿管插入到耻骨下水平时，再将阴茎拉向前，以减小耻骨下弯度，导尿管顺耻骨下弯进入。

（四）急性腹膜炎

多为继发性腹膜炎，最常见的是消化道穿孔，若整个腹腔被累及，则疼痛呈弥漫性，全腹压痛、反跳痛和肌紧张，并伴有呕吐及高热、肠蠕动消失等体征。腹膜炎的临床表现取决于感染的致病力和程度，在以往身体状况良好的患者中，若病变被内脏或网膜所限制，突然发作的腹痛是局限性的。腹膜本身能抵御感染，治疗后可痊愈。

（五）腹水

正常状态下腹膜腔仅含少量浆液（仅可湿润腹膜），起润滑作用。如果腹膜腔出现过多液体，则为腹水。少量积液仅积聚在直肠膀胱陷凹或直肠子宫陷凹（女性），大量积液会漫及全腹。积液可随体位改变而流动至体位较低的部位，因而在腹部叩诊时形成移动性浊音。积液可以是炎性的，多为继发性感染所致，如胃肠穿孔；也可以是渗出性的，如肝硬化门静脉高压引起的腹水。腹膜腔穿刺抽液检查可鉴别积液的性质。穿刺时多采用半坐侧卧体位，从右下腹壁进针，女性患者可采用阴道穹后部穿刺。

【病例分析】

病例 1：患者，女，40 岁，无痛性乳房肿块 6 个月，偶有乳头溢液。近期发现乳房肿块，且增大明显，边界不清，活动度差，乳头溢液频繁，乳房皮肤呈橘皮样改变，乳头回缩，同侧腋窝淋巴结肿大。

最可能的诊断是什么？为什么？

分析：良性乳腺肿块边界较清楚，易活动，很少伴有乳头溢液。此例肿块生长快，边界不清，活动度差，乳头溢液频繁，应高度怀疑乳腺癌。乳房皮肤呈橘皮样改变，乳头回缩是乳腺癌的特征性表现，是癌细胞阻塞皮肤淋巴管引起乳房皮肤肿胀，癌肿侵蚀乳房悬韧带致其缩短，在其牵拉下，皮肤出现许多小凹陷，即乳头回缩。腋窝淋巴结肿大说明已有淋巴转移。

案例 2：患者男，39 岁，和朋友一起吃饭后突然出现恶心、呕吐，上腹部绞痛并向腰部放射，疼痛阵发性加重，弯腰或前倾位时可使腹痛减轻。逐渐出现右下腹疼痛，检查患者有右下腹压痛、反跳痛，腹肌硬，化验示白细胞计数增高，腹部透视膈下可见游离气体。

最可能的诊断是什么？

分析：腹痛，出现右下腹压痛、反跳痛及腹肌强硬等腹膜刺激征，说明有继发性腹膜炎的存在。患者发病出现在餐后，腹部透视膈下可见游离气体，说明有胃肠的穿孔（膈下可见游离气体是胃肠穿孔的特征性 X 线征象）。对此病例还应进行腹膜腔穿刺抽液进一步明确诊断，如为胃穿孔，会抽出食物的残渣，如为结肠穿孔，会抽到粪便样液体。

【问题思考】

1. 试述精子的产生及排出途径。

2. 描述子宫的位置、固定装置及作用。

3. 试述阴道穹后部的临床意义。

4. 试述卵子的产生和排出途径。

5. 从解剖学角度分析男性导尿操作时要注意的问题。

6. 患者，男，65 岁，诉说 2 年来排尿时要等一会才可排出，尿流逐渐变细，近几个月小便时尿流时有间断，且夜尿次数增加。医生诊断为前列腺肥大。

问：前列腺肥大为什么会影响排尿？前列腺可以从何处触诊？触及何征象时对判断前列腺肥大有意义？前列腺切除时要不要打开腹膜腔？

第八章 脉管系统

实验一 心脏的观察

【实验目标】

(一)技能目标

1. 掌握心脏的位置和外形,心脏的瓣膜位置和形态,血液循环途径。
2. 熟悉心脏瓣膜的投影区和听诊区。

(二)知识目标

1. 掌握脉管系组成,体循环、肺循环的基本概念、路径和功能。
2. 掌握心脏的位置、外形;心腔的位置、形态、结构、连通关系;心间隔的形态结构;血液在心内流动的路径、心瓣膜对控制血液流向的作用和机制。
3. 掌握心传导系统的构成和功能。
4. 掌握左右冠状动脉的起始、重要分支、分布。
5. 掌握心包与心包腔的概念。
6. 掌握心脏的体表投影、各瓣膜的体表投影及临床意义。
7. 熟悉心壁的构造;心传导系各部存在的位置(限临床类专业);各心包隐窝的位置。
8. 了解心瓣膜疾病的解剖学基础;冠心病的概念、发病原理及主要类型;心的神经支配、心率及心律失常;心的发育异常及畸形(先天性心脏病解剖学基础)。

(三)素质目标

1. 血液在心内流动,培养逻辑思维能力。
2. 培养过硬的医者应急救护本领。

【重点】

心脏位置、外形及内部结构,心瓣膜的位置和作用。

【难点】

心传导系统及心的纤维支架。

【实验准备】

1. **影像资料** 心血管系统解剖。
2. **标本** 打开胸前壁的完整标本,离体心(包括完整的和显露各腔的),标记有传导系的牛心瓶装标本,离体肺、心脏,新鲜猪心。心、肺铸型标本。
3. **模型** 示心血管组成模型;心脏及塑料心脏瓣膜模型;心脏传导系模型;心血管供给模型;全身骨骼伴神经血管模型(示大血管干的行程及其一级、二级、三级分支模型)。

【实验内容】

一、脉管系统总论

在示心血管组成模型上观察，脉管系统由心、血管系统和淋巴系统组成。

二、心脏

（一）心脏的位置、毗邻和外形

1. 位置 在打开胸前壁的完整标本上观察：可见心外面裹以心包，斜位于中纵隔内，居两肺之间、膈肌之上，约 2/3 位于身体正中线的左侧，1/3 位于正中线的右侧。

2. 毗邻 在胸腔解剖标本和纵隔模型上观察：心脏前方邻胸骨体和第 2～6 肋软骨，后方平对第 5～8 胸椎，两侧是肺和胸膜，上方连出入心的大血管，下贴膈。掀开心包的前份，可见心似倒置的圆锥体，心尖朝向左前下方，心底朝向右后上方，心的长轴自右上方斜向左下方，约与正中矢状面成 45° 角。

3. 外形 在离体心脏标本及心脏模型上观察：辨认心的一尖一底两面三缘四沟。

（1）心尖：由左心室构成，圆钝，游离，朝左前下方，与左胸前壁接近，在左锁骨中线与左侧第 5 肋间隙交点内侧 1～2cm 处为心尖体表投影，此处可见或扪及心尖冲动。

（2）心底：由左心房和部分右心房构成，较宽，朝向右后上方，由出入心的大血管相连。

（3）胸肋面（前面）：由右心房、右心室和左心耳及部分左心室构成，朝向前上方，在胸骨体和肋软骨的后方。在打开胸前壁的完整标本及模型上，该面隔心包大部分被肺和胸膜覆盖，小部分与胸骨体下部和左侧第 4～6 肋软骨相贴，心内注射常在左胸骨旁第 4 肋间隙进针。

（4）膈面（下面）：贴附在膈上，近呈水平位，2/3 由左心室、1/3 由右心室构成。

（5）右缘：圆钝而近垂直，由右心房构成。

（6）左缘：钝，斜向左下，大部分由左心室、小部分由左心耳构成。下缘较锐，位置水平，由右心房构成。

（7）下缘：近水平，由右心室和心尖构成。左缘和下缘在心尖处相接。

（8）冠状沟（房室沟）：几乎绕心一周，几乎呈冠状位，为右上心房和左下心室在表面的分界标志，在心的胸肋面被肺动脉基部中断。肺动脉基部右份可见一沟，向右下方追踪至下缘，再将心掀起，可见此沟行于心底与膈面交界处，然后向左上行，绕到左缘的上端，向上向前到前面肺动脉基部左份。

（9）前室间沟：在胸肋面自肺动脉基部左份由冠状沟向下达心尖右侧，为左、右心室在胸肋面上的分界标志。

（10）后室间沟：在膈面，自冠状沟向下达心尖右侧，为左、右心室在膈面上的分界标志。前、后室间沟在心尖右侧汇合处稍凹陷称心尖切迹。

上述三沟在心外膜完整的标本上，有心的营养血管和脂肪组织填充，在剥去心外膜和清除脂肪组织的心脏标本上，心血管走行处有浅沟。

（11）房间沟：心底部，右心房与右肺上、下静脉之间的浅沟，为左、右心房表面分界标志。房室交点：房间沟、后室间沟与冠状沟的交界处。

心被心间隔分为右心房、右心室、左心房、左心室四部分。右心房在胸肋面冠状沟的右上方与右缘之间，向左前方突出的部分形如耳状称右心耳。在右心房的左侧占胸肋面大部分的区域即为右心室，几乎构成下缘的全部，其上部呈圆锥形的为动脉圆锥，由此向左后上延伸的一大血管为肺动脉干。肺动脉干右侧有发自左心室的主动脉。冠状沟以前、后室间沟与左缘之间及左缘与前室间沟左侧之间的区域为左心室，它占膈面大部分和胸肋面小部分，构成心尖和几乎左缘的全部。

在离体心的右后上方观察，可见左心房近似四边形，左、右两侧各有两个肺静脉开口，左心房向前突出的部分形如耳状叫称心耳。心底的大部分由左心房构成。右心房上方连上腔静脉，下方连下腔静脉，从上腔静脉前方至下腔静脉的一条不甚明显的纵行浅沟，为界沟。

（二）心腔

在新鲜猪心，沿冠状沟下方和前室间沟两侧切开心前壁，向两侧翻开，显示心室内腔，在心房两侧剪开心壁，显示心房内结构，在已切开的离体心标本和塑料心脏瓣膜模型上观察各心腔内的结构：

1. 右心房　壁薄，在与外面的界沟相对处，有纵行的嵴状隆起，称界嵴，分右心房为前、后两部，右心房前部称固有心房，为右心耳内腔，由界嵴向前发出许多平行的、形如梳齿的肌隆起，称梳状肌。右心房后部为腔静脉窦，壁的内表面光滑，有三个入口，后上方为上腔静脉口，后下方为下腔静脉口，前缘有下腔静脉瓣，下腔静脉口与右房室口之间为冠状窦口，下缘有一半月形的冠状窦瓣。前下方是右房室口，此口通入右心室。房间隔右侧面中下部有一卵圆形凹陷为卵圆窝，此处薄弱，是房间隔缺损的好发部位。卵圆窝缘前上方由于主动脉窦推顶右心房后内侧壁而形成一隆起，称主动脉隆凸。

2. 右心室　掀起右心室前壁，可见室壁较薄，3～5mm，仅及左心室的1/3。入口为右房室口，出口为肺动脉口，两口之间有一弓形肌隆起，称室上嵴，将右心室分为后下方的窦部（流入道）和前上方的漏斗部（流出道）。

（1）窦部（流入道）：也称固有心腔，从入口（右房室口）延伸至右室心尖，室壁内面有交错排列的肌隆起——肉柱。肉柱间可见纤细的条索状连接，称假腱索。室壁上的圆锥形肌隆起，尖端突向室腔，称乳头肌，分前、后、隔侧三群，各群数目不定。自乳头肌尖端有几条纤细索状结构连于右房室口周围的瓣膜游离缘上，这些细索状结构称腱索，瓣膜数目一般与乳头肌一致，即右房室口周围有前、后、隔三瓣。

在去掉心房的标本上观察右房室口，可见此口由致密结缔组织构成的三尖瓣环围绕，环上附有三个近似三角形质软而薄的瓣膜，称三尖瓣，一瓣在隔侧，靠近室间隔，两瓣在外侧，一前一后，按其位置分别称前尖、后尖和隔侧尖。

由前乳头肌根部至室间隔下部连有一柱状的肌束称为隔缘肉柱（节制索），有防止心脏过度扩张的作用，有心传导系的右束支和营养心脏的动脉分支通过，故心脏手术时勿伤此结构。

在右心室流入道中，三尖瓣环、三尖瓣、腱索、乳头肌结构与功能密切相关，称三尖瓣复合体。它们正常工作可保证心内血液单向流动，其中任何一部分损伤，将会导致血流动力学的改变。

（2）漏斗部（流出道）：又称动脉圆锥，位于窦部左上方，为右心室室腔向左上延续的部分，室壁光滑无肉柱。出口（肺动脉口）有三个半月形的肺动脉瓣，其游离缘中央有半月瓣小结。

3. 左心房　将心翻转，在心底处找到左心房，掀开其后壁，可见其前部，即左心耳突向左前方，内面有梳状肌，为心外科最常见手术入路之一。后部又称左心房窦，壁光滑，后壁上有两对肺静脉口，通左、右肺上、下静脉，此处无瓣膜。前下方有出口（左房室口），通向左心室。

4. 左心室　掀开左心室前壁可见室壁较厚，8～12mm，为右心室的3倍。室腔较长，呈圆锥形，尖向心尖，底有两口，位于左后方的为入口——左房室口，位置较低；位于右前方的为出口——主动脉口，较左房室口稍高。找到左房室口，可见其周围有由致密结缔组织构成的二尖瓣环，环上附有两个近似三角形质软而薄的瓣膜，称二尖瓣，其中较大的一个在前，称为前瓣；较小的一个在后，称为后瓣。

二尖瓣前瓣将左心室分为窦部（流入道）、主动脉前庭（流出道）两部分。窦部（流入道）内表面也有肉柱和乳头肌，肉柱较右心室的细小，乳头肌借腱索与二尖瓣的尖端相连。二尖瓣环、二尖瓣、腱索、乳头肌结构与功能密切相关，称二尖瓣复合体，也是保证血液单向流动的装置。

顺左心室后方向上追寻，可见主动脉前庭内壁光滑无肉柱，以主动脉口与升主动脉相通。主动脉口周围也有三个半月形的瓣膜，称主动脉瓣，游离缘也有半月瓣小结。从升主动脉腔内观察，可见每个半月瓣与其相对的动脉壁之间有一小空隙，名为主动脉窦，有冠状动脉开口。

（三）心的构造

在多媒体上演示，在去掉心房的标本上观察（教师示教）：

1. 心纤维骨骼 观察：位于左、右房室口的二尖瓣环和三尖瓣环，位于主动脉口和肺动脉口的主动脉瓣环和肺动脉环。二尖瓣环、三尖瓣环和主动脉后瓣环之间的右纤维三角，主动脉左瓣环与二尖瓣环之间的左纤维三角。

2. 心壁 在离体心标本上观察：心内膜。位于心房与心室内面，见其与大血管内膜相延续，可形成心瓣膜。心外膜，即浆膜性心包。

在剥离心外膜的标本上观察：心肌（心室肌）外层斜行、中层环行、内层纵行（形成肉柱、乳头肌）。

3. 心间隔 在心脏的冠状切面标本上观察

（1）房间隔：由两层心内膜间夹结缔组织和少量心肌组成，分隔左右心房，房间隔是倾斜的，右心房在隔的右前方，左心房在隔的左后方。在右心房，下腔静脉入口左上方的房间隔，可见一椭圆形的浅凹，名卵圆窝，为房间隔最薄弱处。

（2）室间隔：分隔左右心室，室间隔的方向由左前斜向右后，且稍向右心室腔突出。室间隔上方中部较薄，称为室间隔膜部，为间隔缺损的好发部位，下方由厚的肌肉构成，称为室间隔肌部。注意观察室间隔膜部左右两侧的心腔。

（四）心的传导系

在标记有传导系的牛心瓶装标本和标记有传导系的心脏模型上观察：

可见位于上腔静脉与右心房交界处心外膜深面的窦房结。位于房间隔冠状窦口的前上方（右心房 Koch 三角）心内膜深面的房结。由房室结发出，沿室间隔膜部后下缘前行，在室间隔肌部上方分出左、右束支的房室束。行于左、右侧心内膜深面的左、右束支，在心内膜下交织成网进入心肌的浦肯野（Purkinje）纤维。

（五）心的血管

营养心的动脉为左、右冠状动脉，心壁的静脉血绝大部分经冠状窦回流入右心房。

在离体心脏标本和心血管供给模型上观察：

1. 右冠状动脉 在心的胸肋面、冠状沟的右侧，可见右冠状动脉起自主动脉右窦，经右心耳与肺动脉根部之间入冠状沟右行，绕右缘转向膈面，至房室交点形成倒"U"形弯曲。

（1）后室间支：循后室间沟前下行，走向心尖，分布两室后壁及室间隔后 1/3。

（2）右旋支：止于房室交点与心缘之间。

（3）左室后支：向左行，分布至左室膈壁。

（4）右缘支：沿心下缘走行。

（5）窦房结支：沿右心耳内面上行。

（6）房室结支：90% 自房室交点"U"形顶端分出。右冠状动脉的分布范围：右半心、室间隔后 1/3、部分左室后壁、窦房结、房室结。

2. 左冠状动脉 发自主动脉左窦，经左心耳与肺动脉根部之间入冠状沟左行。出左心耳下方分为前室间支和旋支。

（1）前室间支：循前室间沟下行绕心尖切迹至后室间沟与右冠状动脉后室间支吻合，分布于左心室前壁、右心室部分前壁、室间隔前 2/3。

（2）旋支：循冠状沟绕心的左缘向后行，分布心的膈面。仍可有以下分支：①窦房结支（40%起于旋支，沿心耳内面上行）；②圆锥支（由左、右冠状动脉发出并形成吻合）；③左缘支（沿左缘下部走向心尖）；④房室结支（仅占 8.41%）。左冠状动脉的分布范围：左半心、窦房结、房室结、室间隔前 2/3、部分右室前壁。

3. 静脉　心的静脉多与动脉伴行，经冠状窦汇入右心房。

（1）心大静脉：在胸肋面起于心尖，在前室间沟内伴左冠状动脉的前室间支上行，斜向左上进入冠状沟，又伴左冠状动脉的旋支转向心的膈面，注入冠状窦。

（2）心中静脉：在心的膈面，起于心尖，在后室间沟内伴右冠状动脉的后室间支上行，汇入冠状窦近右端处。

（3）心小静脉：起于心的右缘，在冠状沟与右冠状动脉伴行，后行汇入冠状窦的右端。

（4）冠状窦：在心的膈面，冠状沟与后室间沟相交处的冠状沟内，有一条粗短的静脉，即冠状窦。它汇集心大、心中、心小静脉的血液，开口于右心房。可于右心房的下腔静脉入口与右房室口之间，找到冠状窦口（试用探针插入证明通向冠状窦）。

（5）心前静脉：起于右室前壁的 3、4 条小静脉，跨过冠状沟，直接注入于右心房（不必细找）。

（六）心包

1. 在未切开心包的心脏标本上观察　可见心的周围由一个纤维浆膜囊包裹，此纤维浆膜囊即是心包。它的外层由致密的纤维结缔组织构成，为纤维心包，向上续于出入心脏大血管的外膜。

2. 在切开心包的心脏标本上观察　掀开已切开的心包，可见纤维心包的内表面和心的外表面很光滑，此即浆膜心包。衬在纤维心包内表面者，为浆膜心包壁层；构成心外膜者，称浆膜心包脏层。浆膜心包的壁层和脏层在血管根部移行，二者之间的腔隙称心包腔。

心包腔在升主动脉、肺动脉干的后方与上腔静脉、左心房前壁之间的间隙，称为心包横窦；在左心房后壁、左右肺静脉、下腔静脉与心包后壁之间的腔隙，称为心包斜窦；在心包腔前下部，心包前壁与膈之间的交角处，称为心包前下窦，人体直立时此处为心包腔最低处，是心包穿刺的进针部位。

（七）心脏的体表投影

在模型和活体胸前壁上相互间做出以下连线，自右侧第 3 肋软骨上缘，距胸骨右缘约 1.0cm 处至右侧第 6 胸肋关节处作略向右凸的连线，为心的右缘；自左侧第 2 肋软骨下缘，距胸骨左缘约 1.2cm 至左侧第 5 肋间隙，锁骨中线内侧 1～2cm 处作略向左凸的连线，为心的左缘；左右缘上端微向上凸的连线，为心的上缘；左右缘下端微向下凸的连线，为心的下缘；此即心脏的体表投影。

【临床联系】

一、冠心病

冠心病是冠状动脉粥样硬化性心脏病的简称，是冠状动脉功能性改变或器质性病变引起的冠状动脉血流减少而导致的心肌缺血性损害。大多因供应心脏的血管即冠状动脉发生粥样硬化使冠状动脉狭窄或阻塞，或冠状动脉痉挛（功能性改变），导致心肌缺血缺氧坏死的一种心脏病，亦称缺血性心脏病。冠心病是动脉粥样硬化导致器官病变的最常见类型，也是严重危害中老年人健康的常见病。本病多发生在 40 岁以后，男性多于女性，脑力劳动者多于体力劳动者，城市多于农村。

心绞痛是在冠状动脉粥样硬化的基础上，心肌负荷增加引起心肌急剧的暂时的缺血缺氧的临床综合征。不同人的心绞痛发作表现不一。大多数人描述为胸部压迫感、闷胀感、憋闷感或紧缩感，也可有烧灼感，主要在胸骨体中段或上段之后，手掌大小范围，可波及心前区甚至横贯前胸，也有感觉向双侧肩部、背部、颈部、咽喉部放射。偶伴濒死的恐惧感。休息或者含服硝酸甘油能缓解。

心肌梗死由冠状动脉阻塞导致心肌缺血性坏死所致。在冠状动脉粥样硬化的基础上，一支或数支冠状动脉管腔狭窄使心肌供血不足，而侧支循环未充分建立，当血供急剧减少，导致相应的心肌严重而持久的急性缺血 1 小时以上，即可发生心肌坏死，为心肌梗死。

发病前数日会有胸部不适、乏力，活动时心悸、气促、烦躁等心绞痛先兆。发病时表现为胸骨后有剧烈而持久的疼痛，患者常烦躁不安、出汗、恐惧或有濒死的恐惧感，可伴有恶心、呕吐和上腹胀痛，心律失常、低血压和休克及心力衰竭。根据典型的临床表现和特征性心电图改变、超声心电图及实验室检查不难诊断。

二、各种常见的心律失常（窦性心动过缓、传导阻滞等）解剖学基础

心肌有普通心肌和特殊心肌，前者构成心壁，有收缩功能。后者有产生和传导节律性冲动的电生理性能，从而维持心脏的节律性搏动。冲动从窦房结发起，沿传导束以一定速度传布到心房及心室，称为正常窦性心律。在正常情况下，心搏的节律基本规则，频率为 60 ～ 100 次 / 分；凡偏离这种正常心律的心脏活动都属心律失常。它可由心脏内冲动的形成异常和传导异常或两者同时异常而引起，导致整个或部分心脏活动过快、过缓或不规则，或使心脏各部分活动顺序紊乱。心律失常可分为冲动起源不正常的心律失常（如窦性心律失常、期前收缩、阵发性心动过速、心房颤动、心室纤颤等）和冲动传导不正常引起的心律失常（如窦房、房室及心室内传导阻滞和预激综合征等）两大类。

（一）窦性心律失常

1. 窦性心动过速 窦性心律，心率超过 100 次 / 分，其范围 100 ～ 150 次 / 分，主要由于交感神经兴奋性增高或迷走神经张力降低导致。多为生理性原因所致，如情绪激动、体力活动、进食、饮酒喝茶或咖啡、沐浴等；也可见于病理原因，如发热、心脏神经症、心肌炎、甲状腺功能亢进、贫血、休克及缺氧等；药物如肾上腺素类、阿托品类也能引起窦性心动过速。

2. 窦性心动过缓 窦性心律，心率少于 60 次 / 分，主要是迷走神经张力过高或交感神经兴奋性降低所致。

3. 窦性心律不齐 窦房结发出节律不规则的冲动，使心律快慢不等、交替出现。引起窦性心律不齐的常见原因和治疗方法均与窦性心动过缓相同。

4. 病态窦房结综合征 主要是窦房结的器质性损害，引起其相应功能障碍而出现的心律失常。常见原因为器质性心脏病，尤其是冠心病。

（二）房室传导阻滞

房室传导阻滞是指冲动在房室传导过程中受到阻滞，分为不完全性和完全性两类。前者包括一度和二度房室传导阻滞，后者又称三度房室传导阻滞，阻滞部位可在心房、房室结、希氏束及双束支。各种原因的心肌炎症（最常见），如风湿性、病毒性心肌炎和其他感染；特发性的传导系统纤维化、退行性变；外伤，心脏外科手术时误伤等均可引起。

三、先天性畸形（房间隔缺损、室间隔缺损、法洛四联症、动脉导管未闭等）

先天性心脏病是指胎儿时期心脏血管发育异常而致的心血管畸形，是小儿最常见的心脏病。各类先天性心脏病中以室间隔缺损最多，其次是动脉导管未闭、法洛四联症和房间隔缺损。

（一）室间隔缺损

左右心室之间有一间隔称室间隔，此结构先天缺损即为室间隔缺损，占先天性心脏病的20% ～ 25%。根据缺损存在部位可分为：膜部缺损和肌部缺损，前者最为常见。

（二）动脉导管未闭

动脉导管原本系胎儿时期肺动脉与主动脉间的正常血流通道。由于胎儿时肺无呼吸功能，来自右心室的肺动脉血经导管进入降主动脉，而左心室的血液则进入升主动脉，故动脉导管为胚胎时期特殊循环方式所必需。出生后，肺膨胀并承担气体交换功能，肺循环和体循环各司其职，不久导管因失用而自行闭合。如持续不闭合，则构成病态，称为动脉导管未闭（症）。应施行手术，中断其血流。

（三）法洛四联症

法洛四联症，是由于肺动脉狭窄、室间隔缺损、主动脉骑跨及右室肥厚这四种畸形并存，占先天性心脏病的 10% 左右。

（四）房间隔缺损

房间隔缺损是左右心房之间的间隔发育不全，遗留缺损造成血流可相通的先天性畸形。房间隔缺损根据胚胎发育可分为继发孔型及原发孔型两大类，前者居多数。

继发孔型房间隔缺损是由于正常左、右心房之间存在着压力阶差，左心房的氧合血经缺损分流至右心房，体循环血流量减少，可引起患儿发育迟缓，体力活动受到一定限制，部分患者亦可无明显症状。氧合血进入肺循环后可引起肺小血管内膜增生及中层肥厚等病变，导致肺动脉压及肺血管阻力升高，但其进程较缓慢，多出现在成人患者。

原发孔型房间隔缺损又称部分心内膜垫缺损或房室管畸形。在胚胎发育过程中，为心内膜垫发育缺陷所致，形成一个半月形的大型房间隔缺损，位于冠状静脉窦的前下方，缺损下缘邻近二尖瓣环，常伴有二尖瓣裂。

【问题思考】

1. 试述保证心内血液定向流动的结构装置。

2. 试述左心室各壁（包括室间隔）的血液供应。

3. 用简图表示法洛四联症时异常血流的方向。

4. Koch 三角位于何处，其深面有何重要结构，心内手术时为何要保护该区域？

5. 查资料说明窦房结、房室结的动脉来源和个体差异。

6. 心脏复苏术的重要方法之一是心脏按压。成人的按压方法是：患者仰卧，施术者双掌叠压于其胸骨前面，将胸骨向深面压入 3 ~ 4cm 后立即放开，以 60 ~ 100 次 / 分的频率进行。同时进行口对口人工呼吸。按压有效时在下肢股动脉能触到搏动。请解释哪些解剖学条件可让按压胸骨起效？

7. 先天性心脏病中有三种情况，分别是：①左心房的血部分流入了右心房；②左心室的血部分流入了右心室；③主动脉的血部分流入了肺动脉。请问它们最有可能是分别经什么途径流过去的？

实验二　动脉和静脉的观察

【实验目标】

（一）技能目标

1. 掌握全身主要动脉分支和静脉分支。

2. 掌握触摸全身主要动脉搏动点的位置。

3. 熟悉静脉采血和注射的位置。

4. 了解动脉插管技术。

（二）知识目标

1. 掌握动脉导管的位置、变化及未闭的意义。

2. 掌握主动脉的起始、行程、分部及其主要分支。

3. 掌握左、右颈总动脉的起始、行程、位置；颈外动脉的主要分支、分布。

4. 掌握锁骨下动脉、腋动脉、肱动脉、桡动脉、尺动脉的起始、行程、分布。

5. 掌握腹腔干动脉、肠系膜上动脉、肠系膜下动脉的起始、分支、分布。

6. 掌握髂总动脉的起始、髂内动脉的分支，子宫动脉与输尿管的位置关系及临床意义。

7. 掌握静脉系的组成、静脉的形态结构特点。

8. 掌握上、下腔静脉的组成、起止、行程；颈内静脉的起止、行程、主要属支及其颅内静脉的沟通；髂总静脉、髂内外静脉的行程。

9. 掌握上、下肢浅静脉的行程及临床意义。

10. 掌握肝门静脉的组成、结构特点、行程、主要属支，肝门静脉与上、下腔静脉的吻合及其临床意义。

（三）素质目标

1. 培养理论联系实际的作风。

2. 培养局部和整体结合的科学观。

【重点】

1. 主动脉的起止、行程、分部、主要分支。

2. 颈总动脉、上下肢动脉的起止、行程、分支。

3. 腹主动脉不成对脏支的分支分布。

4. 上、下腔静脉的组成及其重要属支。

5. 四肢浅静脉的行程和注入部位。

6. 肝门静脉的组成、属支及收集范围。

【难点】

1. 腹腔干的分支、分布。

2. 肝门静脉与上、下腔静脉的沟通途径。

【实验准备】

1. 影像资料 心血管系统解剖。

2. 标本 全身血管标本（示全身大血管的行程及其一级、二级分支的走行和分布）。示头颈部动脉分支、上肢动脉分支、腹腔动脉分支、髂内动脉分支的瓶装标本。盆腔血管、神经（成人男、女）的瓶装标本。示掌深弓、掌浅弓、足底、足背血管标本。全身动脉铸形标本。头颈部静脉标本，肝门静脉系标本，上肢和下肢浅静脉标本，示上、下肢静脉标本。开胸纵隔标本。

3. 模型 全身骨骼伴神经血管模型（示大血管的行程及其一级、二级和三级分支）。示腹腔动脉配布的模型。示头颈部动脉分支的模型。心、肺、肝、胃、脾、子宫、卵巢、膀胱、阑尾等脏器血管供给的模型。手血管放大（示掌浅弓和掌深弓）模型。男、女性盆腔矢状切面模型。全身静脉模型。上、下肢浅静脉模型。男性和女性盆腔矢状切面模型（示髂总、髂内和髂外静脉）。门静脉组成及其侧支循环模型（示肝门静脉的组成及其与上、下腔静脉的吻合）。

【实验内容】

一、动脉

（一）动脉和静脉的区分

四肢的动脉具有对称性，多位于身体的屈侧，与静脉、神经等伴行。躯干部的动脉有壁支和脏支之分。

静脉有浅、深两类，浅静脉位于浅筋膜内，不与动脉伴行，吻合成网；深静脉在深筋膜下，与同名的动脉伴行，可以吻合成丛。多数静脉具有静脉瓣，以防止血液逆流。

标本上动脉和静脉区别见表8-1：

表 8-1　标本上动脉和静脉区别

血管	位置	管腔	管壁
动脉	身体屈侧、深部	小，圆，无瓣膜	厚，光滑，有弹性
静脉	浅静脉在浅筋膜内，深静脉常与动脉伴行	大，不规则，有瓣膜、有淤血	薄，有结节，弹性差，易撕裂

（二）肺循环的动脉

在开胸纵隔标本上观察，肺动脉以一短干起于右心室，在升主动脉的前方，向左后上行，于主动脉弓的下方分为左、右肺动脉。肺动脉干分叉处稍左侧与主动脉弓下壁之间，有一条索状结构，即动脉韧带，为胚胎期动脉导管闭索后的残迹。

（三）体循环的动脉

1. 主动脉　在打开胸前壁和腹前壁的胸腹腔深面标本上观察。主动脉分为四段：

（1）升主动脉：起自左心室，斜向右上前方，至右侧第2胸肋关节处。

（2）主动脉弓：呈弓形弯向左后至第4胸椎下缘处。

（3）胸主动脉：从第4胸椎体下缘到膈主动脉裂孔处。

（4）腹主动脉：在腹腔内沿脊柱左前方下行至第4腰椎下缘分叉处。

主动脉弓凸侧，由右前向左后分别为：头臂干、左颈总动脉、左锁骨下动脉，凹侧有气管支、支气管支等细小分支。主动脉小球位于凹侧（不作观察）。

2. 头颈部动脉　在头颈部动脉分支的瓶装标本和模型上观察：颈总动脉、颈内动脉、颈外动脉及其分支。

（1）颈总动脉：左颈总动脉起于主动脉弓。右颈总动脉起于头臂干。两侧颈总动脉在胸锁关节的后方，沿食管、气管和喉的外侧上行至甲状软骨的高度分为颈内动脉和颈外动脉。

（2）颈内动脉：颈内动脉在颈部没有分支，上行经颈动脉管直接进入颅腔。

（3）颈外动脉：分支主要分布在头颈面部。

1）甲状腺上动脉：自颈外动脉起始部向前下至甲状腺侧叶上端，分支至甲状腺与喉。舌动脉：平舌骨大角发出，经舌骨舌肌深面入舌至口底及腭扁桃体。

2）面动脉：在舌动脉起点稍上方发出，向前达下颌角越二腹肌后腹深面，在咬肌前缘处绕下颌骨下缘，转向前上行入面部，最后达眼内眦部。分支入下颌下腺、腭扁桃体及面部。

3）颞浅动脉：在耳廓前方上行，分布于颞部皮肤，是颈外动脉终支之一。

4）上颌动脉：在除去下颌支的标本上观察。向前行入颞下窝，是颈外动脉另一终支。分支有脑膜中动脉，在下颌颈深面由上颌动脉发出，上行经棘孔入颅，在颅内发出分支，供应颅骨及硬脑膜。

此外，颈外动脉的分支还有枕动脉、耳后动脉、咽升动脉，不必细观察。

颈动脉窦是颈总动脉末端和颈内动脉起始部膨大部分，窦壁有压力感受器（不作观察）。

3. 锁骨下动脉

（1）在示头颈部血管的模型和全身动脉铸形标本上观察：右锁骨下动脉起自头臂干。左锁骨下动脉直接起自主动脉弓。锁骨下动脉的分支有椎动脉、胸廓内动脉和甲状颈干。

（2）在上肢血管标本上观察：椎动脉，为锁骨下动脉最内侧一个分支，沿前斜角肌内缘垂直上行穿上 6 个颈椎横突孔，经枕骨大孔入颅，分支营养脑和脊髓。

4. 上肢的动脉

（1）腋动脉：在上肢血管标本上观察：腋动脉于第 1 肋外侧缘续于锁骨下动脉，行于腋腔中，至大圆肌和背阔肌下缘移行为肱动脉。在全身动脉铸形标本可观察到其分支：胸上动脉、胸肩峰动脉、胸外侧动脉、肩胛下动脉、旋肱后动脉、旋肱前动脉。

（2）肱动脉：沿肱二头肌内侧下行至肘窝，平桡骨颈平面分为桡动脉和尺动脉。其主要分支有肱深动脉，绕桡神经沟至肱骨远端的桡侧，分布于肱三头肌和肱骨。

（3）桡动脉：为肱动脉终支之一，先经肱桡肌和旋前圆肌之间，继而在肱桡肌腱和桡侧腕屈肌腱之间下行，绕桡骨茎突至手背，穿第 1 掌骨间隙至手掌。其主要分支：

1）终支：与尺动脉掌深支吻合形成掌深弓。

2）掌浅支：在桡腕关节处发出，下行至手掌与尺动脉吻合形成掌浅弓。

3）拇主要动脉：在掌侧深部发出 3 分支至示指和拇指。主干在上肢的标本上观察，主要分支在手的血管模型或者标本上观察。

（4）尺动脉：在尺侧腕屈肌与指浅屈肌之间下行，经豌豆骨桡侧至手掌。主要分支：

1）骨间总动脉：又分为骨间前动脉和骨间后动脉，分布于前臂肌和尺、桡骨。

2）终支：与桡动脉掌浅支吻合形成掌浅弓。

3）掌深支：与桡动脉终支吻合形成掌深弓。

在上肢血管标本上观察尺动脉的主干，终支和掌深支在手的血管模型或者标本上观察。

（5）掌浅弓：在掌浅弓的标本和手血管放大的模型上观察。在掌腱膜深面（已除去）、指浅屈肌腱的表面，可见由尺动脉终支与桡动脉的掌浅支相吻合成弓（注意桡动脉之掌浅支很小，有时在鱼际肌内）。体表投影在屈指时中指所在手掌位置。

（6）掌深弓：在掌深弓的标本和手血管放大的模型上观察，在骨间肌的浅面、指深屈肌腱（已除去）的深面，由桡动脉的终支与尺动脉的掌深支吻合而成。体表投影在掌浅弓的投影近端一横指处。自掌浅、深弓上发出分支吻合后分布于指。

5. 胸主动脉

（1）壁支：在开胸的胸后壁肋间隙观察肋间后动脉。

1）肋间后动脉（9 对）：起自第 3 ～ 11 肋间隙内，初行于肋胸膜与肋间内肌之间，在肋角附近发出一较小的下支，沿下位肋骨上缘向前沿肋沟前行。

2）肋下动脉（1 对）：位于第 12 肋以下。

3）膈上动脉。

（2）脏支：细小，发出分支至支气管、食管、心包等处，有支气管支、食管支、心包支。

6. 腹主动脉

（1）壁支：膈下动脉、腰动脉、骶正中动脉，分布于膈、腹后壁、脊髓和盆后壁等。不必细观察。

（2）脏支

1）腹腔干：打开腹前壁的腹腔，切除肝左叶的标本上观察，腹腔干在膈肌主动脉裂孔稍下方处起自腹主动脉，本干粗而短，分为三支。①胃左动脉：向左上行至胃贲门处再沿胃小弯向右下行，分布于食管腹腔段、贲门和胃小弯。②肝总动脉：向右前行至十二指肠上部上方，分为肝固有动脉和胃十二指肠动脉，肝固有动脉分肝左、右支入肝及胃右动脉到胃小弯右侧，胃十二指肠动脉分出胰十二指肠上动脉和胃网膜右动脉，分布于肝、胆囊、胃、大网膜、十二指肠、胰头等。

③脾动脉：轻轻把胃向上翻起，可见脾动脉起自腹腔干，沿胰的上缘左行经脾肾韧带达脾门，分数支入脾，沿途发出胰支、胃网膜左动脉、胃短动脉、胃后动脉、脾支，分布于胰、胃、大网膜、脾等。

2）肾动脉：腹前壁的腹腔血管标本，翻开小肠，可见肾门附近，左右肾动脉在第2腰椎水平，发自腹主动脉两侧，横行向外，分别经肾门入肾，并分出肾上腺下动脉至肾上腺。

3）肠系膜上动脉：在打开腹前壁的腹腔血管标本上观察，约在第1腰椎水平、腹腔干的下方，发自腹主动脉，从胰头后面穿出向前经十二指肠水平部前方进入小肠系膜根，将小肠翻向左下方，可见肠系膜上动脉斜向右下，沿途分支：胰十二指肠下动脉、空肠动脉、回肠动脉、回结肠动脉、右结肠动脉、中结肠动脉，分布于胰、小肠、盲肠、阑尾、升结肠、横结肠右半。

4）性腺动脉：男性，睾丸动脉，细而长，在肾动脉发出处稍下方发自腹主动脉前壁，向下外，行经腹股沟管参与构成精索，进入阴囊，分布于睾丸和附睾。女性，卵巢动脉，起自腹主动脉的前壁，行至小骨盆上缘处进入卵巢悬韧带内，分布于卵巢、输卵管、子宫等。

5）肠系膜下动脉：在打开腹前壁的腹腔血管标本上观察，先将小肠翻向右上方，可见肠系膜下动脉约在第3腰椎水平发自腹主动脉，行向左下方，至左髂窝并降入小骨盆。肠系膜下动脉的分支：左结肠动脉、降结肠动脉、直肠上动脉，分布于横结肠左半、降结肠、乙状结肠、直肠上部。

肾上腺中动脉、肾动脉、性腺动脉是腹主动脉成对的脏支。腹腔干动脉及肠系膜上、下动脉是腹主动脉不成对的脏支。注意总结其分布的范围：腹腔干分布到食管腹段、胃、十二指肠、胰、脾、肝脏、胆囊。肠系膜上动脉分布到胰、十二指肠到结肠左曲的消化管。肠系膜下动脉分布到结肠左曲到直肠上部的消化管。

7. 髂总动脉　在打开腹前壁的腹腔血管标本上观察，髂总动脉左右各一，在第4腰椎左前方，起自腹主动脉，向下外侧行至骶髂关节处分为髂外动脉和髂内动脉。

（1）**髂内动脉**：在髂血管的标本或者模型上观察，髂内动脉为一短干，下行进入盆腔，发出分支营养盆壁及盆内脏器。在女性髂内动脉的瓶装标本上观察其重要分支之一——子宫动脉。子宫动脉：自髂内动脉发出后向下内行，在子宫颈外侧跨过输尿管前方分布于子宫、阴道及输卵管，且与卵巢动脉吻合。

（2）**髂外动脉**：在髂血管的标本或者模型上观察，在骶髂关节的前方自髂总动脉分出后行向外下，经腹股沟韧带深面进入股前部，改名为股动脉。其主要分支有：腹壁下动脉，由髂外动脉在腹股沟韧带上方发出，行向上内进入腹直肌鞘分布于腹直肌，与腹壁上动脉吻合。

8. 下肢的动脉

（1）**股动脉**：在下肢的动脉标本上观察，在腹股沟韧带中点深面续于髂外动脉。通过股三角，穿收肌腱裂孔至腘窝，移行为腘动脉。其较大之分支有股深动脉，它在腹股沟韧带下方2～5cm处发自股动脉，先位于股动脉之外侧下行，继位于长收肌深面，其分支分布于股前、内、后群肌。自腹股沟中点至收肌结节连线的2/3，为股动脉的体表投影。

（2）**腘动脉**：在收肌腱裂孔处，续自股动脉，下行至腘肌下缘分为胫前、后动脉，该动脉在腘窝发出关节支和肌支至膝关节和邻近肌。

（3）**胫后动脉**：为腘动脉终支之一，平腘窝下缘处分出，沿小腿后面浅、深屈肌之间下行，经内踝后方转入足底，分为足底内、外侧动脉，分支分布于小腿后群肌和足底。

（4）**胫前动脉**：为腘动脉另一终支，平腘窝下缘处分出，向前穿小腿骨间膜，在小腿前群肌之间下行至踝关节前方，移行为足背动脉，其分支分布于小腿前群肌。

（5）**足背动脉**：为胫前动脉的延续，在踝关节前方循足背向前下行穿第1跖骨间隙，与足底外侧动脉吻合形成足底弓。

在全身动脉铸形标本或者全身骨骼伴神经血管模型上观察上述动脉。

头、颈、四肢的动脉搏动点及常用止血点见表8-2。

表 8-2 头、颈、四肢的动脉搏动点及常用止血点

部位	动脉名称	经过要点	压迫点	止血范围
头颈部	颞浅动脉	紧靠外耳道前上方	耳前颧弓上方	颅顶部、颞部和额部
	面动脉	经咬肌前缘转向内上方	下颌角前方约 2.5cm	眼以下面部
	颈总动脉	在第 6 颈椎颈动脉结节前方上升	环状软骨平面，向后压迫至颈动脉结节	头颈部（可能引起脑缺血，少用）
上肢	锁骨下动脉	在锁骨的后方，从斜角肌间隙经第 1 肋进入腋窝	在锁骨上方压向第 1 肋	上肢
	肱动脉	沿肱二头肌内侧缘，初居肱骨内侧，下转至肱骨前面	在臂上部向内侧压迫，或在肘窝上方、肱二头肌内侧缘处向后压迫	前臂，手
	尺动脉和桡动脉	在腕关节上方，紧靠尺骨和桡骨前面	在腕关节上方向骨面同时压迫两动脉	手
下肢	股动脉	自腹股沟韧带中点的后方至股前部	在腹股沟韧带中点向后压迫	下肢
	腘动脉	位于膝关节后面	腘窝处加垫包扎	小腿，足
	胫后动脉	经过内踝后方至足底	内踝后方向骨面压迫	足底
	胫前动脉	沿跗骨背面下降	内、外踝连线中点处向骨面压迫	足背

二、静脉

（一）概述

静脉可分深、浅两组，浅静脉在浅筋膜内走行，无动脉伴行，深静脉多伴有动脉，少数与动脉行程不一致，且不与动脉同名，故观察静脉时主要观察较大的浅静脉以及深静脉中不与动脉同名的静脉，与动脉同名的静脉在标本中大都已切除，可参照其伴行动脉的行程分布得到体会，注意静脉的变异很多，以下按常见的类型描述。

（二）肺循环的静脉

在纵隔标本上观察：肺静脉位于左心房的后部，分别为右上、右下肺静脉，左上、左下肺静脉，分别开口于左心房的两侧壁。肺静脉里是含氧丰富的动脉血。

（三）体循环的静脉

组成：上腔静脉系、下腔静脉系（含肝门静脉系）和心静脉系。

上腔静脉系：由上腔静脉及其属支组成，收集头颈部、上肢、胸部（心除外）的静脉血液。

下腔静脉系：由下腔静脉及其属支组成，收集下肢、盆部、腹部等处的静脉血液。

心静脉系：由冠状窦及其属支（主要有心大静脉、心中静脉、心小静脉）组成，收集心脏的静脉血液。

1. 上腔静脉 在纵隔标本上观察。左右头臂静脉在右侧第 1 胸肋关节的后方汇合而成，垂直下降，在平对第 3 胸肋关节的下缘注入右心房。在上腔静脉入心之前其右后方有奇静脉注入。

（1）头臂静脉：在头颈部的静脉标本上观察，头臂静脉由同侧的颈内静脉和锁骨下静脉在胸锁关节后方汇合而成，汇合处所形成的夹角称为静脉角。左静脉角有胸导管注入，右静脉角有右淋巴导管注入。

1）颈内静脉：颈静脉孔处续于乙状窦，颈内静脉的颅外属支主要有：面静脉、下颌后静脉、舌静脉和甲状腺静脉等。在标本上能观察到面静脉，面静脉起自内眦静脉，与面动脉伴行，在下颌角下方与下颌后静脉的前支汇合。在头颈部静脉模型上观察面静脉与颅内静脉的沟通：通过眼上静脉和眼下静脉与海绵窦交通，通过面深静脉与翼静脉丛交通，进而与海绵窦交通。

2）锁骨下静脉：为腋静脉的延续，有颈外静脉注入。颈外静脉由下颌后静脉的后支、耳后静脉和枕静脉在下颌角处汇合而成，沿胸锁乳突肌表面下行，在锁骨上方穿深筋膜注入锁骨下静脉或静脉角。

3）上肢深静脉：以一支或两支与同名动脉伴行，不必再作观察。

（2）奇静脉：在右膈脚处起自右腰升静脉，沿食管的后方和胸主动脉右侧上行，至第4胸椎体的高度向前勾绕右肺根上方，注入上腔静脉。奇静脉沿途收集右侧肋间后静脉、食管静脉、支气管静脉和半奇静脉的血液。奇静脉上连上腔静脉、下借右腰升静脉连于下腔静脉，是沟通上、下腔静脉系的重要通道之一。

1）半奇静脉：在左膈角处起自左腰升静脉，沿椎体左侧上行，约达第8胸椎的高度经胸主动脉和食管的后方向右跨越脊柱，注入奇静脉。半奇静脉收纳左侧下部肋间后静脉、食管静脉和副半奇静脉的血液。

2）副半奇静脉：沿胸椎左侧下行，注入半奇静脉或向右跨脊柱前面注入奇静脉。副半奇静脉收集左侧上部肋间后静脉的血液。

在全身的静脉模型上观察或者开胸的胸后壁标本上观察奇静脉、半奇静脉和副半奇静脉的行程和注入部位。

2. 下腔静脉　在打开腹前壁的腹腔静脉的标本上观察。下腔静脉于第4～5腰椎间的右前方由左、右髂总静脉合成，沿腹主动脉的右侧上行，经肝的腔静脉沟，穿膈肌的腔静脉孔进入心包，注入右心房。

（1）髂总静脉：在小骨盆的上口观察，髂总静脉由髂内和髂外静脉合成。髂内静脉收集盆腔的血液；髂外静脉是股静脉的直接延续。

（2）肾静脉：在肾动脉的前面与其伴行，成直角地注入下腔静脉。

（3）睾丸静脉（女性为卵巢静脉）：起自睾丸和附睾的小静脉，在精索内形成蔓状静脉丛（此丛常由8～10条静脉组成），经腹股沟管腹环处合成2条睾丸静脉，左侧汇入左肾静脉，右侧汇入下腔静脉。

（4）肝静脉：在肝脏显示肝静脉的专用标本或模型上观察。此静脉有2～3条主干，斜行入下腔静脉，收集由肝动脉和门静脉输入的血液（门静脉的血管不直接汇入下腔静脉）。

3. 四肢浅静脉　在身体各部皮下均存在浅静脉，主要观察：

（1）上肢的浅静脉：相互间用压脉带压迫臂中部，反复做握拳动作，观察手背静脉网。手指的静脉起于围绕甲根及指腹的皮下丛，在各指背面形成两条互相吻合的指背静脉，至掌背形成手背静脉网，汇成下列主要静脉。

1）头静脉：起于手背静脉网的桡侧，在腕关节上方转至前臂前面，沿前臂桡侧皮下上行，过肘窝处通过肘正中静脉与贵要静脉吻合。头静脉主干则沿肱二头肌外侧上行。经三角肌、胸大肌、肌间沟，穿过深筋膜，注入腋静脉或锁骨下静脉。

2）贵要静脉：起于手背静脉网的尺侧，逐渐转至前臂的前面。经过肘窝时接收肘正中静脉，再沿肱二头肌内侧上行，至臂中点稍下方处穿深筋膜注入肱静脉，或伴肱静脉上行至腋腔与肱静脉汇合成腋静脉。

3）肘正中静脉：一般为粗短的静脉干，于肘窝处连接头静脉与贵要静脉（此型国人约占50%）。

（2）下肢浅静脉：在下肢浅静脉标本上观察以下静脉。

1）大隐静脉：在足内侧缘起于足背静脉网，经内踝前方、小腿内侧、膝关节内后方，再沿股部内侧上行，经隐静脉裂孔汇入股静脉，在入股静脉之前收集下列5条属支，即股内侧浅静脉、股外侧浅静脉、腹壁浅静脉、旋髂浅静脉和阴部外静脉。

2）小隐静脉：自足的外侧缘处起自足背静脉网。经外踝后方、小腿后面上行到腘窝，穿腘深筋膜汇入腘静脉。

在上、下肢浅静脉的标本和模型观察其行程。

4. 肝门静脉的组成、行程和属支　在示门静脉模型和标本上观察：

肝门静脉组成：肝门静脉长3～6cm，由肠系膜上静脉和脾静脉在胰颈的后方汇合而成，向上经十二指肠上部后方,进入肝十二指肠韧带,居肝固有动脉与胆总管的后方,经肝门入肝。

肝门静脉的属支:肠系膜上静脉,在胰颈后方与脾静脉汇合。脾静脉:与脾动脉伴行于胰后方。肠系膜下静脉:起自乙状结肠系膜,向上经胰体之后方汇入脾静脉。胃左静脉:与胃左动脉伴行,汇入门静脉主干(它与食管下段静脉丛相交通)。附脐静脉:为行于肝圆韧带内的两三支小静脉,起自脐周静脉网,终于门静脉的左支。胆囊静脉和胃右静脉均为小静脉,注入门静脉主干。可以用"上、下、左、右、脾、胆、脐"来总结肝门静脉的属支。

肝门静脉收纳腹腔内除肝以外不成对脏器(脾、胰、胆囊及自食管下段至直肠上部消化管)的静脉血。

5. 肝门静脉与上、下腔静脉系间的吻合途径 在门静脉的组成及侧支循环的模型上观察:

(1)肝门静脉 → 胃左静脉 → 食管静脉丛 → 奇静脉 → 上腔静脉。

(2)肝门静脉 → 附脐静脉 → 腹壁上静脉 → 胸廓内静脉 → 头臂静脉 → 上腔静脉。

(3)肝门静脉 → 附脐静脉 → 胸腹壁静脉 → 胸外侧静脉 → 腋静脉 → 锁骨下静脉 → 头臂静脉 → 上腔静脉。

(4)肝门静脉 → 附脐静脉 → 腹壁下静脉 → 髂外静脉 → 髂总静脉 → 下腔静脉。

(5)肝门静脉 → 附脐静脉 → 腹壁浅静脉 → 大隐静脉 → 股静脉 → 髂外静脉 → 髂总静脉 → 下腔静脉。

(6)肝门静脉 → 脾静脉 → 肠系膜下静脉 → 直肠上静脉 → 直肠静脉丛 → 直肠下静脉 → 髂内静脉 → 髂总静脉 → 下腔静脉。

(7)肝门静脉 → 腹后壁的小静脉 → 椎内、外静脉丛 → 肋间后静脉 → 上腔静脉。

(8)肝门静脉 → 腹后壁的小静脉 → 椎内、外静脉丛 → 腰静脉 → 下腔静脉。

【临床联系】

一、动脉瘤

动脉瘤是动脉管壁由于先天性结构异常或后天性病理变化,致使局部动脉管壁脆弱,在血流不断冲击下,造成局部动脉管壁向外异常扩张或膨出。主要表现是疼痛、肿胀。常有外伤史,疼痛剧烈,于肿胀早期出现。

二、血管造影

血管造影是将特殊的造影剂通过外周血管导入心血管系统内,显影剂随血流而流动,在 X 线下观察显影剂的改变,可以清晰地反映心脏和血管内腔的解剖形态及血流动力学的变化。比如血管腔是否狭窄和堵塞,血流增快或者减慢均可显示。

三、动脉梗死

异物或血凝块阻塞动脉管腔,引起血流受阻或中断称动脉梗死。动脉粥样硬化斑块使管腔内膜粗糙,管腔狭窄,是最多见的动脉梗死的原因。在某些条件下,如血压降低,血流缓慢,血液黏稠度增高,血小板等凝血因子,在血管内凝聚成块,形成血栓,也可引起动脉梗死,身体其他部位的血栓脱落,随血流堵塞血管远端,形成动脉梗死,称栓塞。动脉梗死以后,梗死的远端供血不足,引起局部组织缺血性坏死。常见的是脑动脉梗死和冠状动脉梗死。

四、门-腔吻合术

门静脉高压是肝硬化常见的并发症之一,肝硬化达一定程度后,肝门静脉内血液无法经肝脏回流至下腔静脉,从而引起多种临床症状,为减轻患者因门静脉高压引起的诸多症状的痛苦,常通过手术的方式将肝门静脉系的属支与腔静脉系相吻合,以建立静脉血新的回流途径,从而达到降低肝门静脉内血压的目的,称为门-腔吻合术。目前最为常用的术式为脾-肾吻合术,以脾静脉的根部与肾静脉吻合,门静脉的血可通过肾静脉回流到下腔静脉。

【病例分析】

病例 1:患者,女,2 岁,因先天性心脏病,动脉导管未闭而入院,准备施行手术结扎动脉导管。

1. 动脉导管位于何处?

2. 胎儿时期,动脉导管的作用如何?

3. 动脉导管未闭,怎样改变血流方向?

4. 患有动脉导管未闭的患儿,会出现皮肤发绀,此类发绀有何特点?

分析:动脉导管是胎儿时期连于肺动脉干(或左肺动脉)与主动脉弓的管道。胎儿时期,肺不具有呼吸功能,自右心室的肺动脉血经导管进入降主动脉,而左心室的血液则进入升主动脉。出生后有肺循环存在,动脉导管失用,一般在生后 3 个月左右闭合。若未闭合,由于主动脉压高于肺动脉压,血液的分流由左至右,即由主动脉流入肺动脉。少数人后期由于显著肺动脉高压,引起右至左分流,会出现发绀,此种发绀在下半身较上半身更为明显。因肺动脉的静脉血经未闭导管流入降主动脉,以下半身缺氧为主。

病例 2:患者,男,35 岁,因呕血和便血半天而入院。携带乙型肝炎病毒病史 5 年,半年前开始出现消化不良、消瘦、恶心、呕吐、右上腹疼痛。昨天开始出现呕血,量约 300ml,解大便带血,量约 200ml。体检发现:消瘦、脐周静脉曲张,腹膨隆,肝右肋下未触及,脾左肋下 5cm可以触及,腹部移动性浊音阳性。B 超提示肝轻度缩小,表面结节样,符合肝硬化的表现。脾大,有腹水约 3000ml。诊断:肝硬化门静脉高压症。

患者为何出现呕血、便血、脾大和腹水?

分析:门静脉高压时,侧支循环建立,食管下静脉丛曲张,其破裂引起血液经食管向上而呕血,血液经胃到下消化道,经肛门而出则便血(多为咖啡色),若引起直肠静脉丛的破裂,亦引起便血(为鲜血)。肝门静脉高压,脾静脉血回流障碍,脾脏瘀血,导致脾大。肝门静脉的压力增高,血管通透性增加,血清中的液体成分漏入腹膜腔;肝硬化者肝脏功能差,合成蛋白质能力降低,肝门静脉系的血管处于低渗状态,血液中的液体成分也因此渗透到腹膜腔,导致腹水。

【问题思考】

1. 腹主动脉有哪些壁支和脏支?

2. 用简图总结胃的血供。

3. 肝癌需灌注化疗药物治疗,试述自股动脉插管到肝固有动脉的途径。

4. 医生用口服药物治疗尿路感染,试述药物从入口至尿液排出体外所经过的解剖途径。若从手背静脉输液治疗,那么药物运行至尿液排出体外的解剖途径是什么?

5. 试述肝脓肿患者细菌经血行播散至右肺产生脓肿的途径。

6. 试述前列腺癌经过血液转移至脑的途径。

实验三　淋巴系统的观察

【实验目标】

1. 掌握胸导管的行程及其收集范围,右淋巴导管的组成及其收集范围。

2. 掌握全身主要淋巴结群的位置、引流概况。

3. 掌握脾的形态、位置。胸腺的形态、位置。

4. 了解淋巴系的其他内容。

【重点】

胸导管的行程及其收集范围，右淋巴导管的组成及其收集范围。

【难点】

全身各部淋巴结。

【实验准备】

1. 影像资料 淋巴系统解剖。

2. 标本 全身浅淋巴结的标本，胸导管及右淋巴导管解剖标本，胸、腹、盆腔的淋巴结标本。小儿胸腔解剖标本（示胸腺），腹腔解剖标本及离体腺标本，示淋巴管、淋巴结、胸导管的瓶装标本。

3. 模型 淋巴系统模型（示淋巴导管的行走及收集范围、表浅淋巴结群的位置、回流及收集范围），示胸导管的起初及行程的模型，脾脏的模型。

【实验内容】

在多媒体课件上演示和在全身浅淋巴结的模型上说明：淋巴系统是脉管系的重要组成部分，由各级淋巴管道、淋巴器官和散在的淋巴组织构成。

在示淋巴管、淋巴结、胸导管的瓶装标本上示教淋巴管、淋巴结和胸导管。

一、淋巴导管

（一）胸导管

在胸、腹后壁标本或胸导管及右淋巴导管解剖标本，淋巴系统模型上观察。胸导管于第1腰椎前方有膨大的乳糜池，由左、右腰干和肠干汇合而成。为胸导管起始处，胸导管自乳糜池上行，经膈的主动脉裂孔入胸腔，在食管右后方，沿脊柱前方，胸主动脉与奇静脉之间上行，至第五胸椎高度逐渐偏向左侧，沿脊柱左侧缘继续上行，出胸廓上口达颈根部，呈弯向前内下方注入左**静脉角**。在注入静脉角前，胸导管还接收左颈干、左锁骨下干和左支气管纵隔干的淋巴。若在全身整尸标本上观察，则需轻轻拉起食管胸段，即可在胸主动脉和奇静脉之间见到胸导管，再向下向上追索观察其位置及行程。在观察胸导管时，注意在乳糜池处寻找肠干和左、右腰干，在左静脉角处寻找左颈干、左锁骨下干和左支气管纵隔干。

收集范围：胸导管通过左颈干、左锁骨下干、左支气管纵隔干、左、右腰干和肠干六条淋巴干和某些散在的淋巴管，即收集下半身和上半身左侧半（全身 3/4 部位）的淋巴。

（二）右淋巴导管

为一短干，长仅 1cm，在右静脉角处寻找右淋巴导管，仔细辨别右颈干、右锁骨下干和右支气管纵隔干。收纳范围：收集右颈淋巴干，右锁骨下淋巴干及右支气管纵隔干，即上半身右侧半（约占全身 1/4 部位）的淋巴。

二、全身各部主要淋巴结群

（一）头部淋巴结

在颈部解剖标本和头颈部淋巴对模型上观察。

1. 枕淋巴结 位于枕部皮下，斜方肌起点的表面，收纳枕部和项部的淋巴。耳后淋巴结（乳突淋巴结）：位于胸锁乳突肌止点表面，又称乳突淋巴结，收纳颅顶、颞区和耳廓后面的淋巴。腮腺淋巴结：在腮腺表面及实质内有，分浅、深两组，收纳额、颞区、耳廓和外耳道及腮腺等处的淋巴。下颌下淋巴结：位于下颌下腺附近，收纳面部及口腔器官的淋巴。颏下淋巴结：位于颏下三角内，引流颏部、下唇中部及舌尖的淋巴。以上各组淋巴结的输出管汇入颈外侧淋巴结。

2. 颈外侧浅淋巴结　位于胸锁乳突肌表面，沿颈外静脉排列，收纳颈部浅层及头部淋巴结的输出管，其输出管注入颈外侧深淋巴结．

3. 颈外侧深淋巴结　位于颈内静脉附近，沿颈内静脉排列，收集头颈部、胸壁上部及乳房上部的淋巴，其输出管汇合成左、右颈干。此群淋巴结以肩胛舌骨肌为界分为**颈外侧上深淋巴结**和**颈外侧下深淋巴结**。

（二）腋淋巴结

位于腋腔内，位于腋静脉及其属支附近，按其位置可分为 5 群，其输出管组成锁骨下干。

（三）支气管肺淋巴结

位于肺门处，肺血管和支气管之间。它接受肺淋巴结的输出管，它本身的输出管注入气管支气管上、下淋巴结。后者的输出管入气管旁淋巴结，气管旁淋巴结的输出管与纵隔前淋巴结的输出管合成左右支气管纵隔干。

（四）腹股沟淋巴结

分深浅两群，腹股沟浅淋巴结位于腹股沟韧带下方，卵圆窝和大隐静脉周围。腹股沟深淋巴结位于股静脉内侧。腹股沟淋巴结的输出管入髂外淋巴结。

（五）腹盆腔淋巴结

髂外淋巴结位于髂外血管周围，髂内淋巴结位于髂内血管周围，髂总淋巴结位于髂总血管周围。腰淋巴结位于腹主动脉和下腔静脉两侧，其输出管合成一对腰干，注入乳糜池。髂内 / 外 / 总淋巴结，肠系膜上 / 下淋巴结，腹腔淋巴结，上述淋巴结群均位于同名动脉的根部或周围，收集同名动脉分布区的淋巴。

三、胸腺

在小儿胸腔解剖标本（示胸腺）、纵隔模型上观察。可见胸腺位于胸骨柄后方，上纵隔前部，心包前上方，有时可向上突入到颈根部。呈扁条形，分不对称的左、右两叶，两叶以结缔组织相连，其主要功能是产生 T 淋巴细胞并参与机体免疫反应，分泌胸腺素。胸腺有明显的年龄变化，新生儿及幼儿的胸腺相对较大，青春期后逐渐萎缩退化，被结缔组织代替。

四、脾

在腹腔解剖标本、腹腔脏器模型、脾脏标本和脾脏模型上观察。可见脾位于左季肋部，胃底与膈之间，在第 9 至第 11 肋之间，其长轴与第 10 肋一致，前端可达腋中线。因其位置较深，正常在肋弓下不应触及。其位置可随呼吸及体位的不同而有变化。脾可分为膈、脏两面，前、后两端，和上、下两缘。注意其上缘锐利，常有 2 ~ 3 个切迹，是触诊辩认脾的特征性标志，膈面光滑隆凸向外上与膈相贴，脏面凹陷，对向前内方，与胃、左肾、胰尾、结肠左曲相毗邻。脏面中部有血管和神经出入的成裂隙状纵行陷凹叫脾门。脾前端较宽阔，朝向前外下方，后端钝圆，朝向内上后方。脾是最大的淋巴器官，具有储血、造血、清除衰老红细胞和进行免疫应答的功能。

【临床联系】

一、淋巴水肿

淋巴水肿是由于淋巴循环障碍及富含蛋白质的组织间液持续积聚而导致的一种慢性进展性疾病。好发于四肢，下肢尤其多见。

淋巴系统是脉管系的重要组成部分，是心血管系统的辅助装置，由各级淋巴管道、淋巴器官和散在的淋巴组织构成。协助静脉引流组织液，淋巴器官和淋巴组织可产生淋巴细胞，过滤淋巴液和进行免疫应答的功能。淋巴管道可分为毛细淋巴管、淋巴管、淋巴干和淋巴导管四级。毛细淋巴管是淋巴管道的起始段，位于组织间隙内，以膨大的盲端起始，彼此吻合成网。管壁非常薄，仅由单层内皮细胞构成。没有基膜和周细胞，相邻的内皮细胞之间的连接间隙较大，因此毛细淋巴管比毛细血管通透性大，蛋白质、异物和细菌等大分子物质容易进入毛细淋巴管。淋巴管由毛细淋巴管汇集而成，在全身各处分布广泛，根据走行位置可分为浅淋巴管和深淋巴管。浅淋巴管行于皮下浅筋膜内，多与浅静脉伴行。**深淋巴管**行于深筋膜深面，常与深部的血管神经束伴行。浅深淋巴管之间有丰富的吻合。淋巴管在向心回流途中经过淋巴结，淋巴结过滤并将过滤后的淋巴运出淋巴结，逐渐汇合形成较粗大的 9 条淋巴干，全身 9 条淋巴干最终分别汇合成两条淋巴导管：即胸导管和右淋巴导管，淋巴导管最后注入静脉。若因各种原因导致淋巴管和淋巴结损伤，如淋巴结摘除术，放疗后，某些肿瘤的侵袭导致淋巴管浸润或阻塞，丝虫病、继发感染或结核病等，可引起淋巴回流障碍，淋巴滞留于组织间隙中而出现水肿。也有部分是原发性淋巴水肿，有先天性、早发性和迟发性三种，原因不明。

表现为自肢体远端向近端扩展的慢性进展性无痛性水肿。因体表淋巴管阻塞，长期水肿，可引起皮下纤维组织大量增生，使皮肤、浅筋膜逐渐肥厚，皮肤过度角化，质硬如象皮，称"象皮病"。常可继发感染，少数可恶变。

至今仍难于治愈。非手术治疗包括：抬高患肢；按摩；烘绑压迫；气体加压包裹患肢。手术治疗可切除纤维化皮下组织后植皮；重建淋巴淋循环和重建淋巴侧支循环。

二、淋巴瘤

淋巴瘤是原发于淋巴结和淋巴组织的恶性肿瘤，与免疫应答过程中淋巴细胞增殖分化产生的某种免疫细胞恶变有关，是免疫系统的恶性肿瘤，其恶性程度不一，其病因和性病机制尚不明了，但病毒学说颇受重视。根据病理学特征，可分为霍奇金淋巴瘤和非霍奇金淋巴瘤。

淋巴结和淋巴组织存在于全身各部，且与单核 - 巨噬细胞系统、血液系统相互交通，淋巴液和血液循环于周身，各组织器官，故淋巴瘤除发生于淋巴结、扁桃体、脾和骨髓外，还可发生于人身体的各个部位，如鼻咽部、胃肠道、膀胱、骨骼和皮肤等处。临床上以进行性无痛性淋巴结肿大和局部肿块为特征性表现，可伴有相应器官受压迫的症状。如病变累及淋巴结以外的淋巴组织，则呈现出受损器官病变的症状。当淋巴瘤侵犯胃肠道时，可有食欲减退、腹痛、腹泻、腹部肿块、肠梗阻和肠出血。而淋巴瘤侵犯肝脾时，可引起肝脾肿大，肝区疼痛和压痛。淋巴瘤侵犯呼吸道时，可引起咳嗽、咯血、胸闷、气促和胸水。淋巴瘤侵犯骨髓和血液时可导致淋巴细胞性白血病。淋巴瘤侵犯皮肤时，症状表现可多样化，红皮病、溃疡、丘疹、斑疹、皮下肿块等。治疗以化疗为主，放疗为辅。近年有生物治疗，如单克隆抗体、干扰素等。骨髓或造血干细胞移植和手术治疗。

【问题思考】

1. 试从解剖学的角度解释左季肋区受暴力打击时脾破裂大出血的机制。

2. 某人不慎刮破右足底皮肤，数天后其右腹股沟淋巴肿大，试分析其原因。

3. 患者，女，50 岁，一月前洗澡时发现右侧乳房上部有一生姜状肿块，因工作忙未及时就医。后发现逐渐肿大，与乳房皮肤粘连，不痛。医生检查时发现同侧腋窝内有两个肿大之淋巴结。问：（1）腋窝内淋巴结为何会肿大？（2）如不及时治疗，估计还有那些部位的淋巴结也会肿大？（3）可能的诊断？（4）如果需要手术，要不要清除腋窝内的淋巴结？为什么？

4. 某人因排出乳白色尿液来就医，经化验，尿中所含的是经小肠绒毛吸收的脂肪分解后合成的产物——乳糜。试分析在什么病理条件下乳糜会进入尿内？

第九章 感 觉 器

实验一 视器的观察

【实验目标】

（一）技能目标

1. 掌握眼球壁的各层、眼球内容物的名称和作用。
2. 掌握眼外肌的名称和作用。
3. 熟悉眼屈光异常的检查方法。

（二）知识目标

1. 掌握眼球壁的角膜、巩膜、虹膜（瞳孔）、睫状体、脉络膜及视网膜视部的形态结构与功能。
2. 掌握眼球折光装置各部的形态结构及结构特点。
3. 掌握眼房的结构、房水生成与循环。
4. 掌握眼睑、结膜的形态结构。
5. 掌握泪器的组成、泪道的形态结构。
6. 掌握眼外肌的名称、起止及作用。
7. 了解视网膜的组织结构及感光功能；眼的成像生理及屈光异常；眼房生理、病理意义；眼外肌神经支配；眼血供及静脉回流。

（三）素质目标

1. 培养人道主义精神（角膜捐献）。
2. 培养良好的用眼习惯。
3. 培养认真观察的精神。

【重点】

眼球壁的组成。

【难点】

眼外肌的运动。

【实验准备】

1. **影像资料** 感觉器解剖（眼）。
2. **标本** 猪眼数个，眼肌标本，眼的血管标本，眼睑标本，泪器标本。
3. **模型** 眼球解剖放大、眼外肌和眼球构造的模型。

【实验内容】

一、感觉器总论

感觉器：由感受器和附属结构构成。

感受器为机体接收内、外环境刺激的结构。分为：外感受器，分布于皮肤、黏膜、视器和听器等处；内感受器，分布于内脏和心血管等处；本体感受器，分布于肌、肌腱、关节和内耳等处。

二、视器

视器由眼球和眼副器（眼睑、结膜、泪器、眼球外肌等）、血管、神经构成，现分别加以观察。

（一）眼球

在眶解剖标本上观察：眼球位于眶内，它近似球形，前后径略小于横径，后方连有一粗大的神经即视神经，经视神经管进入颅腔，周围有眼球外肌及神经、血管，眶内充满脂肪组织。眼球由眼球壁及其内容物组成。

在眼的模型上观察，将猪眼分别沿眼球赤道切开和矢状切开后观察：

1. 眼球壁 由外而内，可分三层。

（1）外膜：为眼球纤维膜，前为角膜，后为巩膜。

1）**角膜**：为眼球纤维膜前 1/6 的透明部分，无血管，约呈圆形，其曲度较大，所以角膜较向前突出，有屈光作用。

2）**巩膜**：为眼球纤维膜后 5/6，厚而坚韧，乳白色、不透明，前接角膜，在眼球后极稍内侧有视神经从巩膜穿出，前方角膜缘处有环形的**巩膜静脉窦**，为房水回流的通道。

（2）中膜：为眼球血管膜，也称葡萄膜，呈棕黑色。由前向后可分为虹膜、睫状体和脉络膜三部分。

1）**虹膜**：呈冠状位，是中膜最前部的环形的薄膜，位于角膜后方、晶状体前方，虹膜中央圆形的孔称**瞳孔**。角膜与晶状体、睫状小带之间的腔隙叫眼房，虹膜把眼房分成较大的眼前房和较小的眼后房，二者借瞳孔相通。在前房内，虹膜和角膜交界处构成的环形区域称**虹膜角膜角**（前房角），角的前外侧壁有小梁网，连于巩膜与虹膜之间，有滤网作用，为房水回流必经之路。

2）**睫状体**：是血管膜中部最肥厚部分，位于巩膜与角膜移行处的内面，前接虹膜根部，后续于脉络膜，在眼的矢状切面上，睫状体呈三角形，结合眼球冠状切面后面观，可见睫状体后部 2/3 较平坦，称睫状环，前 1/3 较肥厚，内表面有 70 ～ 80 个向内突出的皱襞，叫睫状突。睫状体内的平滑肌为睫状肌，有调节晶状体和分泌房水的功能。

3）**脉络膜**：占血管膜的后 2/3，前接睫状体，后方有视神经穿过，外与巩膜疏松结合，内面紧贴视网膜色素层。富含血管和色素，有营养、吸收分散光线的作用。

（3）内膜：称**视网膜**，为眼球感觉膜。附于中膜内面，分两层，外层紧密贴在中膜内面者为色素上皮层；内层易于剥脱，称神经层。视膜自后向前分为三部分：视部、睫状体部和虹膜部。后部又称盲部。在标本上观察视网膜后部有圆形隆起的**视盘**，其后方连于视神经。在眼球模型上观察视网膜上的结构，在视网膜后部有血管穿出的圆形隆起，即视盘，在视盘外（颞）侧有黄色小区的为**黄斑**，内有**中央凹**。

在沿眼球赤道切开和矢状切开的猪眼上观察：眼球壁可分为三层，内层为白色，是视网膜的神经层，与视神经相对应处内面为中心略凹的视盘，乳白色这层较易剥离，该层深面呈蓝黑色的一层为视网膜色素上皮层，再外面呈棕黑色，为脉络膜，两者紧贴在一起，最外层为厚而致密坚韧、乳白色的巩膜，在眼球后极偏内侧有视神经穿出巩膜，其外包有视神经鞘。

2. 眼球的内容物 包括房水、晶状体和玻璃体。

（1）**房水**：是充满眼房的澄清的液体，有营养角膜和晶状体、维持眼内压、折光的功能。

（2）**晶状体**：位于虹膜与玻璃体之间，呈双凸透镜状，后面曲度较大，前面曲度较小，无色透明，具有弹性。借睫状小带系于睫状体。

（3）**玻璃体**：为无色透明的胶状物质，充满于晶状体、睫状小带与视网膜之间，约占眼球内腔的 4/5。

在沿眼球赤道切开猪眼上观察：眼球内部后半充满冻胶状的玻璃体，若不是新鲜眼球，有的玻璃体会液化呈水样。除去冻胶状的玻璃体，从后方向前看依次为视网膜、脉络膜、虹膜等。用镊子夹起晶状体，仔细观察连于晶状体与睫状体之间的睫状小带，此带为透明、菲薄的膜样结构，若晶状体已游离，则难以观察到睫状小带。将晶状体取出观察其形态结构。观察睫状体的睫状环与睫状突及其前方的虹膜与瞳孔。观察最前方的角膜，如不是新鲜眼球，则因防腐液的作用而不甚透明。最后将眼球壁前部沿矢状方向剪开，观察眼前房、眼后房及虹膜角膜角等结构。

在活体上相互观察眼球前方的角膜，后方乳白色的巩膜，透过角膜观察虹膜、瞳孔及眼球前房等结构。

用手电筒相互照射一侧眼睛，观察照射和移开手电筒时双侧瞳孔的反应，被照侧瞳孔缩小为瞳孔直接对光反射，另一侧的瞳孔缩小为瞳孔间接对光反射。瞳孔对光反射有助于对神经系统疾病的诊断，瞳孔对光反射迟钝或消失，见于昏迷患者。

（二）眼副器

1. 眼睑（在活体上观察）　俗称"眼皮"，位于眼球前方，分上睑和下睑。上、下睑的边缘称睑缘，睑缘的前缘生有睫毛。上、下睑缘之间的缝隙为睑裂。上、下睑在两端连合处分别称内眦及外眦。内眦与眼球之间的空隙为泪湖。泪湖底有一微红小突起，称为泪阜。

在眼睑标本上观察，眼睑的结构由浅至深可分为皮肤、浅筋膜、肌层、睑板和睑结膜五层。

在活体上，眼睑皮肤较其他处皮肤细薄，浅筋膜薄而疏松，故睑部皮肤移动性好，水肿最早在睑部出现肿胀。肌层主要为眼轮匝肌和上睑提肌，眼轮匝肌环绕睑裂，收缩可关闭睑裂；上睑提肌收缩，提上睑，开大睑裂。睑板呈半月形，质地较硬。上、下各一，分别位于上、下睑中。衬覆睑板内表面透明的黏膜为睑结膜。

2. 结膜　在标本与活体上观察。结膜为一层透明的黏膜，覆盖在眼睑的后面与巩膜前部的前面。依其所处的部位，可分为三部分：眼睑最内层为**睑结膜**。覆盖巩膜前部，其深面白色的巩膜为**球结膜**。睑结膜与球结膜互相移行，其返折处形成的隐窝，称**结膜穹窿**，有上穹与下穹。观察结膜上穹时需翻起上睑，眼球往下转；观察结膜下穹时需外翻下睑，眼球往上转。当闭眼时，三部分结膜之间所形成的囊状空隙，称为**结膜囊**，结膜囊通过睑裂与外界相通，滴眼药水时眼药水即进入结膜囊。

3. 泪器　由泪腺和泪道组成。泪道包括：泪点、泪小管、泪囊和鼻泪管。

（1）在泪器标本和模型上观察：于眼眶前外上方的泪腺窝内有泪腺，有若干排泄小管开口于结膜上穹的外侧部。

（2）在活体上观察：在上、下睑缘内侧端各有一小突起，为泪乳头，其顶端有一小孔，对向泪湖，分别称为上、下泪点，是泪小管的开口。

（3）在标本或模型上观察：分别起自上、下泪点的上、下泪小管，先与睑缘成垂直方向走行，随即几乎成直角转向内侧行，上、下泪小管汇合后开口于泪囊。泪囊为位于泪囊窝内的膜性囊，其上端为盲端，在内眦水平以上，其下端移行于鼻泪管。

（4）在模型和颅骨标本上观察：泪囊下端的膜性管为鼻泪管，大部分行经骨性鼻泪管中，向下开口于下鼻道前份的外侧壁。

4. 眼球外肌　有7块，其中运动眼睑的是上睑提肌。其余6块均止于眼球，运动眼球的包括4块直肌、2块斜肌。

在眼肌标本、眼外肌和眼球构造的模型上逐一观察：

（1）上睑提肌：在上直肌上方可认出，起自视神经管周围的总腱环，前行处为腱膜，止于上睑睑板。

（2）4块直肌（即上直肌、下直肌、内直肌、外直肌）：均起于视神经管周围和眶上裂内侧的总腱环，4块直肌自起点发出后，分别沿眶的上、下、内侧、外侧壁前行，在眼球的上、下、内、外方，至眼球赤道（中纬线）的前方，止于巩膜上、下、内侧、外侧各部。内、外直肌的功能分别是使瞳孔转向内侧和外侧；上、下直肌可使瞳孔转向上内方和下内方。

（3）上斜肌：起自总腱环，在上直肌和内直肌之间，沿眼眶顶壁的内侧缘前行，至眼眶顶壁内侧缘前端处，穿过一滑车，再转向后外，经上直肌与外直肌之间走向后外方，止于眼球赤道（中纬线）后方，其功能是使瞳孔转向外下方。

（4）下斜肌：起自眼眶底壁的前内侧，经下直肌下方，斜向后外，止于眼球下面赤道（中纬线）的后方，其功能是使瞳孔转向外上方。

（三）眼球和眼眶的血管和神经

在眼的血管标本和模型上观察：

1. 眼动脉 起自颈内动脉颅内段，与视神经伴行经视神经管入眶，先在视神经外侧，后经上直肌与视神经之间眼眶内侧壁，再于上斜肌与内直肌之间前行，最后出眼眶成为终支，沿途发出的主要分支如下：

（1）视网膜中央动脉：由眼动脉发出后，在视神经下方前行，于眼球后方 1.0～1.5cm 处穿入视神经内，在视神经中前段行至眼球内，分支分布于视网膜内层。

（2）泪腺动脉：较大，沿外直肌上缘前行到泪腺。

（3）睫状后长、短动脉：穿巩膜分布于巩膜、脉络膜、虹膜、睫状体及视网膜外层。

2. 神经 将在脑神经实习时观察。

（四）实习小结

1. 眼球折光装置 角膜、房水、晶状体、玻璃体，无色透明，具有屈光作用。光线 → 角膜 → 眼前房房水 → 瞳孔 → 眼后房房水 → 晶状体 → 玻璃体 → 视网膜。

2. 眼的折光成像 眼的视物成像原理同物理学上的凸透镜成像原理。5m 或 6m 以外物体的光线近似平行光线，经过正常眼的折光装置，无须调节，物体影像正好聚焦成像于视网膜上，为一倒置的图形，此为正视眼。

3. 眼的调节 对于来自近处的散开光线，眼球具有自动改变折光率，使近处散开光线刚好聚焦在视网膜上形成清晰影像的能力，眼球的这种调节焦点距离的能力即为眼的调节作用。眼的调节包括晶状体凸度的改变、瞳孔的调节以及双眼球会聚。

（1）晶状体凸度的改变：视近物时，睫状肌收缩，睫状小带松弛，晶状体弹性回缩变凸，屈光力增强，成像于视网膜。

（2）瞳孔的调节：视近物或强光时，瞳孔缩小；视远物或弱光时，瞳孔散大。

（3）眼球会聚：视近物时，双眼球同时向鼻侧会聚，利于形成清晰物像。

4. 房水产生及循环途径 睫状体产生 → 眼后房 → 瞳孔 → 眼前房 → 虹膜角膜角隙 → 巩膜静脉窦 → 睫状前静脉 → 眼静脉。

5. 泪液的产生及排出途径 泪腺产生 → 泪腺排泄小管 → 结膜囊 → 泪湖 → 泪点 → 泪小管 → 泪囊 → 鼻泪管 → 下鼻道。

6. 眼外肌的功能肌

眼外肌 {
上直肌—内上视
下直肌—内下视
内直肌—内视
外直肌—外视
上斜肌—外下视
下斜肌—外上视
}

【临床联系】

眼的折光异常

当眼在调节松弛状态下，来自 5m 或 6m 以外的平行光线，经过正常眼的折光装置折射，无须调节，不能聚焦于视网膜上，称非正视眼或折光异常（屈光不正），可分为近视、远视和散光、老视四类。

（一）近视眼

眼球前后径正常，角膜或晶状体曲率过大，屈光能力过强；眼球前后径过长，使平行光线进入眼球后，聚焦成像于视网膜之前，导致视远距物模糊，近距视力好。纠正方法为佩戴一定焦度的凹透镜。

（二）远视眼

眼球前后径过短，角膜曲率过小，使平行光线聚焦于视网膜之后，视物模糊。轻度远视在年轻人因调节力强而无明显症状。中、高度远视视力受损，常伴有不适和视觉疲劳，因过度调节会出现内斜视。纠正方法为佩戴一定焦度的凸透镜。

（三）散光眼

角膜的球面曲率不均匀，入眼的光线经折射后不能同时聚成焦点，以致视物模糊，纠正方法为佩戴柱透镜。

（四）老视

老视俗称"老花眼"，老年人因晶状体逐渐硬化，弹性减弱，睫状肌功能也逐渐变弱，眼的调节能力逐渐减弱，40～45 岁开始，能看远物而看近物不清，为了看清近物，睫状肌要过度收缩和过度集合，以增加调节，引起眼疲劳。

纠正方法：看近物时佩戴凸透镜，看远物时把镜摘下。

【问题思考】

1. 分析光线进入眼内转化成视觉冲动所经过的解剖路径。依次经过的这些结构中发生哪些病变后会引起失明？

2. 看近物或远物时，晶状体和瞳孔如何调节使物像正好落在视网膜上？

3. 运用所学视器的解剖学知识，试解释近视、远视、老视、散光、白内障、青光眼、沙眼、斜视、瞳孔缩小、瞳孔散大、夜盲、色盲等疾病与何结构有关。

4. 请用所学解剖学解释为什么看书久了眼睛会疲劳，停下来看远方景物后眼睛就能得到休息。

实验二　位听器的观察

【实验目标】

（一）技能目标

1. 掌握中耳和内耳各部分结构的名称。

2. 熟悉传导性耳聋和神经性耳聋的检查方法。

（二）知识目标

1. 掌握耳的构成。

2. 掌握中耳的分部、鼓室的位置。

3. 掌握幼儿咽鼓管的形态特点及临床意义。

4. 掌握骨迷路、膜迷路的分部。

5. 熟悉外耳道的分部及新生儿外耳道的特点。

6. 熟悉鼓膜及咽鼓管的位置、分部、作用。

7. 熟悉鼓室六个壁的主要结构与毗邻及临床意义。

8. 熟悉骨迷路、膜迷路主要形态结构；听小骨的形态、连接及运动、生理功能。

9. 熟悉声波传导路径。

10. 了解骨迷路、膜迷路功能；内耳的基本工作原理；感觉器（视器、前庭蜗器）的其他内容。（限临床医学专业）

（三）素质目标

1. 培养学生空间立体感。

2. 小儿的咽鼓管与成人的形态不同，培养发展、辩证的思维。

【重点】

中耳鼓室的构成。

【难点】

内耳的构成。

【实验准备】

1. 标本 颞骨岩部示鼓室六壁标本；示外耳道、鼓膜、骨迷路标本；咽鼓管标本；示骨半规管、外耳道、鼓膜的标本。

2. 模型 示外耳、中耳、内耳的分部和形态及鼓室位置、结构和毗邻的模型；骨和膜半规管的模型；听小骨模型。

3. 手电筒，音叉。

【实验内容】

在示外耳、中耳、内耳的分部和形态及鼓室位置、结构和毗邻的模型上可见：前庭蜗器包括前庭器和蜗器，按部位可分为外耳、中耳、内耳三部。外耳又分三部：位于头部两侧的为耳廓，俗称耳朵，管道部分为外耳道，外耳和中耳之间为鼓膜。中耳为一系列的空腔，位于外耳与内耳之间。内耳或称迷路，包括耳蜗、前庭、三个半规管，前者为听觉器官，后两者为平衡器官。

一、外耳

外耳包括耳廓、外耳道、鼓膜。

1. 在耳（示外耳道、鼓膜、骨迷路）标本和示外耳、中耳、内耳的分部和形态及鼓室位置、结构和毗邻的模型上观察 连于外耳门至鼓膜间的弯曲管道为外耳道，外侧 1/3 为软骨部，与耳廓软骨相延续，内侧 2/3 为骨性部。由外向内其方向为先向前上，继而稍向后，最后弯向前下，故活体上检查成人鼓膜时，需将耳廓拉向后上方，使外耳道呈近似于直线后才能窥见。婴儿外耳道短而直，鼓膜近于水平位。

2. 在鼓膜的标本和模型上观察 可见在外耳道与鼓室之间，有一椭圆形半透明薄膜即鼓膜。向前、下、外倾斜，与头部的矢状面及水平面各成 45° 角。鼓膜上 1/4，呈三角形，薄而松弛，名松弛部；下部 3/4 坚实紧张，名紧张部，为鼓膜振动的主要部分。鼓膜整体呈漏斗状，凸面向内，与锤骨柄末端相对处为鼓膜脐。锤骨柄紧贴鼓膜脐内面。锤骨柄的上部内侧可见一细小的神经横跨而过，为鼓索。鼓索是面神经出茎乳孔之前的分支，向上向前穿过骨质，在黏膜深面跨过锤骨柄内侧，向前穿岩鼓裂与舌神经相连。

二、中耳

中耳包括鼓室、咽鼓管、乳突窦及乳突小房，为一含气的不规则腔道，大部分在颞骨岩部内。

在示外耳、中耳、内耳的分部和形态及鼓室位置、结构和毗邻的模型及锯开的颞骨标本上对照观察，注意确定各结构的解剖位置。

（一）鼓室

鼓室是颞骨岩部内含气的一个形状不规则的腔隙，上、下径和前、后径长，内、外侧径短，鼓室各壁覆有黏膜，此黏膜与咽鼓管及乳突窦、乳突小房内的黏膜相延续。鼓室可分为六壁，现分别观察各壁的结构和毗邻。

1. 上壁 又称鼓室盖，为一薄骨板，分隔鼓室与颅中窝。

2. 下壁 又称颈静脉壁，亦为一薄骨板，分隔鼓室和颈静脉窝内的颈内静脉。

3. 前壁 又称颈动脉壁，即颈动脉管的后壁，此壁上部有肌咽鼓管开口，肌咽鼓管可分为上、下两部，上部为鼓膜张肌半管，内容鼓膜张肌，下部为咽鼓管半管，为咽鼓管外侧 1/3 的骨性壁。

4. 后壁 又称乳突壁，此壁上部有乳突窦开口，乳突窦又与后方的乳突小房相通。乳突窦开口内侧有外侧半规管凸，开口下方有一锥隆起，为镫骨肌。

5. 外侧壁 又称鼓膜壁，大部分是鼓膜，此外，鼓膜所附着处周围的骨也组成外侧壁的一部分。

6. 内侧壁 又称迷路壁，为内耳的外侧壁。此壁凹凸不平，中部有圆形隆起，名岬，由耳蜗第一圈隆凸形成（可在模型上取出颞骨里面的内耳模型加以验证）。岬的后上方有卵圆形孔，名**前庭窗**或卵圆孔，通向前庭，被镫骨底封闭。岬的后下方有圆形小孔，名**蜗窗**或圆窗，在活体上被第二鼓膜封闭。在前庭窗的后上方有一条弓形隆起，称为面神经管凸，内有面神经。

鼓室内结构细小，三块听小骨和两块听骨肌，标本上较难看清，要和模型结合起来观察：三块听小骨即锤骨、砧骨及镫骨，最靠外侧为锤骨，锤骨柄末端附着于鼓膜脐区，锤骨头与砧骨相关节，砧骨又与镫骨头连接，而镫骨底则覆盖前庭窗。三骨借关节和韧带连接成听骨链，连于鼓膜和前庭窗之间，可将声波的振动转换成机械能传入内耳。

运动听小骨的肌为鼓膜张肌和镫骨肌，鼓膜张肌位于鼓膜半管内，骨腱从管内伸入鼓室，止于锤骨，收缩时将锤骨拉向内侧，紧张鼓膜。镫骨肌位于鼓室后壁的锥隆起内，肌腱入鼓室，止于镫骨，收缩时将镫骨底拉向后外方，离开前庭窗，以减轻内耳的压力。

（二）咽鼓管

沟通中耳鼓室与鼻咽部的管道，又名欧氏管。成人长 3.5 ～ 4.0cm。内 2/3 为软骨部，以咽鼓管咽口开口于平对下鼻甲后方的鼻咽部侧壁，管自咽口向后上外行，外 1/3 为骨部，以咽鼓管鼓室口开口于鼓室前壁。咽鼓管咽口和软骨部平时关闭，当吞咽或呵欠时，腭帆张肌收缩，咽鼓管咽口张开。

幼儿咽鼓管较成人短而平，口径较大，故咽部感染易沿咽鼓管侵入鼓室，引起中耳炎。

（三）乳突窦和乳突小房

乳突窦和乳突小房是鼓室向后的延伸。乳突窦位于鼓室上隐窝的后方，是乳突小房中最大者，向前开口于鼓室，向后与乳突小房相连通。乳突小房为颞骨乳突内的许多含气小腔，在锯开的颞骨标本上观察，可见这些小腔互相交通，向前借乳突窦与鼓室相通。

三、内耳

内耳位于鼓室和内耳道底之间，全部埋藏于颞骨岩部骨质内，由骨迷路和膜迷路构成。骨迷路为颞骨岩部骨密质围成的不规则腔隙，膜迷路为套在骨迷路内的膜性管或囊，二者间充满外淋巴，膜迷路内充满内淋巴，内、外淋巴互不相通。

（一）骨迷路

在耳（示外耳道、鼓膜、骨迷路）标本和内耳模型上观察：

可见骨迷路共分三部，即前庭、骨半规管、耳蜗。骨迷路中部扩大的腔隙为前庭，前庭前部较窄，前下方有一大孔道连接形似蜗牛壳的耳蜗，后部较宽，后上方以 5 个小孔通 3 个骨半规管。前庭与中耳之间有前庭窗和蜗窗，前庭内侧壁邻接内耳道底。

前庭后上方有三个几乎互成直角的半环形骨管，为骨半规管，根据位置分为前骨半规管、后骨半规管和外骨半规管，前骨半规管凸向上，约与颞骨岩部的长轴相垂直；后骨半规管凸向后外，与颞骨岩部的后面接近平行；外骨半规管凸向外侧，呈水平位。每个半规管都有两个骨脚连于前庭，较细小者称单骨脚，较膨大者称壶腹骨脚，前、后骨半规管的单骨脚合成一总骨脚，故三个骨半规管以 5 个孔开口于前庭。

位于前庭的前方，形似蜗牛壳者为耳蜗。由蜗螺旋管环绕蜗轴两圈半而成。蜗顶朝前外方，蜗底朝后内方对向内耳道底。蜗轴伸出的骨螺旋板，分蜗螺旋管为上、下两半，上半为前庭阶，下半为鼓阶。

（二）膜迷路

膜迷路是位于骨迷路内封闭的膜性管和囊，借纤维束固定于骨迷路，分为椭圆囊、球囊、膜半规管和蜗管。

在耳（示外耳道、鼓膜、骨迷路）标本和内耳模型上观察：

1. 位于前庭后上方的椭圆囊隐窝内者为**椭圆囊**，较大。后壁有 5 个开口，连于膜半规管。前壁有椭圆球囊管，连于球囊和内淋巴导管。椭圆囊内有椭圆囊斑，为位觉感受器。感受头部静止和直线变速运动的刺激。

2. 位于前庭前下方的球囊隐窝内者为球囊，较椭圆囊小。下端以连合管连于蜗管。球囊内有球囊斑，为位觉感受器。感受头部静止和直线变速运动的刺激。

3. 在骨半规管内，形状与骨半规管相似者为膜半规管，骨壶腹内相应的膜部膨大称膜壶腹，壁上有隆起的壶腹嵴，也是位觉感受器，感受头部旋转变速运动的刺激。

4. 膜蜗管位于耳蜗螺旋管内，介于骨螺旋板与蜗螺旋管外侧壁之间，水平断面上呈三角形。

将振动的音叉分别置于两耳不同距离处，可听到不同强度的声音。再将振动的音叉置于额骨上，感受其振动。

【临床联系】

一、中耳炎

发生时，通过耳镜可观察到鼓膜红肿突出，透过鼓膜可见渗出液或琥珀色液体（发生出血）。通常继发于上呼吸道感染，鼓室黏膜肿胀可部分或全部堵塞咽鼓管，患者主诉"耳内振荡"并常伴有疼痛及发热等症状。若不及时治疗，听小骨可形成瘢痕，导致听小骨传导声波能力减弱，损伤听力，严重者可引起鼓膜穿孔，导致中耳性耳聋。

二、晕动病

晕车、晕船、晕飞机为晕动病或运动病，它是指乘坐交通工具时，摇摆、颠簸、旋转、变速运动等因素使人体内耳前庭器感受到过度运动刺激，从而产生过量生物电，影响神经中枢而出现的眩晕、冒冷汗、恶心、呕吐等症状群。确切地讲，不是通常意义上的疾病，而仅仅是敏感机体对超限刺激的应激反应，是一种人体空间定位障碍。

　　内耳前庭器是人体平衡感受器官，椭圆囊斑、球囊斑感受静止和直线（水平或垂直）变速运动的刺激，半规管壶腹嵴感受旋转（角）变速运动的刺激。每个人对这些刺激的强度和时间的耐受性有一个限度，在此限度和时间内人们不会产生不良反应，超过了这个限度就要出现运动病症状，这个限度就是致晕阈值。每个人的致晕阈值不同，所以在相同的客观条件下，只有少数致晕阈值低的人才出现晕动病症状。眩晕是前庭受刺激产生的症状，冒冷汗、恶心、呕吐等症状是因为前庭神经与自主神经关系密切而导致。

【问题思考】

1. 为什么婴幼儿比成人容易在咽喉发炎后之后患中耳炎？中耳炎可能波及哪些结构？

2. 声波可经哪些结构传入内耳感受器？

第十章　神经、内分泌系统

实验一　脊髓和脊神经的观察

【实验目标】

（一）技能目标

1. 掌握脊髓的位置和形态，脊髓纤维束的名称和作用。
2. 掌握脊神经丛的分支、名称和支配。
3. 熟悉脊髓损伤和脊神经损伤的表现。

（二）知识目标

1. 掌握神经系统的分区，神经元、神经胶质细胞的基本形态特征，神经元分类及功能，神经胶质的分类及基本功能。
2. 掌握白质、髓质、纤维束、灰质、皮质、神经核、神经节、神经的概念及组织构成。
3. 掌握反射弧的基本组成及功能。
4. 掌握脊髓位置，终端水平部位。
5. 掌握脊髓节段的概念和脊神经节段的概念。
6. 掌握脊髓内部主要结构；脊髓灰质配布概况；主要上行纤维束（薄束、楔束、脊髓丘脑束）的位置和功能性质及损伤表现；皮质脊髓侧束位置、功能、行程特点及损伤表现。
7. 掌握脊神经的构成、分支、纤维成分。
8. 掌握颈丛的构成，膈神经的构成、位置、分布、损伤表现。
9. 掌握臂丛的组成、位置，正中神经、尺神经、桡神经的起源、主要行程和分支、分布，肌皮神经、腋神经的位置、分布。
10. 掌握胸神经前支在胸腹壁的行程、分布及其皮支的节段性特征。
11. 掌握腰丛的组成、位置，掌握股神经的行程、位置、主要分支、分布及损伤表现。
12. 掌握骶丛的组成及位置，坐骨神经的发起、行程、体表投影、主要分支、分布概况及损伤分析。
13. 熟悉其主要核团（前角运动细胞、胶状质、后角固有核、中间外侧核）的功能性质；脊髓白质的配布概况；脊髓的一般外形结构；脊髓反射和损伤表现。
14. 熟悉耳大、枕小、颈横、锁骨上神经的分布，四肢各部位的神经配布。（限临床医学专业）
15. 了解其他上行纤维束的行程及功能，皮质脊髓前束、红核脊髓束的位置和功能性质。（限临床医学、预防医学、口腔医学专业，其他专业为了解）
16. 了解肋间神经阻滞麻醉的解剖要点；髂腹下、髂腹股沟、闭孔神经、生殖股神经的分布；臀上、臀下、股后皮神经分布。（限临床医学专业）

（三）素质目标

1. 树立整体观和培养认真观察的精神。
2. 培养仁爱的精神。

【重点】

1. 脊髓外形及位置。

2. 脊神经的构成，颈丛、臂丛、腰丛、骶丛的构成、位置，各丛主要的分支、分布。

【难点】

1. 脊髓内纤维的起止、功能。
2. 脊神经分布与功能，损伤后可能出现的表现，从出现的神经功能障碍推断受损神经。

【实验准备】

1. **影像资料**　脊髓解剖视频。
2. **标本**　脊髓各关键部位的横断面厚切片，打开椎管后壁的脊髓、离体脊髓、脊髓横切面、脊髓带椎骨标本。
3. **模型**　脊椎模型，脊髓节段模型，神经系统概况模型。
4. **其他**　叩诊锤。

【实验内容】

一、神经系统的分部

在神经系统概观模型上观察：中枢神经系统包括脑和脊髓。

周围神经系统包括脑神经和脊神经，分别连于脑和脊髓。

周围神经以神经干的形式分布到身体各部，含运动和感觉纤维成分。每一条脊神经都是混合性神经，其运动和感觉纤维在外观上无法分辨，但是到达各部皮肤的小分支（称为皮脂）主要为感觉神经。还可根据其功能和分布将周围神经分为内脏神经和躯体神经（此部分可由教师示教）。

二、脊髓

（一）脊髓的外形

1. **在离体脊髓上观察**　脊髓呈圆柱样，横径大于前后径，全长粗细不等，有两个膨大部，上端为颈膨大，下端为腰骶膨大。末端逐渐变细，称为脊髓圆锥，其下端延续为细长的终丝（需拨开马尾寻找）。

2. **在脊髓节段模型上观察**　脊髓表面有6条纵行的浅沟，前正中明显的沟称前正中裂，后面正中为后正中沟，在前正中裂外侧有成对的前外侧沟，在后正中沟外侧有成对的后外侧沟，为神经根丝出入的部位。前外侧沟根丝细小，排列稀疏，合成前根，后外侧沟根丝粗大，排列紧密，合成后根，后根上膨大处为脊神经节。前、后根在脊髓两侧椎间孔处汇合形成脊神经。每一对脊神经的根丝附着范围内的脊髓称为一个脊髓节段，由31对脊神经将脊髓区分为31个节段：颈节8个、胸节12个、腰节5个、骶节5个、尾节1个。

（二）脊髓的位置

在打开椎管后壁的脊髓标本上示教。脊髓位于椎管内，上端在枕骨大孔处延续为延髓，下端成人平对第1腰椎体下缘（新生儿脊髓下端平对第3腰椎体下缘）。观察时注意辨认椎骨序数，注意颈、胸、腰、骶等神经根丝在椎管内走行的方向、长度、出椎间孔的位置。

（三）脊髓的横切面

在脊髓横切面标本上示教。根据各沟裂的位置来判定方位，然后观察脊髓的内部结构。切面中间颜色较浅的部分为灰质（在新鲜标本上灰质颜色灰暗），而周围颜色较深部分为白质（在新鲜标本上白质鲜亮发白）。

脊髓灰质略呈"H"形，中央有细小的中央管，上通脑室，其前、后方的皮质分别称为灰质前、后连合；外侧部向前扩大形成前角，在两膨大处尤为明显；向后的狭细突起称后角；前角、后角之间为中间带；在胸髓节段横切面标本上还可观察到，中间带向外侧突出形成侧角（第1胸椎到第3腰椎节段存在）。从脊髓整体的角度来看，各节段前角、后角和侧角连成柱状，称为前柱、后柱和侧柱，前柱主要是运动性神经元，后柱为感觉性神经元和联络性神经元，侧柱为内脏运动和内脏感觉性神经元。

　　脊髓白质位于灰质的周围，主要由纵向走行的神经纤维束构成，根据脊髓的沟裂可分为：前正中裂与前外侧沟之间的前索，前、后外侧沟之间的外侧索，后正中沟与后外侧沟之间的后索。在前外侧裂深部有横越的白质纤维，称白质前连合。

（四）脊髓的纤维束

　　在感觉和运动传导通路模型上观察。

（五）脊髓反射

　　1. 学生相互间完成膝跳反射（牵张反射）　被测同学处于坐位，小腿完全松弛，自然悬垂，测试者用右手持叩诊锤叩击髌韧带，正常反应为小腿前伸。

　　2. 学生相互间完成肱二头肌反射（牵张反射）　测试者以左手托扶被测同学屈曲的肘部，并将拇指置于肱二头肌腱上，然后以叩诊锤叩击拇指，正常反应为肱二头肌收缩，前臂快速屈曲。

三、脊神经

（一）脊神经的构成

　　脊神经连于脊髓，共31对，即颈神经8对，胸神经12对，腰神经5对，骶神经5对和尾神经1对。分布于躯干和四肢。

　　先观察脊神经构成模型，再观察对应标本（示教）。

　　在模型和标本上可见脊神经通过神经根与脊髓相连。前根的根丝发自脊髓前外侧沟，后根的根丝从后外侧沟进入脊髓。前、后根根丝首先走行在椎管内蛛网膜下隙中，相邻的多条神经根汇合后（一个脊髓节段的神经根汇合成一条）依次穿过蛛网膜进入硬膜下隙、穿过硬脊膜进入硬膜外隙（硬脊膜包绕神经根与神经外膜相延续）。在椎间孔处，前、后根合并后再分支离开椎间孔，此处可见脊神经节，位于后根，为初级感觉神经元胞体聚集而成。

　　脊神经的主要分支：前支，较粗大，走向脊柱的前外侧；后支，向后穿过横突间软组织分布到躯干背部中线两侧的肌和皮肤；脊膜支，较细小，从椎间孔返回入椎管分布到脊膜及椎管内血管（在普通标本上难以见到）；交通支，连接交感干（详见内脏神经）。

　　颈、腰、骶部的脊神经的前支分别构成神经丛（颈丛、臂丛、腰丛和骶丛）；胸部的脊神经前支呈节段性分布，所有脊神经后支呈节段性分布到脊柱区的肌和皮肤，不必作详细观察。

（二）颈丛

　　翻开胸锁乳突肌，观察第1～4颈神经前支组成的颈丛及发出的分支：

　　1. 皮支　可在颈丛模型上观察。多数经胸锁乳突肌后缘中点（神经点）穿出深筋膜，向上、前、下各方向走行至浅层。依次辨认枕小神经、耳大神经、颈横神经、锁骨上神经。

　　2. 膈神经　在颈丛模型、纵隔模型和纵隔标本上观察。膈神经为混合性神经，由颈丛发出，向下经前斜角肌表面，至颈根部经锁骨下动、静脉之间进入胸腔，经肺根前方贴心包两侧下行达膈肌，该神经分支支配膈肌的运动，并分支到心包、胸膜，右膈神经尚至肝、胆，传导其感觉冲动。

　　3. 舌下神经袢　常位于颈内静脉浅面。由舌下神经降支与第2、3颈神经分支组成。（临床医学专业由教师示教，其他各专业不做要求）

（三）臂丛

由第 5 ～ 8 颈神经前支与第 1 胸神经前支组成。

1. 先在颈-上肢深层标本和腋窝标本上观察臂丛的构成及位置　此丛上部穿行斜角肌间隙，在翻开前斜角肌的标本上可见第 5 ～ 8 颈神经与第 1 胸神经前支构成的 5 个根，在锁骨中段上方，5 个根再编织成 3 个干，由上而下为上干、中干和下干，各干再分为前、后两股，6 个股于锁骨中点后进入腋窝，在腋腔内围绕腋动脉构成 3 束。在腋腔内先找到腋动脉，依据方位辨认各束。位于腋动脉外侧的为外侧束；在腋动脉内侧的为内侧束；在腋动脉后方的为后束。

2. 在上肢标本上辨认臂丛 3 束的主要分支

（1）肌皮神经：自外侧束发出，穿喙肱肌，分支支配喙肱肌、肱二头肌和肱肌，其终支为前臂外侧皮神经。

（2）正中神经：此神经由外侧束和内侧束各发一根汇合而成。位于腋动脉前外侧，向远端追踪，可见此神经伴肱动脉经肱二头肌内侧沟下行到肘窝，并穿过旋前圆肌，向下经指浅、深屈肌之间，最后经腕横韧带深面达手掌部。正中神经在臂部没有分支，在前臂分支支配前臂前肌群（肱桡肌、尺侧腕屈肌、指深屈肌尺侧半除外）。正中神经的终支为 3 支指掌侧总神经，在手掌部发出返支支配鱼际肌（拇收肌除外）和 1、2 蚓状肌。皮支分布于手掌掌心和鱼际区皮肤、桡侧半和桡侧三个半指掌侧皮肤及这三个半指中节与远节指背的皮肤。在活体上触摸肱二头肌内侧沟、肘窝，辨认掌外侧纹，在手掌画出正中神经皮支分布范围。

（3）尺神经：在尺骨鹰嘴和肱骨内上髁之间可见一粗大的神经，即为尺神经，向上追踪可见其发自内侧束，在臂部行经正中神经内侧，无分支。过尺神经沟后，行经肘关节内侧，穿过尺侧腕屈肌的起点，进入前臂伴尺动脉内侧下行。尺神经在前臂发出肌支支配尺侧腕屈肌、指深屈肌尺侧半。主干继续下行达腕上方处发出手背支，绕前臂远端内侧缘达手背侧，分布于手背尺侧半及尺侧一个半指近背侧皮肤。

尺神经终支至手掌部分为深、浅两支：

1）深支支配小鱼际肌、拇收肌，第 3、4 蚓状肌和全部骨间肌。

2）浅支沿手掌面下行，分布于小鱼际区皮肤尺侧半和尺侧一个半指掌侧及一个半指中节与远节指背的皮肤。相互间触摸尺神经沟内的尺神经。

请在手部画出尺神经皮支（尺神经终支浅支）的分布范围。

（4）臂内侧皮神经及前臂内侧皮神经：均发自内侧束，可在腋动脉和腋静脉之间寻找。它们分别分布于臂内侧皮肤和前臂内侧皮肤。

（5）腋神经：由后束发出，在腋腔后壁可见腋神经伴旋肱后动脉向后穿四边孔，绕肱骨外科颈分支入三角肌和小圆肌，并有皮支分布于三角肌区及臂上份外侧部皮肤。

（6）桡神经：较粗大，由后束发出后即与肱深动脉伴行，经肱三头肌长头与内侧头之间沿桡神经沟行向外下方达肱骨外上髁前方，沿途发出肌支支配肱三头肌、肱桡肌和桡侧腕长伸肌，皮支分布于臂及前臂后部皮肤，主干行至肱肌与肱桡肌之间并分为深、浅两终支。

1）浅支：分布于手背桡侧半及桡侧两个半指近节背侧皮肤。

2）深支：分支支配前臂后肌群。在骨架上复习肱骨桡神经沟。

请在手部画出桡神经皮支分布范围。

以上诸神经都是臂丛至上肢的分支。臂丛于锁骨上、下部还有许多分支，不一一追认，它们当中与临床关系较为密切的是胸长神经和胸背神经。

（7）胸长神经：起自臂丛根部，经臂丛与腋动脉后方入腋腔，沿前锯肌表面下降，分支支配该肌。

（8）胸背神经：起自臂丛后束，沿肩胛下肌前面，相当于肩胛骨腋缘处下降，分布至背阔肌。

（四）胸神经前支

在显露胸后壁的标本上观察。

胸神经在穿出椎间孔后，除第 1 和第 12 胸神经外，均不成丛。各对胸神经前支均走行于相应的肋间隙内，故称肋间神经。第 12 胸神经前支行于第 12 肋下缘，称肋下神经。

肋间神经在肋间隙内与肋间后动脉、静脉伴行，神经位于最下方，走行于上一肋骨下缘的内侧面（肋沟处）、肋间内肌和肋间最内肌之间，分布于胸壁固有肌和皮肤。主要分支有外侧皮支和前皮支。下位 5 对肋间神经和肋下神经除分布于相应的肋间肌和皮肤外，还继续向前下行达腹前壁。于腹前外侧壁可见它们行于腹横肌与腹内斜肌之间，最后穿腹直肌前鞘到达腹前壁皮肤，沿途发出分支至腹前外侧壁肌与皮肤，并具有明显的节段性。肋间神经皮支的重叠分布特点也最为明显，即一条肋间神经皮支所分布的区域也接收相邻上、下两条神经的分布。

请在自身的躯干前外侧壁标出各条肋间神经分布范围。

（五）腰丛

腰丛由第 12 胸椎前支的一部分、第 1～3 腰椎的前支及第 4 腰椎前支的一部分构成。

在显露腹后壁的标本上观察。翻开腰大肌，于腰椎横突前方可见腰丛（其组成不予追认）。第 4 腰神经前支的一部分和第 5 腰神经前支组成腰骶干加入骶丛（此干可在骶骨岬两侧找到）。观察腰丛的分支。

髂腹下神经、髂腹股沟神经、生殖股神经（略）。

1. 股外侧皮神经　可在髂前上棘下方与大腿外侧找到。

2. 股神经　在股前内侧区神经血管标本上观察。股神经是腰丛最大的分支，此神经由腰大肌的外侧缘穿出后，沿腰大肌与髂肌之间下降，经腹股沟韧带深面、股动脉的外侧行至股前部，在股部的分支有：

（1）肌支：数条分支入股四头肌和缝匠肌。

（2）前皮支：分布于大腿前部的皮肤。

（3）隐神经：为股神经终支，亦为皮支，在股部伴股动脉下降，经收肌管到膝关节内侧穿出至皮下，伴大隐静脉下行至小腿前内侧面，最后达足内侧缘，分布于小腿前内侧面及足内侧缘皮肤。

3. 闭孔神经　在盆腔矢状切面连有下肢的标本上观察。自腰大肌内侧缘穿出后，沿小骨盆侧壁下行，与闭孔动脉一同穿闭膜管至大腿内侧，分为前、后两支，支配股内侧肌群和闭孔外肌。

（六）骶丛

骶丛由第 4 腰椎前支大部分、第 5 腰椎（构成腰骶干）及所有骶神经前支构成。

在盆腔矢状切并连有下肢的标本上观察。第 1～4 骶神经前支由骶前孔穿出，第 5 骶神经前支和尾神经前支经骶管裂孔出骶管，它们在盆腔后壁梨状肌前方与腰骶干共同组成骶丛。

1. 臀上神经和臀下神经　在臀部，翻开臀大肌和臀中肌，可见此两神经分别经梨状肌上孔和下孔穿出。臀下神经入臀大肌支配该肌；臀上神经行于臀中、小肌之间并支配此两肌及阔筋膜张肌。

2. 阴部神经　与臀下神经同出梨状肌下孔，随后绕过坐骨棘进入坐骨小孔，沿坐骨肛门窝侧壁，分数支至肛管会阴部及外生殖器。

3. 坐骨神经　此神经为骶丛的最大分支，也是人体最粗大的一支神经。经梨状肌下孔穿出后（此处个体差异大，部分分两支穿梨状肌上、下孔或其中一支穿梨状肌纤维），行经坐骨结节与股骨大转子之间至股后部，发出分支支配大腿后群肌。于腘窝上角处，分为两终支（分支部位高低个体差异大，少数人分支部位高达臀部穿梨状肌处）：

（1）胫神经：下行至小腿后部，伴胫后动脉，经小腿后面深、浅两层肌间下行，并发出分支支配小腿后群肌。主干经内踝与跟结节之间进入足底，分为内、外侧 2 支，分别称为足底内、外侧神经，分布于足底的肌和皮肤。

（2）腓总神经：沿股二头肌内侧缘向外下行，绕过腓骨颈外侧，穿腓骨长肌分为腓深神经和腓浅神经。腓深神经伴胫前动脉，在小腿前群肌间下行，分支支配小腿前群肌和足背肌。腓浅神经行于腓骨长、短肌之间，分支支配腓骨长、短肌。主干向下，于小腿外侧面中、下 1/3 交界处穿出深筋膜，分布于小腿外侧面、足背、趾背的皮肤。观察时特别要注意其绕腓骨颈处，该处易于损伤。

请在活体上标出坐骨神经干的体表投影。

【临床联系】

一、常见的脊髓损伤

脊柱外伤、脊柱及椎管内肿瘤的压迫是造成脊髓损伤的常见原因。脊髓损伤常见的类型有不完全横断损伤、完全横断损伤。脊髓不完全横断损伤引起的综合征又称布朗-塞卡综合征（Brown-Séquard syndrome）。

（一）布朗-塞卡综合征

经典的表现：损伤平面以下同侧肢体呈痉挛性瘫痪（同侧皮质脊髓束支配同侧前角运动神经元）；损伤平面以下同侧出现深感觉障碍（同侧后索传导的是同侧深感觉）；对侧 2 ～ 3 个脊髓节段平面以下痛温觉障碍（同侧脊髓丘脑束传导的是对侧的浅感觉）；病灶支配区同侧出现肌萎缩、浅感觉障碍（损伤区域同侧前角运动神经元和后角进入带损伤）；支配区上缘出现节段性痛觉过敏（处于病灶上缘，受病灶的刺激）。

（二）脊髓完全横断损伤

急性期会出现脊髓休克（2 周左右），表现为节段性感觉运动功能丧失，病灶水平以下躯体感觉和内脏感觉消失，深、浅反射和内脏反射抑制，尿潴留（称无张力性神经源性膀胱），血压下降。病灶以下表现为弛缓性瘫痪，肌无张力，被动运动毫无抵抗。后期表现为截瘫：损伤平面以下双侧呈痉挛性瘫痪，反射逐渐恢复，出现 Babinski 征，膀胱充盈到 300 ～ 400ml 即自动排尿（反射性神经源性膀胱），躯体反射亢进并可扩展到内脏反射（躯体的刺激可引起排汗、排尿、排便等总体反射），感觉部分恢复（完全横断损伤，平面以下的深浅感觉完全缺失）。

（三）不完全横断损伤的脊髓

休克期短，瘫痪范围小，感觉缺失也是不完全的，其范围、性质取决于受损的传导束，双侧不对称。

二、周围神经损伤与修复

周围神经损伤指的是各种原因导致的周围神经纤维的损伤。损伤因素有外伤、肿块或异物压迫、医源性损伤、中毒等。损伤类型包括压榨、撕脱、横断。神经细胞是高度分化的细胞，不具有进一步分化和再生的能力，因而一般认为，中枢神经不能再生。但是，周围神经干（神经的突起）损伤后是可以再生的，再生的效果与损伤的性质、程度、修复措施有密切的关系。修复周围神经损伤的基本原则是解除病因、保护神经元胞体、恢复神经纤维的完整性、加强功能锻炼。

神经端-端吻合术是修复神经横断损伤的常规手术，也用于断肢再植术中。术中将横断神经远、近端的神经外膜或束膜缝合起来，损伤近端的轴突在一定的条件下会生长出新的突起（先决条件是神经元胞体存活），突起的最前端部分称为生长锥。生长锥不断向前生长延长，通过吻合口，长入远端的内膜管，直至到达靶器官。内膜管指的是损伤远端神经纤维变性、崩解（瓦勒变性），原有的轴质被清除，施万细胞（周围神经胶质细胞）大量增生，沿基膜排列而形成的条索状细胞带。

【病例分析】

病例 1：钱某，男，20 岁，打架时被人从背后刺了一刀致脊髓损伤，10 个月后复检：左下肢随意运动消失，肌张力增高，腱反射亢进，Babinski 征阳性，无明显肌萎缩；右侧躯干肋弓以下和右下肢的痛、温觉丧失，本体感觉和触觉基本正常；左侧躯干剑突平面下和左下肢位置觉丧失。

试分析病变的位置，并解释这些症状产生的原因。

分析：该患者主要症状为左侧下半身痉挛性瘫痪、本体感觉和精细触觉障碍，对侧下半身痛、温觉丧失，根据病史和患者的症状和体征，可推断该患者为脊髓传导束损伤，并初步确定是由中段胸髓左侧半横断损伤所致。

因左侧剑突平面以下本体感觉丧失，根据本体感觉传导束在脊髓内为同侧走行，可推断为左侧第 6 胸神经功能障碍，左侧第 6 胸节薄束损伤，而损伤部位在第 4 胸椎；左下肢痉挛性瘫痪则是由于左侧皮质脊髓侧束受损；右侧肋弓平面以下痛、温觉丧失，相当于第 8 胸节支配平面，根据脊髓丘脑束可在上升或下降 1～2 个脊髓节段后从白质前连合向对侧投射，可推断左侧第 6 胸节脊髓丘脑束损伤。患者无明显的肌萎缩，说明该患者为中枢性瘫痪。因此推断该患者为左侧第 4 胸椎平面第 6 胸节半横断损伤。

病例 2：一退休老人，在玩门球时不慎被别人用球棒击中其左小腿外上方。伤处疼痛剧烈，左腿无力，诉其左腿外侧及足背麻木，不能背屈其左踝和伸趾。检查发现患者左下肢呈跨阈步（行走时左足抬得很高，落地迅速）。左腓骨头处肌紧张，左下肢外侧远端和足背感觉缺失。下肢 X 线片报告腓骨颈骨折。初步诊断为腓骨颈骨折和腓总神经损伤。

分析：左小腿外侧及足背皮肤为腓总神经支配。趾不能伸，说明趾长伸肌麻痹，此肌为腓深神经支配；左下肢呈跨阈步是因为踝关节不能背屈，走路时足尖易着地，因而患者会通过抬高下肢防止足尖着地，所以跨阈步是因踝关节不能背屈所引起的，屈踝背的肌包括胫骨前肌、趾长伸肌等，也为腓深神经支配。以上表现加上受伤部位、受伤局部的肌紧张可推断为腓总神经损伤。X 线片报告进一步证实了腓骨颈骨折，为诊断腓总神经损伤提供了佐证。

从此例不难看出，熟悉的解剖学知识在神经损伤定位诊断中的重要性。X 线不能为神经损伤提供直接诊断（X 线、CT、MRI 均不能分辨周围神经组织），神经损伤的定性和定位诊断主要依赖于临床表现。

【问题思考】

1. 患者张某，30 岁，因车祸就诊，X 线检查第 10～11 胸椎骨折，临床体检发现右侧股前部和股内侧部肌萎缩，皮肤感觉丧失，右膝反射消失，右大腿后部和小腿肌张力增强，跟腱反射亢进，位置觉丧失，而这些部位的痛、温觉存在，左侧下肢的痛、温觉消失，但是左下肢的运动正常。根据上述体征，这患者的病变在何处？为什么？

2. 在尺侧腕屈肌两头之间有一增厚的纤维带，尺神经在纤维带下进入一骨性纤维鞘管，在此管道内易受卡压，产生肘管综合征。根据所学的解剖学知识，请分析肘管综合征可能的临床表现。

3. 总结手的神经支配。

4. 单条肋间神经损伤后难以做出准确的诊断，为什么？

实验二 脑干结构和断面的观察

【实验目标】

（一）技能目标

1. 掌握脑干的外形结构。
2. 掌握脑神经核的名称、分类。

（二）知识目标

1. 掌握脑干的组成。
2. 掌握脑干各部的主要外部结构、第四脑室的位置及其连通。
3. 掌握脑干内部结构的概要，重要脑神经核。（限临床医学、预防医学、口腔医学专业，其他专业为了解）
4. 熟悉重要的非脑神经核团。
5. 熟悉各主要上、下行纤维束在脑干各部的位置概况，脑干损伤及临床表现。
6. 了解脑干各代表性横切面的结构。

（三）素质目标

1. 树立整体观，培养认真观察的习惯。
2. 培养良好的综合分析能力。

【重点】

1. 脑干的外形及位置。
2. 脑神经核的分类、排列规律以及与脑神经的对应关系。

【难点】

脑干各代表性横断面在某些部位受损后症状和体征的分析。

【实验准备】

1. **影像资料** 脑干解剖视频。
2. **标本** 脑干各关键部位的横断面厚切片，脑正中矢状切面标本，脑干标本，完整脑标本。
3. **模型** 脊椎模型，脊髓节段模型，脑干模型，脑神经核电动模型，示脑干内纤维束模型。

【实验内容】

一、脑干的腹侧面（外形）

（一）在完整脑标本上观察

脑干位于脊髓和间脑之间，分为延髓、脑桥和中脑三个部分。

（二）在脑干放大模型上观察

1. **延髓** 上端略膨大，形如蒜头，以横行的桥延沟与脑桥分隔，下部经枕骨大孔延续为脊髓，前正中裂两侧与前外侧沟之间的纵行隆起称锥体，内含锥体束纤维，锥体下端前正中裂消失处为锥体交叉，交叉纤维为皮质脊髓束。在前外侧沟的后外侧有卵圆形隆起的橄榄，深面为下橄榄核，舌下神经根丝在其内侧穿出，背外侧由上而下依次有舌咽、迷走和副神经根丝穿出。

2. 脑桥　腹侧面明显膨隆称脑桥基底部，表面横纹深部为横行的神经纤维。中线处略凹陷为纵行的基底沟，容纳基底动脉。基底部向两侧变细与小脑相延续为小脑中脚，三叉神经从其前外侧穿出。基底部下缘的桥延沟内由内向外依次有展神经、面神经和前庭蜗神经根丝穿出。

3. 中脑　腹侧面上缘为视束覆盖，下缘为脑桥覆盖，表面呈一对纵行柱状隆起，称大脑脚，由纵行的下行纤维束构成，两侧大脑脚间的深窝称为脚间窝，有动眼神经根丝穿出。

二、脑干的背侧面（外形）

在脑干放大模型上观察：

脑干背侧面中份的凹窝称菱形窝，由延髓背侧上半部和脑桥的背侧部共同构成，以横行的髓纹为界。

延髓背侧面下部与脊髓相似，在后正中沟上端两侧、菱形窝下角以下，有隆起的薄束结节和楔束结节，深面有薄束核与楔束核。楔束结节外上方的隆起为小脑下脚（绳状体）。

脑桥背部为菱形窝的上半部分，向两侧与小脑上脚（结合臂）和小脑中脚相连。

菱形窝的上外侧界为小脑上脚，下外侧界为小脑下脚、楔束结节和薄束结节，中间有明显的正中沟，两侧略隆起称为内侧隆起。内侧隆起在髓纹上方为面神经丘，其深面有展神经核和面神经膝。内侧隆起在髓纹下方，紧靠正中线处有尖端向下的舌下神经三角，内含舌下神经核，此三角后外侧的小三角形区域为迷走神经三角，内有迷走神经背核。内侧隆起外侧有与后正中沟平行的界沟，界沟上端有颜色发蓝黑的区域称蓝斑（在新鲜标本为蓝灰色），界沟外侧的三角区称为前庭区，深面为前庭神经核群，前庭区外侧角处有听结节、内隐蜗神经后核。

中脑背侧面有两对圆形的隆起，上方为上丘，是皮质下视觉反射中枢，以上丘臂向前外侧与外侧膝状体相连；下方为下丘，是皮质下听觉反射中枢，以下丘臂向前外侧与内侧膝状体相连，下丘下方有滑车神经根丝穿出。

三、第四脑室

在头颈部正中矢状切面标本上观察。菱形窝构成第四脑室的底，顶为向后上指向小脑的部分，由第四脑室正中孔通至蛛网膜下隙。第四脑室上角连通中脑水管，下角连通脊髓中央管，外侧角向外侧延伸转向腹侧形成外侧隐窝，隐窝尖端开口为第四脑室外侧孔，亦通蛛网膜下隙。

四、脑干的灰质

在脑干及脑神经核模型、脑干神经核电动模型上观察。脑神经核均位于中脑的背侧部，在中线最内侧为一般躯体运动核团（模型上显示为红色团块），由上到下依次为动眼神经核、滑车神经核、展神经核和舌下神经核；靠界沟内侧为一般内脏运动核团（黄色团块），由上到下依次为动眼神经副核、上泌涎核、下泌涎核和迷走神经背核；在一般内脏运动核团深面为特殊内脏运动核团（红色团块），由上到下依次为三叉神经运动核、面神经核、疑核和副神经核；在界沟外侧为内脏感觉神经核团（蓝色团块），即孤束核，跨过中脑和延髓；最外侧为特殊躯体感觉核团（蓝色团块），含前庭神经核和蜗神经核，位于中脑和延髓的交界处；在特殊躯体感觉核团深面为一般躯体感觉核团（长条形蓝色团块），由上到下为三叉神经中脑核、三叉神经脑桥核和三叉神经脊束核。

非脑神经核团分布不规则，在中脑背侧上丘深面为上丘核，下丘深面为下丘核，在上丘平面中脑被盖部中央可见红核，其腹外侧为黑质，参与运动功能调节。在脑桥基底部为脑桥核，是大脑和小脑之间的中继站；腹侧被盖区偏下方为上橄榄核，参与听觉功能；背侧面可见蓝斑核，与睡眠和觉醒有关，在延髓背侧面下部由内向外为薄束核和楔束核，是深感觉传导通路的中继核团，腹侧面橄榄深面为巨大的下橄榄核，参与小脑对运动的调控。

五、脑干的白质

在感觉和运动传导通路模型上观察。

六、脑干典型横切面观察

由教师示教一个切面。

（一）橄榄中部水平切面

该切面略呈扁方形，腹侧部前正中裂外侧为隆起的锥体，其背外侧深面为颜色浅淡、开口朝内侧的皱褶囊形灰质结构，即下橄榄核切面，背内侧依次有内侧丘系、顶盖脊髓束和内侧纵束；背侧部略宽，为菱形窝的下份，其深面由内向外有舌下神经核、迷走神经背核、前庭神经核和颜色较深的小脑下脚，在小脑下脚腹内侧与锥体束、下橄榄核背侧之间的广大区域，灰白质交错排列，称为网状结构。

（二）面丘水平切面

脑桥可以分为背侧较小的被盖部和腹侧较大的基底部，根据基底部明显膨隆的外形可判定其方位，在切面上腹侧前缘基底沟的两侧明显突出，在其深面有若干大小不等的纤维束横切面，颜色较深，是锥体束的横切面，在锥体束周围及各小束之间的大量色淡的横行纤维即脑桥横纤维，它们向两侧汇集成小脑中脚，向后外侧进入小脑。在锥体束纤维后方不远可见一对颜色较深略呈梭形的横行纤维束，称为斜方体，它位于脑桥被盖部前缘处，主要由传导听觉的二级纤维构成，是脑桥基底部与被盖部分界的标志。斜方体背侧为脑桥被盖部，被盖部室底正中线两侧为面丘，其深面为展神经核和面神经膝（面神经轴突在此绕过展神经核），其外侧为前庭神经核。

（三）上丘水平切面

根据中脑背侧顶盖的切面及腹外侧巨大隆突的大脑脚和脚间窝的形态进行定位，在切面中部略向后可见到中脑水管，据此可将中脑分为三个部分，即中脑水管周围的中央灰质，中央灰质背侧的顶盖和中央灰质腹侧的大脑脚。腹侧面可看到脚间窝，窝底部两侧各有一条斜向外后的带状结构，在新鲜标本上略呈灰黑色，称为黑质，黑质又把大脑脚分为两部分，其腹侧部分称大脑脚脚底，由下行纤维束（中份为锥体束，其内、外侧为皮质脑桥束）组成；黑质背侧的部分叫被盖，是脑桥被盖部向上的直接延续，在上丘水平切面被盖中央部有一圆形灰质团块的切面，即红核的切面。背侧面为下丘及下丘核。

【临床联系】

一、脑干病变的定位原则

（一）确定脑干水平的损害

根据脑神经＋脑干功能障碍的交叉体征，可以判断是脑干损伤。

1. 后组脑神经损伤为延髓损伤。

2. 中组脑神经损伤为桥延或脑桥损伤。

3. 第Ⅲ～Ⅳ对脑神经损伤为中脑损伤。

4. 有意识障碍，累及脑干网状激活系统损伤。

5. 呼吸节律改变，中枢性过度换气为中脑上端损伤，长吸气为脑桥上端损伤，共济失调性呼吸为延髓上端损伤。

6. 眼球位置和运动异常，提示自主神经损害，中枢性高热为脑桥下部损伤。

（二）脑干内外病变的区别

脑干内病变时，脑干受损的症状出现早而明显。

（三）确定病变的范围

根据传导束损害：感觉、运动、平衡障碍来判断。

二、常见的脑干临床综合征

（一）红核综合征（Benedikt 综合征）

病变部位：动眼神经、红核、黑质、内侧丘系。

临床表现：同侧动眼神经麻痹；对侧肢体震颤、强直、舞蹈、共济失调；对侧肢体深感觉、精细触觉障碍。

引起该综合征的疾病：肿瘤、局限性炎症、外伤，血管性少见。

（二）大脑脚综合征（Weber 综合征）

病变部位：动眼神经、锥体束、黑质。

临床表现：同侧动眼神经麻痹；对侧肢体痉挛性偏瘫、运动障碍；对侧核上性面神经、舌下神经瘫痪。

引起该综合征的疾病：大脑后动脉脚间支和脉络膜后动脉梗死；颞叶肿瘤、硬膜下血肿伴发的天幕疝或动脉瘤压迫大脑脚。

（三）四叠体综合征（Parinaud 综合征）

病变部位：中脑顶盖、上丘、动眼神经核、内侧纵束。

临床表现：中脑水管狭窄与闭塞性脑积水；上丘损伤出现上视瘫痪；动眼神经损伤出现动眼神经瘫痪和眼睑下垂；累及内侧纵束，出现眼震颤。

（四）脑桥腹内侧综合征（Fovil 综合征）

病变部位：三叉神经根、小脑中脚、皮质脊髓、脑桥核。

临床表现：同侧面部所有感觉丧失，咀嚼肌迟缓性瘫痪；偏身共济失调，同侧协同障碍；对侧痉挛性偏瘫；同侧共济失调。该疾病由基底动脉中央支血供障碍引起。

（五）脑桥腹外侧综合征（Millard-Gubler 综合征）

病变部位：锥体束、脊髓丘脑系、展神经、面神经。

临床表现：同侧眼球不能外展；同侧周围性面瘫；对侧中枢性面瘫；对侧偏身感觉障碍。该疾病由基底动脉周围支、小脑前下动脉阻塞引起。

（六）延髓综合征（Dejerine 综合征）

病变部位：延髓中腹侧。

临床表现：同侧周围性舌下神经麻痹；对侧肢体中枢性偏瘫。该疾病由椎动脉分支或基底动脉起始部阻塞、动脉瘤压迫造成。

（七）延髓背外侧综合征（Wallenberg 综合征）

病变部位：延髓上段背外侧。

临床表现：病侧延髓麻痹；病侧颜面痛、温觉丧失（脊束核受损）；病侧小脑症状（小脑下脚受损）；对侧肢体痛、温觉丧失（脊髓丘脑束受损）；眼球震颤和眩晕（前庭核受损）；出现 Horner 征（网状结构受损）。该疾病由椎动脉或小脑后下动脉闭塞引起。

三、脑干反射

（一）睫脊反射

刺激锁骨上区引起同侧瞳孔扩大。

（二）额部眼轮匝肌反射

术者用手指向外上方牵拉患者眉外侧皮肤并固定，然后用叩诊锤轻叩其手指，引起同侧眼轮匝肌收缩闭目。

（三）垂直性眼头运动反射或垂直性眼前庭反射

患者头俯仰时双眼球与头的动作呈反方向上下垂直移动。

（四）瞳孔对光反射

光刺激引起瞳孔缩小。

（五）角膜反射

轻触角膜引起双眼轮匝肌收缩闭目。

（六）嚼肌反射

叩击颏部引起嚼肌收缩。

（七）水平性眼头运动反射或水平性眼前庭反射

头左右移动时双眼呈反方向水平移动。

（八）眼心反射

压迫眼球（自外向内）引起心率减慢。

（九）掌颏反射

轻划手掌大鱼际区引起同侧颏肌收缩。

（十）角膜下颌反射

轻触角膜引起眼轮匝肌收缩闭目，且反射性地引起翼外肌收缩，使下颌向对侧移动。

其中，掌颏反射和角膜下颌反射为病理反射，其他为生理反射。

【病例分析】

患者，男，58岁。12小时前在活动状态下突然出现左侧肢体软弱无力，左上肢不能抬起，左下肢不能站立，伴有讲话吐字不清，且双眼视物模糊，头痛，无恶心、呕吐，无呼吸困难，无饮水呛咳，无四肢抽搐及二便失禁，无发热。自发病以来，患者精神较差，有阵发性烦躁，无意识丧失，未进食水，二便未解。查体见左侧上下肢肌力3级，右侧肢体肌力正常，腱反射对称引出，左侧Babinski征（+）、Kernig征及Brudzinski征（+）。经观察患者饮水无呛咳，指鼻试验阳性，跟膝胫试验阳性，考虑共济失调。头颅CT提示：脑干出血（右侧，出血量约1.5ml）。

分析：典型的脑干出血常于体力活动或情绪激动时发病，本例患者自诉在活动情况下突然出现左侧肢体无力，伴有吐字不清，且双眼视物模糊伴有共济失调，故本例患者的发病诱因为体力活动。因此在临床工作中，遇到在体力活动或情绪激动时出现肢体功能障碍、共济失调等神经系统体征的患者要高度警惕颅内出血。脑干出血的机制可能是某些高危因素使血液中凝血因子发生改变，血流动力学异常，血管壁结构破坏，内膜下胶原纤维暴露，同时使纤溶功能亢进，纤维蛋白降解加快，在血流冲击下血管壁易于形成微小动脉瘤，一旦患者遇到情绪激动、剧烈运动、饮酒等情况诱发血压升高则可导致破裂出血。

　　本例患者为 58 岁男性，属中老年患者，由于在体力活动中发病，其机制应为体力活动诱发血压升高，再加上中老年人血管脆性增加，而致基底动脉破裂出血。脑干出血一般出现交叉性瘫痪，即病灶侧脑神经周围性瘫痪和对侧肢体中枢性瘫痪及感觉障碍。由于脑干内有第Ⅲ～Ⅳ对脑神经核、多种脑干传导束、脑干网状结构及心血管运动中枢、血压反射中枢、呼吸中枢及呕吐中枢等，所以临床表现形式多样化，病情变化多而快，并发症亦多。本例患者发病后立即出现肢体功能障碍，伴随眼部体征、吐字不清、共济失调等症，临床表现多样化正是脑干出血最主要的特征。

【问题思考】

1. 脑干内有哪些丘系交叉？
2. 脑干内脑神经核团与脑神经的对应关系是什么？

实验三　脑神经的观察

【实验目标】

（一）技能目标

1. 掌握脑神经的名称、脑神经的分支和支配。
2. 熟悉脑神经损伤的表现。

（二）知识目标

1. 掌握脑神经的名称、顺序号、纤维成分、连脑部、进出颅的部位、性质和分布概念。
2. 掌握视神经的功能、性质和行程。
3. 掌握动眼神经的纤维成分、主要行程、分布、功能及损伤表现，瞳孔对光反射通路及分析。
4. 掌握滑车神经的行程、分布、损伤表现。
5. 掌握展神经的行程、分布、损伤表现。
6. 掌握三叉神经的纤维成分、半月节的位置、三大分支在头面部的感觉分布区。
7. 掌握面神经的纤维成分、重要行程、主要分支（鼓索、面肌支）的分布概况。
8. 掌握前庭蜗神经的功能、性质、主要行程。
9. 掌握舌咽神经的成分。
10. 掌握迷走神经的纤维成分、主干行程及其各种纤维的分布概况。
11. 掌握副神经、舌下神经的分布，舌下神经损伤的临床表现及分析。（限临床医学专业）
12. 熟悉眼神经、上颌神经、下颌神经的主干行程、主要分支、分布概况。（限临床医学专业）
13. 熟悉面神经周围瘫的临床特点及分析。（限临床医学专业）
14. 熟悉喉上神经的行程、分布，左、右喉返神经的行程、分布及损伤分析。（限临床医学专业）
15. 熟悉穿经海绵窦、眶上裂、颈静脉孔的诸神经。
16. 熟悉眼、舌、喉、咽的神经支配。（限临床医学专业）
17. 熟悉各脑神经节的性质、位置。
18. 了解嗅神经、舌咽神经分布概况。
19. 了解眶上裂综合征、颈静脉孔综合征的发病原理及分析。（限临床医学专业）

（三）素质目标

1. 树立整体观，培养良好的逻辑思维能力。
2. 面神经管内、外损伤，周围性面瘫和中枢性面瘫，培养学生的辩证思维能力。

【重点】

1. 12 对脑神经的名称、行程、分支分布、损伤后的表现。
2. 第Ⅲ、Ⅴ、Ⅵ、Ⅶ、Ⅸ、Ⅹ、Ⅻ对脑神经。

【难点】

1. 某一对脑神经分支损伤后可能出现的表现以及从出现的临床表现如何推断为哪一神经受损。
2. 与脑神经有关的副交感神经节在标本上的找寻其纤维联系。

【实验准备】

1. **影像资料**　脑神经。
2. **标本**　颅底观骨标本，颞骨冠状位切开标本，整脑（带嗅球和视神经、视交叉）、脑干（带脑神经根）、头部正中矢状切开标本（示鼻黏膜、嗅丝）、眶标本（显露眼肌、眼球、眼神经及第Ⅱ、Ⅲ、Ⅳ、Ⅵ对等脑神经，需保留睫状神经节及睫状短神经），面侧深区标本（显露三叉神经及其分支，包括与之相连的副交感神经节），面部浅层标本（显露腮腺，面神经颅外段的分支），头颈侧面深层标本（显露后 4 对脑神经），颈部神经标本，显露迷走神经全程标本（喉上、喉返神经，迷走前干、迷走后干和鸦爪支等）。
3. **模型**　12 对脑神经的模型，内脏神经模型，耳模型。

【实验内容】

一、观察各脑神经出颅部位

在颅底内面观的标本上（有骨膜和脑神经根）观察：

1. 颅前窝的筛板，有若干筛孔，有嗅神经根丝通过。
2. 在颅中窝、蝶骨体的前方两侧，分别有视神经通过视神经管，在蝶骨体两侧的中央有动眼神经根。蝶骨体与颞骨岩部交角处有细小的滑车神经；在枕骨斜坡的两侧，可以观察到动眼神经根。颞骨岩部内侧，滑车神经外侧，可以观察到比较粗大的三叉神经根；在颞骨岩部的中央后部可以观察到面神经和前庭蜗神经根进入内耳门。
3. 在颅后窝、枕骨大孔两侧，分别观察舌咽神经、迷走神经、副神经根丝经过颈静脉孔。舌下神经根丝经过枕骨大孔两侧缘的舌下神经管。

二、各对脑神经观察

（一）嗅神经（Ⅰ）

嗅神经为感觉神经，司嗅觉。在头部正中矢状切标本上观察嗅黏膜，在整脑标本上观察嗅球及嗅束，在颅底骨标本上观察筛孔。

嗅神经的第一级感觉神经元胞体散在于嗅区（上鼻甲和鼻中隔上部）黏膜内，为双极神经元（肉眼不可见），周围突分布到黏膜内感受气味分子的刺激，中枢突汇合成 20 余条嗅丝穿筛孔，终于嗅球，位于额叶直回下面。嗅球连嗅束，向后走行。因此，所见到的嗅丝从其纤维性质来说属于中枢神经。

（二）视神经（Ⅱ）

视神经为感觉神经。在去除眶上壁和外侧壁的标本上，可见在眼球后极偏内侧一粗大的神经出眼球，经视神经管入颅腔续于视交叉，此即视神经（观察视神经时勿将周围的眼肌和眶内其他神经损坏）。视神经鞘包裹视神经并与脑膜相延续。

（三）动眼神经（Ⅲ）

动眼神经为运动神经，含有躯体运动和一般内脏运动纤维。在脑干标本上，可见其发自中脑脚间窝。在去除眶上壁和外侧壁的标本上，可见动眼神经穿过海绵窦，经眶上裂入眶内，分为上、下2支，上支分布到上直肌和上睑提肌，下支至下直肌、内直肌、下斜肌。

睫状神经节：为副交感神经节。在外直肌与视神经之间，（近侧）有一个像米粒大小、呈扁平四角形的睫状神经节，动眼神经的副交感纤维在此换元后组成睫状短神经入眼球壁，末梢分布到瞳孔括约肌和睫状体的睫状肌。

（四）滑车神经（Ⅳ）

滑车神经为运动神经。在脑干标本上，可见其从中脑背面下丘下方出脑，绕大脑脚至脑干腹侧。在去除眶上壁和外侧壁的标本上，见其穿海绵窦后经眶上裂入眶。可先找到上斜肌，沿上斜肌上缘找出与之相连的神经，此神经即滑车神经，它为一较细小的神经，支配上斜肌。在眼外肌模型上观察上斜肌，从其起、止点和走向理解该肌的作用。

（五）三叉神经（Ⅴ）

三叉神经为混合性神经，含躯体感觉纤维和躯体运动纤维成分。在脑干标本上可见三叉神经根连于脑桥中部前外侧，根很短。在颅底示脑膜的标本上可见三叉神经向前行至颞骨岩部前面近尖端的三叉神经压迹处，形成膨大的半月形神经节，称三叉神经节。从该节发出三个大支，它们分别为眼神经、上颌神经、下颌神经。在头面部深层标本上观察这些分支。

1. 眼神经 与动眼神经、滑车神经同行于海绵窦外侧壁，经眶上裂入眶。在除去眶顶部的标本上，观察其分支。

（1）额神经：最粗，在上睑提肌上方前行，分2～3支，其中眶上神经较大，穿眶上切迹，至额部皮肤。

（2）泪腺神经：细小，位于最外侧，沿外直肌上缘前行达泪腺，分布于泪腺、结合膜和上睑的皮肤。

（3）鼻睫神经：为最内侧的分支，在上直肌下方与视神经之间，斜跨视神经上方至眼眶内侧，分布于鼻腔黏膜（嗅黏膜除外）、筛窦、泪囊和鼻背、鼻前庭的皮肤以及眼球、眼睑等。

2. 上颌神经 为三叉神经的第二支。此神经由三叉神经节发出后前行，穿海绵窦后，经圆孔进入翼腭窝。再由眶下裂入眶至眶下壁，改名为眶下神经，主干向前行经眶下沟、眶下管，出眶下孔达面部，沿途分支分布于上颌窦眶下壁、牙齿和牙龈、下睑、眶下区、上唇的皮肤和黏膜以及鼻部皮肤等处。

3. 下颌神经 为三叉神经的第三支，最粗，由三叉神经节向前下经卵圆孔出颅。在暴露颞下窝的标本上观察，下颌神经分为前、后两干。

前干细小，主要分支为运动神经，除支配咀嚼肌、鼓膜张肌和腭帆张肌外，尚分出一感觉支即颊神经，它由下颌神经前干发出至颊肌表面，并穿此肌，管理颊区皮肤及黏膜的感觉。

后干主要分支有：

（1）耳颞神经：较细小，以两个根由下颌神经发出，两根夹持脑膜中动脉后合成一干，经下颌关节后方进入腮腺上部，经此腺转向外上方，由该腺上端穿出，至颧弓根部后方，与颞浅动脉伴行向上分布至颞部皮肤。

（2）下牙槽神经：是下颌神经2个大支中后方的一支，下行经下颌孔入下颌管，最后经颏孔穿出下颌骨，易名为颏神经，此神经沿途分支主要分布于下颌牙齿、牙龈、颏部及下唇的皮肤和黏膜。

（3）舌神经：是下颌神经2个大支中前方的一支，与下牙槽神经平行，上端有鼓索神经加入，经翼外肌深面下行,达下颌下腺的上方,继沿舌骨舌肌的表面前行至舌尖。舌神经分布于舌前部2/3 的黏膜(一般躯体感觉),其中来自鼓索的味觉纤维则分布于舌前 2/3 的味蕾传导味觉冲动。

三叉神经节是第一级感觉神经元聚集的部位,其周围突起组成三叉神经各支(眼神经、上颌神经,下颌神经的一部分)分布到头、面部皮肤及黏膜(各支分布范围及规律十分重要),其中枢突走进脑干连接三叉神经脊束核、三叉神经脑桥核。

三叉神经的躯体运动纤维(属于特殊内脏运动,纤维来自脑桥三叉神经运动核)构成了下颌神经的主要部分,支配咀嚼肌。

(六)展神经(Ⅵ)

展神经属运动神经。在脑干标本上,可观察到展神经根在桥延沟前方连接脑干。在去除眶上壁和外侧壁的颅底标本上,见展神经经枕骨斜坡上行进入海绵窦,再经眶上裂入眶,在眶内先找到外直肌,在外直肌内侧与其相连的神经即展神经。

至此,可以总结出多条神经穿经海绵窦,它们分别是:动眼神经、滑车神经、眼神经、上颌神经、展神经。

(七)面神经(Ⅶ)

面神经为混合性神经,含躯体运动、内脏运动、内脏感觉纤维成分。在脑干标本上,可见面神经在桥延沟,展神经根的外侧连于脑干。伴前庭蜗神经经内耳门进入内耳道。面神经在颞骨岩部内的行程在标本上不易观察,可在耳模型及颞骨冠状切标本上进行观察。在耳模型上揭开岩部的上壁,可见面神经在内耳道穿入颞骨岩部后,穿经面神经管,从茎乳孔出颅,继穿经腮腺实质前行,在腮腺内先分为上、下两支,最终分成数个终支。

1. 面神经在面神经管内的分支

(1)岩大神经:由颞骨岩部的膝状神经节发出,穿岩大神经管入颅中窝,穿破裂孔处与岩深神经汇合后形成翼管神经,向前穿翼管至翼腭窝,达翼腭神经节。节后纤维支配泪腺、鼻、腭部黏膜。

(2)镫骨肌支:在耳模型上观察,自面神经管下段发出(膝状神经节以后),入鼓室支配镫骨肌。

(3)鼓索:在耳模型上观察,可见它在茎乳孔上方自面神经发出,行向前上方,经鼓膜上部内侧,穿岩鼓裂到颞下窝,向前加入舌神经。

2. 面神经在颅外的分支　在保留腮腺的头面部浅层标本上观察,可见面神经发出 5 组分支由腮腺前缘穿出,自上而下依次为:

(1)颞支:在腮腺上缘穿出,行向前上,支配额肌和眼轮匝肌。

(2)颧支:在腮腺上缘与前缘交汇处穿出,前行,横过颧骨,支配眼轮匝肌。

(3)颊支:由腮腺前缘中部穿出,前行,横过咬肌,支配颊肌、口轮匝肌和其他口周围肌。

(4)下颌缘支:由腮腺前缘下部穿出,沿下颌体下缘至口三角肌与下唇诸肌。

(5)颈支:由腮腺下端穿出,可不止一支,支配颈阔肌。

3. 翼腭神经节　为副交感神经节。由教师在面侧深部的标本上示教,位于翼腭窝上部,上颌神经的下方,蝶腭孔附近。属于面神经的一个副交感神经节,为一扁平的小结,常不易观察,其节后纤维支配泪腺的分泌。

4. 下颌下神经节　为副交感神经节。在下颌下腺上方、舌神经下方可看到一个小神经节与舌神经相连,是面神经的又一个副交感神经节。此节有前、后两根,分别连于舌神经的下方,分支至下颌下腺和舌下腺。

面神经成分复杂,分支多,行程隐秘,教师应重点示教,加强辅导。

(八)前庭蜗神经(Ⅷ)

前庭蜗神经又称位听神经,属感觉神经(特殊躯体感觉)。在耳模型上观察,它起自内耳螺旋神经节和前庭神经节(均属于特殊躯体感觉神经节),此神经与面神经伴行经内耳道入颅,连接于脑干桥延沟外侧。螺旋神经节细胞的周围突分布到内耳螺旋器，前庭神经节细胞的周围突分布到球囊斑、椭圆囊斑和壶腹嵴。

（九）舌咽神经（Ⅸ）

舌咽神经为混合神经，含躯体运动、内脏运动、躯体感觉和内脏感觉纤维。取脑干标本观察，见该神经根连于脑干延髓橄榄后沟上部。取颅底骨标本观察颈静脉孔，可见舌咽神经伴迷走神经、副神经从此孔出颅。取头颈部深层标本，先找出茎突和连于茎突的茎突咽肌，舌咽神经细小，在该肌下部后缘处，其行程在一般标本上不易看清，可观察到舌支和窦支。舌咽神经的舌支分布至舌后 1/3 黏膜及味蕾等。

舌咽神经其他的分支：咽支，为 3 ～ 4 条细支，于咽后壁与交感神经、迷走神经构成丛（不易观察）。鼓室神经，自舌咽神经的下神经节发出，穿颞岩下面入鼓室分支并吻合成丛，其中岩小神经经耳神经节换元后支配腮腺（不易观察）。

耳神经节：为副交感神经节，在面侧深部标本观察，位于卵圆孔下方，紧贴下颌神经内侧。

（十）迷走神经（Ⅹ）

迷走神经为混合性神经。在脑干标本上可见其连于橄榄后沟下部。

1. 迷走神经的行程　在相应标本和模型上观察。迷走神经经颈静脉孔出颅后，行于颈内、颈总动脉和颈内静脉之间的后方，直达颈根部，在迷走神经刚出颈静脉孔处出现一个不明显的长形的膨大，是迷走神经的下神经节。因左右迷走神经在胸腹腔的行程去向稍有不同，应分别观察其胸、腹腔段。

（1）左迷走神经：经左颈总动脉和左锁骨下动脉之间进入胸腔，然后跨主动脉弓的左前方，下行至左肺根后方，在此可见左迷走神经分出若干细支分布于支气管前后，再向内下至食管的前方，参与组成食管前丛，此丛向下延为迷走神经的前干，穿膈肌食管裂孔进入腹腔，分布至胃前壁及胃小弯和肝脏（腹腔段分布不易看到，可不必细找）。

（2）右迷走神经：经右锁骨下动脉之间进入胸腔。在胸部先沿气管右侧下行，之后越过右肺根后方，分支参与组成右肺丛后继续行向内下，在食管的后面分支参与组成食管后丛。达食管下段，此丛延为迷走神经后干，经食管裂孔入腹腔，一终支分布于胃后壁，另一终支参与组成腹腔丛。

2. 迷走神经的重要分支

（1）喉上神经：起自迷走神经下节，沿咽侧壁与颈内动脉之间向前下行至舌骨大角处，分为内、外两支。内支较大，穿甲状舌骨膜入喉，管理声门裂以上黏膜感觉；外支细小，与甲状腺上动脉伴行向下，支配环甲肌。

（2）喉返神经：有重要临床意义，与甲状腺和甲状腺下动脉关系密切，应仔细观察。

1）左喉返神经：由左迷走神经在主动脉弓前方发出，勾绕主动脉弓，返向后上方回颈部，沿气管和食管之间的沟上升，在咽下缩肌下缘处入喉，称为喉下神经，分布于喉肌（环甲肌除外）和声门裂以下的喉黏膜。

2）右喉返神经：由右迷走神经在右锁骨下动脉前方发出，此神经勾绕锁骨下动脉，向后上行至食管与气管之间的沟内，其余行程与左侧相同。

（十一）副神经（Ⅺ）

副神经为运动神经（特殊内脏运动）。在脑干标本上见其连于橄榄后沟下部迷走神经根丝的下方。在颈部标本上，向上翻开胸锁乳突肌，在乳突下方 3 ～ 4cm 处，可见与该肌深面相连的副神经，并于该肌后缘上中 1/3 交点处穿出向后下行支配斜方肌。

（十二）舌下神经（Ⅻ）

舌下神经为运动神经（躯体运动）。在脑干标本上见其连于延髓前外侧沟。经舌下神经管出颅。

在颈部深层标本上观察，先找到颈外动脉下部，于颈外动脉浅面跨过连于舌的神经即舌下神经，它支配舌内肌、舌外肌。

三、按部位、器官总结头面部的神经支配

（一）眼的神经支配

1. 眼球

（1）功能神经（视觉）：视神经。

（2）躯体感觉（包括角膜、巩膜等）：三叉神经分支—眼神经。

（3）内脏运动：副交感—动眼神经副交感纤维，司瞳孔括约肌和睫状肌；交感—司瞳孔扩大肌及眼球血管运动。

2. 眼外肌

（1）躯体运动：动眼神经，司上直肌、内直肌、下直肌、下斜肌及上睑提肌；展神经，司外直肌；滑车神经司上斜肌。

（2）本体感觉：眼神经。

3. 眼副器

（1）泪腺及结膜：面神经经翼腭神经节后的分支，司腺体分泌。

（2）结膜躯体感觉：眼神经。

（二）鼻的神经支配

1. 功能神经　嗅神经（只分布到嗅区）。

2. 鼻黏膜躯体感觉　三叉神经之上颌神经。

3. 鼻黏膜及鼻旁窦黏膜分泌　三叉神经之上颌神经。

4. 血管　交感神经，随血管分布。

（三）舌的神经支配

1. 功能神经（味觉）　面神经鼓索加入舌神经，司舌前 2/3 味觉；舌咽神经之舌支司舌后 1/3 味觉。

2. 舌的躯体感觉　三叉神经之下颌神经分支　舌神经。

3. 舌外肌躯体运动　舌下神经。

4. 舌下腺及下颌下腺分泌　面神经鼓索支，经舌神经分布。

脑神经主要分支发出的部位与分布范围见表 10-1。

表 10-1　脑神经主要分支发出的部位与分布范围

脑神经名称	发出的部位与分支名称	分布范围
Ⅰ 嗅神经	筛孔：嗅丝	上鼻甲及鼻中隔上部嗅黏膜
Ⅱ 视神经	眶内：视神经纤维聚集为视盘	视网膜
Ⅲ 动眼神经	眶内：上支 下支 睫状节短根终于睫状神经节，发节后纤维	上直肌、上睑提肌 下直肌、下斜肌、内直肌 瞳孔括约肌、睫状肌
Ⅳ 滑车神经	眶内	上斜肌
Ⅴ 三叉神经		
眼神经	眶内：额神经，主要分支为眶上神经 泪腺神经 鼻睫神经	额顶区皮肤 泪腺（传导感觉冲动） 鼻腔黏膜、眼球

续表

脑神经名称	发出的部位与分支名称	分布范围
上颌神经	翼腭窝：翼腭神经—腭降神经	腭黏膜、鼻黏膜
	上牙槽后神经	上颌磨牙
	眶下沟：上牙槽中、前神经	上颌前磨牙与前牙
	眶下孔：眶下神经各支	眶下区、鼻翼与上唇皮肤
下颌神经	颞下窝：颊神经	颊区皮肤与颊黏膜
	舌神经	舌前 2/3 黏膜
	下牙槽神经于颏孔处延为颏神经	下颌牙、颏区皮肤
	耳颞神经	耳前区与颞顶区皮肤
	咀嚼肌神经	咀嚼肌
VI 展神经	眶内	外直肌
VII 面神经	面神经管内分支：	经颧神经、交通支、泪腺神经至泪腺
	岩大神经，终于翼腭神经节	经腭降神经至腭黏膜腺
	镫骨肌神经	经鼻支至鼻黏膜腺镫骨肌
	鼓索〈 味觉纤维	加入舌神经分布于舌前 2/3 味蕾
	副交感纤维	随舌神经至下颌下腺上方，自舌神经至下颌下神经节节后纤维分布于下颌下腺与舌下腺，管理其分泌
	颅外分支：颞支	额肌
	（在腮腺内　颧支	眼轮匝肌
	分支成丛）　颊支	颊肌、口轮匝肌上部、上唇方肌
	下颌缘支	口三角肌，口轮匝肌下部，下唇肌
	颈支	颈阔肌
VIII 前庭蜗神经	内耳道：前庭神经	前庭神经节细胞的周围突分布于椭圆囊斑、球囊斑、半规管壶腹嵴
	蜗神经	蜗神经节细胞的周围突分布于螺旋器
IX 舌咽神经	下颌后窝：	岩小神经终于耳神经节节后纤维至腮腺
	鼓室神经入鼓室或鼓室神经丛	舌后 1/3 黏膜一般内脏感觉与味蕾
	舌支	咽壁肌与黏膜
	咽支	颈动脉窦与颈动脉小球
	颈动脉窦支	
X 迷走神经	颈部：喉上神经	声门裂以上黏膜与环甲肌
	颈心支至心丛	心
	胸部：喉返神经	声门裂以下黏膜与除环甲肌以外的所有喉肌
	心支	心丛 → 心
	支气管支	支气管黏膜与平滑肌、腺体
	腹部：迷走神经前、后干在贲门附近	肝、胆、胰、脾、肾及结肠左曲以上消化管
	前干分为胃前支与肝支，后干分为胃后支与腹腔干	
XI 副神经	颈部由下颌后窝至颈后三角	胸锁乳突肌、斜方肌、咽喉肌（经迷走神经）
XII 舌下神经	颈部由下颌后窝至下颌三角	舌内肌与舌外肌

【临床联系】

一、入眶神经与眶上裂综合征

经眶上裂入眶的神经：动眼神经、滑车神经、三叉神经之眼神经、展神经。此外，还有交感神经和眼静脉、脑膜中动脉眶支等经此出入。眶上裂综合征又称 Rochon-Duvigneaud 综合征。表现为上睑下垂、眼球固视、向各方向运动障碍（全眼肌麻痹），可有突眼、复视、瞳孔散大、对光反射消失、眶内及额部疼痛、角膜反射迟钝、眶内水肿、结膜水肿。以上表现均为经眶上裂入眶的神经受损和静脉受压所致。

二、周围性面瘫

周围性面瘫指脑干内面神经核或面神经躯体运动纤维受损后出现的表情肌瘫痪，属于下运动神经元瘫痪。引起周围性面瘫的原因有多种。

贝尔麻痹又称特发性面神经麻痹，是常见的周围性面瘫。主要症状为：一侧面部表情肌瘫痪，表现为额纹消失、不能皱眉、闭眼无力、睑裂闭合不全形成所谓的"兔眼"，患侧鼻唇沟变浅、口角下垂、口角歪向健侧、口水从患侧流出。

这些表现均为面神经支配表情肌的运动纤维受损，因为一侧表情肌全部瘫痪，说明受损部位在进入腮腺之前（面神经管内）。如果只部分表情肌受累，说明损伤在腮腺段或出腮腺后。此外，如还有听觉过敏、唾液少、舌前 2/3 味觉障碍，说明损伤位置在脑干至膝状神经节段（颅内和内耳道段）。周围性面瘫要注意与中枢性面瘫鉴别。

【病例分析】

患者，女，36 岁，前一天晚上冷风吹过后，次日清晨感觉右侧耳周和耳内疼痛，右侧面部麻木和发胀。起床后洗脸时发现面部歪斜变形，右眼不能闭合，说话口齿不清，食物滞留于右侧颊齿之间，一侧流涎。医生检查发现：神志清楚，右额纹消失，右鼻唇沟变浅，右眉下垂，右眼睑和右口角下垂。右唇不能闭合。

分析：面部歪斜变形，右眼不能闭合，右额纹消失，右鼻唇沟变浅，右眉下垂，右眼睑和右口角下垂，右唇不能闭合，说明右侧额肌、眼轮匝肌、提口角肌、降口角肌、口轮匝肌均瘫痪，为面神经受损表现。此例首先应区分清楚是周围性面瘫还是中枢性面瘫。因中枢性面瘫不会有额肌和眼轮匝肌的瘫痪，因此，此例应属于周围性面瘫。又因瘫痪发生在右侧，说明右侧面神经受累。说话口齿不清，食物滞留于右侧颊齿之间，一侧流涎，为颊肌瘫痪的表现。因患者没有听觉过敏、唾液分泌障碍，说明损伤部位在面神经分出岩大神经、镫骨肌支和鼓索之后，因此受损部位很可能在茎乳孔附近。

【问题思考】

1. 在研究工作中，视神经往往被用来作为研究中枢神经的材料，为什么？

2. 与脑神经有关的神经节有多种，分别属于不同性质，请归纳总结。

3. 如果某一患者同时表现出迷走神经、舌咽神经、副神经受损的表现，根据现有的解剖学知识分析，受损部位最可能在何处？

4. 分析副神经损伤后可能的表现。

5. 总结耳的神经支配。

实验四　内脏神经的观察

【实验目标】

（一）技能目标

1. 掌握交感神经和副交感神经的中枢、分布。

2. 根据牵涉痛，判断发生疾病的内脏。

（二）知识目标

1. 掌握内脏运动神经的概念、分类及解剖特点。

2. 掌握交感神经低级中枢的位置；交感干的位置、组成，主要椎前节名称、位置；颈上节、颈下节（及星状神经节）的位置及其节后纤维的分布概况。

3. 掌握副交感神经低级中枢的部位，动眼神经中副交感纤维的起始及交换神经元的部位和节后纤维的分布。

4. 掌握交感神经与副交感神经之间的主要区别和它们双重分布的概念。

5. 掌握牵涉痛的概念。

6. 熟悉腰部及盆部交感神经节的节后纤维的分布概况，内脏大、小神经的来源及其分布概况，盆内脏神经的分布概况。

7. 熟悉心、胃的神经支配。

8. 熟悉牵涉痛机制。

（三）素质目标

1. 培养仔细观察的科学精神。

2. 培养良好的逻辑思维。

【重点】

交感干，内脏大、小神经。

【难点】

灰、白交通支的构成，节前、后纤维的走向，某些重要内脏器官的神经支配。

【实验准备】

1. 标本 示内脏神经的完整标本，脑神经标本，脊神经构成标本。

2. 模型 全身主要内脏神经模型，交感干模型，内脏传导通路模型。

【实验内容】

一、交感部

交感部可分中枢部及周围部，中枢部将在中枢神经系统观察。周围部包括交感神经节（分椎旁节及椎前节）以及由此发出的分支和交感神经丛等。

1. 在模型上观察双侧交感干的位置 理解交感神经椎旁节与交感干的关系。在内脏传导路模型上观察节前纤维通过交感神经节的方式，第一种方式是在节内交换神经元，第二种方式是穿过而不换元。

2. 在脊神经构成标本或模型上观察交感干和脊神经之间的关系 交感神经节前纤维混杂在第 1 胸椎至第 3 腰椎的脊神经前根中，出椎间孔后，从前支进入相邻近的交感干，进入支称为白交通支（因为节前纤维为有髓纤维，活体颜色亮白），因而只有在第 1 胸椎至第 3 腰椎水平才会存此种交通支。

由交感神经节发出的节后纤维再返回到脊神经前支的部分构成了灰交通支（因节后纤维为无髓纤维，活体颜色灰暗）。因此，在交感干的各部均可见到与脊神经前支之间的灰交通支。注意在标本上肉眼观察不易区别两种交通支。

在模型上观察白交通支内的节前纤维进入交感干后有 3 种去向：①终止于相应的椎旁节（模型上第 1～5 胸节各段均可看到）；②在交感干内上升或下降，然后终止于上方或下方的椎旁节（第 5 胸节上升及下降，第 1、2 胸节上升至颈段）；③穿椎旁节终于椎前节。

交感神经节后纤维的分布也有 3 种去向：①经灰交通支返回脊神经，然后随脊神经分布于躯干和四肢的血管、汗腺、竖毛肌等。31 对脊神经都有灰交通支与交感干相连，通过灰交通支获得交感神经的节后纤维（第 1、2、5 胸神经均显示）。②攀附动脉走行，在动脉表面形成神经丛。③由交感神经节直接分支至所支配的脏器。

分别观察各段交感干：

（一）颈交感干

取颈部深层标本观察，位于颈动脉鞘的后方，颈椎横突的前方，可见此段交感干有 3 个膨大部分，分别称颈上神经节、颈中神经节和颈下神经节。

1. 颈上神经节　呈梭形，位于第 2、3 颈椎横突的前方，它是 3 个节中最大的一个。

2. 颈中神经节　最小，多位于第 6 颈椎横突前面，甲状腺下动脉的附近，此节有时缺如。

3. 颈下神经节　形状不规则，位于第 7 颈椎横突前方，椎动脉起始部后方，颈下节常与第 1 胸节合并为星状神经节。

（二）胸部交感干

在示内脏神经的完整标本上观察。位于脊柱两侧，肋头的前方，干上的胸交感神经节数目与胸椎数目大致相当。可少于 12 个。胸交感干的神经节除灰交通支外，还有很多分支到达椎前节，其中较大的分支有：

1. 内脏大神经　起自第 5～9 胸交感神经节，向下合成一干，沿椎体表面下行穿膈脚，主要止于腹腔神经节。

2. 内脏小神经　起自第 10、11 胸交感神经节，下行穿膈脚后终于主动脉肾节。

（三）腰交感干

腰交感干位于腰椎体前外侧与腰大肌内侧缘之间，腰交感干上神经节的数目和位置常有变异，为 3～5 个。

（四）盆交感干

盆交感干位于骶骨前面，骶前孔内侧，干上有 2～3 个骶节，两侧交感干同时止于一个奇节。

二、副交感部

中枢部位于脑干和骶髓第 2～4 节段（见中枢神经系统的章节）。

副交感神经周围部包括颅部和骶部。

（一）颅部副交感神经

其节前纤维走行在第Ⅲ、Ⅶ、Ⅸ、Ⅹ对脑神经内，随上述 4 对脑神经至相应副交感神经节。参阅脑神经实习指导，复习睫状神经节、翼腭神经节、下颌下神经节及耳神经节，了解它们与各有关脑神经的关系和副交感纤维分布情况。

（二）骶部副交感神经

节前纤维起自脊髓第 2～4 骶节的骶副交感核，随骶神经出骶前孔，又从骶神经分出构成盆内脏神经，加入盆丛。节后纤维支配结肠左曲以下的消化管、盆腔脏器及外阴。

三、内脏神经丛

交感神经节与副交感神经的分支在胸、腹、盆腔形成神经丛，两种纤维成分交织在一起，肉眼无法区分。

（一）心丛

在纵隔标本上观察。心丛可分为心浅丛及心深丛。浅丛位于主动脉弓下方，深丛位于气管权前面。

（二）腹腔丛

在腹后壁标本或模型上观察，此丛位于腹主动脉上段前方，围绕在腹腔干和肠系膜上动脉根部周围，纤维连接成网，丛内有一对不规则的腹腔神经节，接收内脏大神经纤维。腹主动脉表面向下延续的部分称为腹主动脉丛。

（三）上腹下丛

上腹下丛位于第 5 腰椎前面、两髂总动脉之间。下腹下丛又称盆丛，为上腹下丛延续到直肠两侧的部分与盆内脏神经混合而成，一般难以解剖出来，可在模型上观察。

四、内脏感觉神经

内脏感觉神经在形态结构上与躯体感觉神经大致相同，周围突起随舌咽、迷走、交感神经和盆内脏神经分布于内脏。中枢突起随舌咽、迷走神经进入脑干，终于孤束核；另一部分随交感神经和盆内脏神经进入脊髓，终于灰质后角。在标本上无法分辨出内脏感觉神经，故不作观察。

【临床联系】

霍纳综合征的解剖学基础：

临床表现为患侧瞳孔缩小，上睑下垂，眼球下陷，面部无汗。

交感神经传出通路由三级神经元组成，第一级神经元胞体位于下丘脑后外侧部，第二级神经元胞体位于第 1 胸节至第 3 腰节侧角中间外侧核，节前纤维经前根、白交通支进入交感干，神经节内的神经元为第三级。支配头面部器官的交感神经节前纤维则是由第 1～3 胸节发出，入交感干后，在干内上行，至颈上节，在此换元，节后纤维进入颈神经和某些脑神经分支或者攀附于颈动脉组成动脉丛，神经沿动脉分支抵达支配器官。自第一级神经元至交感神经纤维各部分，任一部位受到损害均可导致此征发生。如脑干网状结构病变阻断中枢交感下行纤维，肺尖部疾病侵犯颈胸神经节和下部颈交感干，三叉神经节附近病灶压迫三叉神经节的同时也损害混杂在三叉神经中的交感纤维。

面部无汗是因为支配头面部汗腺的交感受损，此部分纤维随颈外动脉分支到达头面部皮肤汗腺。瞳孔缩小是因为支配瞳孔扩大肌的交感纤维损害。上睑下垂则是因为支配上睑提肌的 Müller 肌纤维交感受累。眼球内陷是由于支配的眶肌麻痹所致，眶肌为平滑肌，在人类不发达，位于眶下裂处，防止眼球后移。到达瞳孔、眼睑和眶肌的纤维均是随颈内动脉、眼神经经眶上裂到达眶的。

【问题思考】

1. 交感神经节前纤维、节后纤维各有哪些去路？
2. 交感神经和副交感神经有哪些区别？
3. 总结心脏的神经支配。

实验五　小脑和间脑的观察

【实验目标】

（一）技能目标

1. 掌握小脑的位置、分叶和功能，间脑的位置和功能。
2. 熟悉小脑损伤的表现。

（二）知识目标

1. 掌握小脑的位置、分部、分叶及小脑扁桃体的位置及临床意义。

2. 掌握间脑的位置、分部及各部的主要功能。

3. 掌握第三脑室的位置、连通情况。

4. 掌握背侧丘脑的位置、分部，背侧丘脑外侧核的分部及各部主要纤维联系。

5. 熟悉小脑内部结构，小脑损伤临床表现。

6. 熟悉下丘脑重要核团及主要生理功能。

7. 了解小脑纤维联系和功能，小脑皮质细胞构筑特点。

8. 了解各部间脑的结构，上丘脑、后丘脑、底丘脑的位置及主要功能。

（三）素质目标

1. 培养整体观。

2. 培养清晰的逻辑思维能力。

【重点】

1. 小脑的分叶与功能。

2. 间脑的分部与特异性中继核团的名称与功能。

【难点】

1. 小脑的纤维联系与功能。

2. 背侧丘脑内的核团及分类，下丘脑的纤维联系。

【实验准备】

1. 影像资料　小脑解剖视频。

2. 标本　完整脑标本，小脑标本。

3. 模型　小脑模型。

【实验内容】

一、小脑

（一）在全脑标本观察

小脑位于脑干的背侧面，小脑的上面被大脑半球的后部覆盖。

小脑的表面有许多大致平行的浅沟，相邻两沟间的凸起部分为小脑叶片。小脑借三对脚：小脑下脚、小脑中脚和小脑上脚，分别与延髓和脑桥相连，均已观察过，对照标本进行复习。

（二）在小脑放大模型上观察

小脑由两侧膨隆的小脑半球和中间缩窄的小脑蚓组成，居中的小脑蚓高耸，与半球间无明显分界。小脑下面观观察，两侧隆突，中部凹陷，前内侧靠近延髓的背外侧为小脑扁桃体，其位置恰在枕骨大孔上方，稍下移即可疝入枕骨大孔内。

小脑一般可以分为三叶，即绒球小结叶、前叶和后叶。从小脑的下面观观察，可见小脑蚓最前端的隆起称为蚓小结，自小结向两侧借膜状结构连于一表面凹凸不平的圆形小体称为绒球。绒球与蚓小结相连构成绒球小结叶，是小脑最古老的部分，属于古小脑。在小脑上面前 1/3 与后 2/3

相接连处有一条比较深的裂称为原裂，原裂以前的部分即小脑前叶。除绒球小结叶及前叶外，位于原裂与后外侧裂之间的部分称为小脑后叶（后外侧裂为绒球小结叶后方的裂），是种系发生上随着大脑皮质的发展而最新形成的部分。

（三）在小脑切面标本和小脑放大模型上观察

小脑叶片的表面由灰质所覆盖，称为小脑皮质，内部色浅为白质，称小脑髓体，在髓体深部埋藏有灰质团块为小脑核。在小脑水平切面或冠状切面标本上，小脑核包括居于中线两侧、第四脑室顶上方的顶核，半球深部一对呈皱褶囊袋状的齿状核，在顶核与齿状核间较小的栓状核与球状核。

二、间脑

在脑冠状切面标本和脑干放大模型上示教。间脑位于中脑和端脑之间，绝大部分为两大脑半球所覆盖，仅腹侧部可见。间脑在形态上可以区分为背侧丘脑、下丘脑、上丘脑、后丘脑和底丘脑 5 部分，为不连续的核团，被上、下行的纤维核束分隔。背侧丘脑内侧面的中部由丘脑间黏合与对侧相连；丘脑间黏合前下方有一从前上斜向后下的浅沟，称为下丘脑沟，是丘脑与下丘脑的分界，背侧丘脑的外侧面邻接内囊后脚，下方则与底丘脑相续，并以底丘脑与中脑相接。

（一）背侧丘脑

1. 在脑干放大模型上观察 背侧丘脑位于中脑上方，呈卵圆形，是重要的皮质下感觉中枢，位于两侧背侧丘脑之间呈矢状位的狭窄间隙为第三脑室。

2. 在背侧丘脑放大模型上观察 后端膨大的部分为丘脑枕，前端较狭窄的隆起部分为丘脑前结节。在背侧丘脑中央有呈"Y"形的白质内髓板，将背侧丘脑分为靠前的前核群，靠内侧的内侧核群及靠后外侧的外侧核群。其中外侧核群又可分为背侧部的背外侧核、后外侧核及丘脑枕，与前核群和内侧核群均属联络性核团。腹侧部的腹前核、腹外侧核和腹后核（包括腹后内侧核和腹后外侧核），属特异性中继核团。

（二）下丘脑

1. 在脑矢状切面标本上观察 下丘脑位于背侧丘脑前下方，二者以下丘脑沟为界。

2. 在脑干放大模型上观察 从脑的底面观可见下丘脑前下部为视交叉，自视交叉向后外侧延伸绕大脑脚上份的为视束，视交叉中部后方为漏斗，其向前下突出并逐渐变细，前下方与圆形的垂体相连，漏斗根部后方略隆起部分称为灰结节，灰结节后方的一对半球形的隆起为乳头体。在正中矢状切面标本内侧面观察，可见视交叉前上方向上与一薄板状结构相连，称为终板（属端脑），构成第三脑室的前壁。

3. 在下丘脑放大彩色模型上观察 位于终板与前联合和视交叉连线之间的为视前区，含视前核；视交叉上方为视上区，含视上核、室旁核和下丘脑前核；漏斗上方为结节区，含漏斗核、腹内侧核和腹外侧核；结节区上方为乳头体区，包括乳头体及其背侧灰质，含乳头体核和下丘脑后核。

（三）后丘脑

在脑干放大模型上观察。后丘脑包括内、外侧膝状体。外侧膝状体位于丘脑枕的外下方，为沿视束向后追踪其终端处略膨大的部分。在丘脑枕下方，上丘外侧界线比较清晰的卵圆形小隆起即内侧膝状体，借下丘臂同下丘相连。

（四）上丘脑

1. 在脑矢状切面标本上观察 上丘脑包括位于第三脑室顶部后上部分周围的一些结构，多与嗅觉及内脏活动有关，其中较重要者为在上丘上方的一个锥形小体，即松果体，它是上丘脑的组成部分，属内分泌器官。

2. 在脑干放大模型上观察 从背侧面观，在中脑上方正中为突起的松果体，与缰联合的中央相连，两侧为缰三角，向上走行在两侧背侧丘脑内侧菲薄的部分为丘脑髓纹，在背侧丘脑之间靠近腹侧面的为后丘脑（一般观察不到）。

（五）底丘脑

底丘脑位于背侧丘脑与中脑交界处，在脑的冠状切面上可见底丘脑在红核外侧部，参与锥体外系的功能。

三、第三脑室

在脑正中矢状切面标本上观察。第三脑室位居两侧背侧丘脑和下丘脑内侧面之间，为一狭窄间隙，是间脑的内腔，其前界为终板，后界有松果体隐窝，底由视交叉、漏斗、灰结节、乳头体等形成，向后下与中脑水管连通，前方借室间孔通侧脑室，室内可见有与侧脑室内相延的脉络丛。

【临床联系】

一、小脑萎缩

（一）病因和病理变化

小脑萎缩是一种家族显性遗传性疾病，具体病因除遗传因素，还有脑出血、脑梗死、外伤性、大脑半球萎缩、脑钙化等原因。其病理表现多样化，常有神经细胞的萎缩、变性，髓鞘的脱失，胶质细胞轻度增生，从而出现小脑半球及蚓部、小脑中脚、小脑下脚广泛变性，浦肯野细胞消失。

（二）临床表现

初期表现症状：①走路犹如喝醉酒样（眩晕感）；②动作反应较不灵活，动作的流畅性丧失，提重物有困难；③上下楼梯双腿不协调，肌肉僵硬，无法精确地完成某些特定动作，如跑步、爬山、打球等；④静止站立时，身体会前后摇晃，端水时容易洒出。行走时容易撞到墙上或门框上；⑤眼球转动有障碍，无法快速地转向目标；⑥辨别距离能力不良，如打不到乒乓球。

中期表现症状：①四肢、肌肉不协调感加重，运动失调现象明显；②无法控制姿势与步伐，状似企鹅行走，摇摇晃晃，两腿微张或呈剪刀步，无法保持平衡，无法长距离行走，无法跑步，上下楼梯困难，走路时身体无法灵活调整，容易摔跤；③舌头打结，说话不清楚，写字有困难，吃东西或喝水时容易被呛。

晚期现象：①说话极不清楚，无法控制音调，甚至无法言语，写字无法辨认，吞咽困难；②无法站立，甚至无法坐起，需靠轮椅代步或卧床在床，生活无法自理；③如果大脑或周围神经受到波及，则患者智力会受到影响。

二、背侧丘脑损伤的定位

丘脑为感觉传导通路的中转站，并与锥体外系有着密切的联系。丘脑损害的临床表现包括以下几种：

（一）感觉障碍

丘脑损伤引起对侧偏身感觉障碍，一般上肢较下肢明显；肢体远端较近端明显；痛、温觉较深部感觉或皮质觉明显。有时可出现感觉错位，如触觉刺激引起疼痛，冷刺激引起烧灼感等。由于接收小脑纤维的核团受累，深感觉系统传导障碍，患者不能准确了解肢体的确切位置和运动方向而导致共济失调，出现脊髓性共济失调步态。

（二）自发性疼痛

丘脑疾病可产生自发性疼痛，多发生于躯干部位，呈持续性剧痛，有烧灼性或冰冷感觉。但这种症状临床上并不常见。

（三）不自主运动

由于丘脑与纹状体有密切联系，故丘脑损伤可以产生舞蹈样或手足徐动样运动。

（四）三偏症状

除常见的偏身感觉障碍外，由于病变侵及邻近的内囊及后部的外侧膝状体，还可以伴有偏瘫和同向性偏盲的三偏症状。

（五）对侧面部表情运动障碍

丘脑病变破坏了控制面部表情肌情感性反射活动的丘脑-苍白球-面神经核神经通路，使对侧面部表情肌瘫痪，患者表情呆板。

（六）睡眠障碍

患者呈持续睡眠状，严重时甚至昏迷。此为上行网状激活系统经丘脑前核及内侧核向大脑皮质投射径路中断所致。

此外，丘脑病变累及下丘脑时，亦出现下丘脑损害的表现。

【病例分析】

患者，男，1岁，出生时有高胆红素脑病史，生后3个月发现不竖头，易紧张，常有不对称姿势，考虑"缺钙"，予补钙治疗后无明显疗效。1岁来医院就诊。现患儿不能竖头、翻身、坐，存在手足徐动，肌张力不稳定，易紧张。粗大运动分级系统（GMFCS）为V级。

分析：该患儿是小儿脑瘫，小儿脑瘫指出生前到出生后1个月内各种原因所致的、非进行性脑损伤所引起的中枢性运动障碍与姿势异常。也就是说，脑瘫患儿的主要表现是运动障碍与姿势异常。这种运动障碍的早期表现是动作发育迟缓，表现为抬头、翻身、握物、坐立等发育落后，家长常称之为"软"。姿势异常最常见的是头后仰、眼斜视、上肢内旋手后背、下肢内收踮脚尖等。追问病史，由于母亲多有难产史，孩子出生前后也多有缺氧、窒息等情况，脑CT检查也多显示异常，所以多数患儿伴有智力低下。本患儿因出生时有高胆红素脑病，也称为核黄疸，指的是间接胆红素过高，游离胆红素通过血脑屏障，沉积在基底神经核、丘脑、下丘脑核、顶核、室核、尾状核、小脑、髓质、大脑皮质和脊髓中。本病需要与单纯的小脑损伤相鉴别。

【问题思考】

患者，女，14岁，出生时无异常情况，无遗传性疾病，婴儿期生长发育正常。10岁时曾因出现多尿、烦渴而就诊，当时给予垂体后叶加压素治疗，效果显著。近来自觉不适就诊，检查发现：智力发育正常；身高、体重均比同龄者低下，有营养不良，未发现色素沉着；外生殖器检查呈婴儿型；视盘苍白，双颞侧视野视力严重下降；在颅侧位X线照相显示蝶鞍增大，鞍背侵蚀。试判断患者的病变位置，并从解剖学的角度分析患者各种症状形成的原因。

实验六   端脑的观察

【实验目标】

（一）技能目标

1. 掌握端脑的分叶，皮质功能定位，侧脑室位置和内囊位置、功能。
2. 熟悉脑皮质功能区损伤的表现。

（二）知识目标

1. 掌握大脑半球的主要沟、回及分叶。
2. 掌握大脑半球的内部结构概要；基底神经节的位置、组成；内囊的位置、分部及其主要纤维束的局部位置关系和临床意义。
3. 掌握侧脑室的位置、分部。
4. 掌握大脑皮质功能定位概况：运动中枢和感觉中枢（区）的位置、定位关系、主要功能；视觉、听觉中枢的位置与投射特点；运动性语言中枢和感觉性语言中枢的部位及其功能。
5. 熟悉边缘系统的组成及主要功能。
6. 了解皮质功能柱的构成及意义。

（三）素质目标

1. 培养整体观。
2. 培养学生空间立体感。

【重点】

1. 大脑半球分叶及各叶重要沟回的名称、位置、功能。
2. 内囊的位置、分部及各部通过的纤维束。

【难点】

胼胝体、基底核、内囊、侧脑室的立体空间位置关系。

【实验准备】

1. **影像资料**   端脑解剖录像。
2. **标本**   端脑各关键部位的横断面厚切片，内囊雕刻标本，脑正中矢状切面标本，脑干标本，完整脑标本，端脑水平切面标本，端脑额状切面标本。
3. **模型**   端脑放大模型，各种传导通路立体模型等。

【实验内容】

一、大脑半球的外形、分叶、主要沟回

（一）大脑的整体观

在完整端脑标本上观察。左、右两大脑半球被大脑纵裂分开，在大脑纵裂底部连接两大脑半球的结构为胼胝体。在正中矢状切面的半球标本内侧面可见到胼胝体的断面呈耳轮状，每个大脑半球都分为隆凸的背外侧面、较平的内侧面及下方狭窄的底面，半球表面为大脑皮质，大脑皮质上有许多沟裂，沟裂之间的凸起部称为大脑回。

（二）半球上外侧面

1. 在大脑半球标本或模型上观察　外侧沟：背外侧面有一由前下行向后上方的深裂，此沟起于半球底面前部。中央沟：在背外侧面中部，有三条大致平行的从后上走向前下的沟，中间一条最为明显的为中央沟；后方一条称为中央后沟；前方一条称为中央前沟。枕前切迹：在背外侧面下缘（即背外侧面与底面交界处），枕极前方约 4cm 处有一稍向上凹进的部位。顶枕沟：在半球内侧面后部可见一条由前下方走向后上方的深沟。

根据上述沟裂可将大脑半球区分为 4 叶：额叶，为外侧沟以上、中央沟以前部分；顶叶，为外侧沟以上、中央沟以后、枕前切迹与顶枕沟上端连线以前部分；颞叶，为外侧沟以下、枕前切迹与顶枕沟上端连线以前部分；枕叶，为枕前切迹与顶枕沟上端连线以后部分。此外，在外侧沟前部深面，还隐藏着一个岛叶，在切去部分额、颞、顶叶的标本上显示脑岛，可见岛叶的全貌。

2. 在完整脑标本外侧面观察　额叶的主要沟回。

（1）中央前沟和中央前回：中央沟前方有与之平行的沟，为中央前沟，中央前沟与中央沟之间的回为中央前回。

（2）额上、中、下回：在中央前沟前方还有两条大致水平走向的沟，上方为额上沟，下方为额下沟，额上沟以上的脑回为额上回，额上、下沟之间的脑回为额中回，额下沟以下的脑回为额下回。

3. 在完整脑标本外侧面观察　顶叶的主要沟回。

（1）中央后沟与中央后回：中央后沟平行于中央沟，中央后沟与中央沟之间的脑回为中央后回。中央前、后回上端越过上缘折至内侧面并合成中央旁小叶。

（2）顶内沟：约在中央后沟上、中 1/3 交界处，有一大致水平向后的沟。

（3）顶上小叶和顶下小叶：在顶内沟上方的部分称顶上小叶，在其下方的部分称为顶下小叶。

（4）缘上回和角回：在顶下小叶围绕外侧沟末端的回称为缘上回，围绕颞上沟末端的回称为角回。

4. 在完整脑标本外侧面观察　颞叶的主要沟回。

（1）颞上沟和颞下沟：在颞叶外侧有上、下两条水平走向的沟，上方一条比较明显，称颞上沟，它的后段走向后上进入顶下小叶；下方一条不大明显，常中断成数段，称为颞下沟。

（2）颞上、中、下回：在颞上沟与大脑外侧沟间的脑回为颞上回，介于颞上、下沟之间的脑回为颞中回。颞下沟以下的脑回为颞下回。

（3）颞横回：在颞上回上面，隐藏在外侧沟下壁有横行的短回。

（三）大脑半球内侧面

在大脑半球标本或模型上观察。

1. 胼胝体及胼胝体沟　半球内侧面中部可见一呈耳轮状的断面，为胼胝体的断面，它前端下垂的尖端为胼胝体嘴，嘴以上弯曲处为胼胝体膝，中间部为胼胝体干，后端稍膨大处为胼胝体压部。胼胝体上方有一条围绕它的沟，名为胼胝体沟。

2. 扣带沟与扣带回　胼胝体沟上方有一条大致与之平行的沟，称为扣带沟，此沟末端转向背方，称为边缘支。胼胝体沟与扣带沟之间的脑回为扣带回。扣带沟前份以上部分为额叶额上回的延续。

3. 距状沟、楔叶、舌回　在胼胝体压部下方有弓形走向枕极的深沟，称距状沟，此沟在胼胝体压部后方处与顶枕沟相切，顶枕沟与距状沟之间的部位称楔叶，距状沟下方为舌回。

4. 穹窿　约相当于胼胝体中部的下方，有一弯曲走向前下方的一个纤维束，为穹窿的一部分，穹窿前部为穹窿柱，穹窿的全貌可请教师用特殊标本及模型示教。

5. 透明隔　穹窿柱与胼胝体之间的三角形薄板称为透明隔。胼胝体嘴下后方可见一小圆形的纤维束断面，为前连合，前连合的全貌可请教师用特殊标本及模型示教。

6.终板   前连合与视交叉之间的薄板,称为终板。

7.室间孔   约相当于前连合断面部位,在穹窿柱后方与背侧丘脑前端之间存在一小孔,为室间孔,它是侧脑室与第三脑室连通的孔道。

(四)大脑半球底面

在大脑半球标本或模型上观察。

半球底面前部由额叶、中部由颞叶、后部由枕叶构成。

1.嗅束、嗅球和嗅三角   大脑纵裂两侧各有一与裂并行的神经纤维束,即嗅束,嗅束前端略显膨大为嗅球,而后端则移行为一小三角形区域,称嗅三角。

2.侧副沟和海马旁回   在颞叶底面的中部有一条前后纵行的沟,称为侧副沟,它前段内侧的回称海马旁回,海马旁回前端向后上弯曲,称钩。

3.海马和齿状回   海马旁回外上方、侧脑室下角的底有长形隆起,为海马(海马全貌用特殊标本示教)。海马与海马旁回之间有一呈锯齿状的灰质带,名为齿状回。海马名称的来由是,其在冠状切面上呈海马状。

二、端脑的内部结构

(一)各基底核、背侧丘脑、内囊的位置关系

1.在基底核和背侧丘脑的立体模型上   可见豆状核位于背侧丘脑的外侧,呈卵圆形,二者之间的缝隙有纤维通过,即为内囊后肢;尾状核呈牛角状,其头端大,位于豆状核和背侧丘脑的前方,体部弯过二者上方,尾部绕到二者的后下方(位于颞叶内),尾部连着的小球为杏仁体。尾状核从头到尾均走行于侧脑室的外侧壁上。

2.在大脑中部的水平切面标本上示教   可见大脑周边部分颜色较深的为大脑皮质,中央部分颜色较淡的为半球髓质,髓质的中央出现若干灰质团块及裂隙,这些灰质团块主要为基底核,裂隙则分别为侧脑室及第三脑室。

(二)侧脑室及第三脑室

在半球中部水平切面上观察:半球前部有一束明显横行的纤维,为胼胝体前部纤维,在这束纤维的后方有一呈倒"八"字形的裂隙,此裂隙为侧脑室前角的水平切面(如标本为单侧半球,此裂隙则只有倒"八"字形的一半)。由此裂隙的尖端向后有一纵行的裂隙,为第三脑室的水平切面,在此纵行裂隙后有一呈"人"字形的较宽的裂隙,为侧脑室后角的切面。此时对照侧脑室立体标本,观察侧脑室的全貌,可见它分为中央部、前角、后角、下角四部,中央部在顶叶深面,前角在额叶深面,下角在颞叶深面,后角在枕叶深面,各部彼此连通,两侧侧脑室又通过室间孔与第三脑室连通。对照脑室模型体会侧脑室及第三脑室的立体空间位置关系。

(三)基底核和内囊

在半球中部水平切面上观察:

在侧脑室前角切面的后外侧,有一大致卵圆形的灰质团块切面,为尾状核头的切面。在尾状核头切面的后外侧有一三角形的灰质切面为豆状核切面,此核中部由两条纵行的白质分隔为3部,外侧部颜色较深,称为壳,内侧两部颜色较浅称为苍白球。位于豆状核切面内后方的卵圆形灰质切面,为背侧丘脑。背侧丘脑切面后外侧,侧脑室后角外侧壁前部,有一小卵圆形灰质切面,为尾状核尾的断面。

在尾状核头与豆状核之间及豆状核与背侧丘脑之间,有一足尖端向内侧呈"<"形的白质板切面,即为内囊的切面,在尾状核头与豆状核之间的部分称为内囊的前肢,在豆状核和背侧丘脑之间的部分,称为内囊的后肢,两肢连接处,即"<"形的尖端,称为内囊膝。

在豆状核外侧,可见一呈锯齿状的狭窄灰质切面,即为屏状核的切面,屏状核与豆状核之间

的窄白质带称为外囊。

基底核除上述尾状核、豆状核、屏状核外，还有杏仁体，其连于尾状核的末端，位于颞叶内，在标本上不易观察，可在模型上观察。

基底核及内囊仅在上述水平切面标本不易体会其立体位置，在观察过水平切面标本后，再在半球冠状切面标本上对照观察。在冠状切面标本上部中央，可见明显的大脑纵裂，在此裂的底部可见横贯两半球的横行纤维束，为胼胝体干的冠状断面，在胼胝体下方的腔隙为侧脑室中央部的断面，居中线处的裂隙为第三脑室的切面，第三脑室两侧的卵圆形灰质为背侧丘脑的切面，背侧丘脑外侧的三角形灰质块为豆状核的断面，在此断面上亦可看到豆状核分为壳及苍白球两部分。豆状核上方较小的卵圆形断面为尾状核体的断面。豆状核、背侧丘脑、尾状核三者之间为内囊。屏状核、外囊在此切面上亦可观察到。

至此，对两半球内部的主要结构，如侧脑室、基底核、内囊等应已有基本的三维空间的位置关系概念，为了进一步强化这些结构的空间位置关系，可对照脑干模型加深理解。

【临床联系】

癫痫的解剖学基础：临床各种类型癫痫发作的基础是脑神经元的发作性异常放电，其基本特点是局部产生的异常高频放电。尽管癫痫灶的分布各不相同，但源自癫痫灶的异常高频放电均需沿一特殊途径传播，这一特殊途径就是各种类型癫痫发作的共同解剖结构基础。大量资料说明，与癫痫发作有关的重要解剖结构有两大系统，即前脑系统和脑干系统。

1. 前脑系统 在前脑内可被诱发出痫性放电的脑组织结构有边缘叶边缘系统、基底核、皮质下结构和大脑皮质。

（1）边缘叶及边缘系统：边缘叶的主要成分为扣带回、海马旁回和海马。而边缘系统的概念不是十分明确，大概是指位于大脑半球内侧面连接脑干和胼胝体的较古老的皮质和皮质下结构，包括海马旁回、海马结构、杏仁体、扣带回、隔区、下丘脑、丘脑前核、丘脑背侧核和中脑的中央灰质、脚间核、背侧被盖核、腹侧被盖区，一端近隔区，另一端在颞叶内侧面的前端。边缘系统的主要功能是有关内脏功能的整合和精神运动，故又称为内脏脑和精神脑。

边缘系统的主要病变表现为颞叶癫痫、记忆障碍、睡眠饮食习惯异常和痴呆。

（2）基底核：与间脑部位相邻近，中间以内囊相隔，包括尾状核、壳核和苍白球。与此相关的核团还有底丘脑核、中脑的黑质和红核、延髓的下橄榄体、网质核。其中尾状核和壳核合称新纹状体。在正常情况下，尾状核可抑制杏仁核、海马及颞叶皮质的痫性放电。在爬虫类、鸟类动物中，纹状体是锥体外系的重要组成部分，是调节肌张力、调节联合运动、维持姿势的最高运动中枢，而在高等哺乳动物中，纹状体退居次要地位，大脑皮质成为锥体外系的最高级中枢。但实验显示，纹状体能对边缘性抽搐起抑制作用，苍白球位于壳核的内侧，二者合称为豆状核。

（3）皮质下结构

1）丘脑：为间脑中最大的一块组织，在脑干前端，形如圆丘，为一细胞核团。丘脑内部结构复杂，它由多个核群共同构成，如前核群、中线核群、内侧核群、外侧核群、后核群、板内核群和丘脑网状核等。

不同的丘脑核团作用不一，主要表现为对部分性发作的影响。腹前核和腹后核有病变时可减少皮质神经元的痫性放电，腹外侧核为易化作用，背内侧核及丘脑腹侧海马区为抑制作用，腹内侧核无任何作用。

2）下丘脑：位于丘脑腹侧，丘脑下沟以下的部分，它组成第三脑室下部的侧壁和底壁，包括视交叉、灰结节、乳头体以及灰结节向下延伸的漏斗。下丘脑前后部对抽搐分别起抑制和易化作用。

（4）大脑皮质：皮质的病变能够促发面部和前肢的抽搐，起初是在慢性癫痫动物模型上发现的。

此后，又证实大脑额叶病变和后部皮质病变也可降低惊厥阈值。

1）额叶：主要功能是运动功能、智能与情感、言语功能及对小脑共济运动的控制作用。额叶病变主要表现为运动、言语、精神障碍。额叶癫痫多表现为发作时头颈甚至整个躯体向一侧扭转，限于单肢体者常上举一侧上肢，好像击剑状。某些起源于这个部位的发作可引起短暂的凝视以及意识障碍，随之再出现一些刻板的动作，这种发作形式也称为复杂部分性发作。与颞叶引起的复杂部分性发作不同，额叶性的部分性发作后一般意识立即恢复，而颞叶性发作后的意识恢复较慢。

2）顶叶：主要功能是感觉和言语功能。顶叶病变主要表现为感觉、言语和认识功能障碍。顶叶癫痫多以偏侧面部、上下肢的感觉异常或感觉脱失为主要发作表现，有时也可伴有视物变形或空间定向力丧失。顶叶发作易于演变成同侧运动性发作，甚至全身性发作。

3）颞叶：主要功能为对听觉刺激进行分析综合。颞叶病变主要表现为听力、言语和精神障碍。属于单纯部分性发作的颞叶癫痫主要以听觉、嗅觉、内脏感觉等幻觉的体验，自主神经表现及精神症状为主，发作初期意识清楚，发作之后可回忆部分或全部的发作情节，部分病例也可演变成大发作。

4）枕叶：主要功能为视觉功能。枕叶病变主要表现为视野、视觉障碍。枕叶癫痫常以偏侧闪光暗点、视物变形或视幻觉起病。继以同侧感觉性、运动性部分性发作，或全身强直-阵挛性大发作，偶尔发作之后呈现意识错乱及自动症。

2. 脑干系统　该区域给予电刺激可产生狂奔或奔跑及强直性发作。如果去除与大脑皮质及脑干其他结构的联系，单独刺激脑干网状结构系统也可以诱发强直性发作。而且强直性发作或阵挛的出现取决于对脑干不同频率、不同强度的刺激。产生强直发作能刺激的区域一般认为是在脑干的中脑尾部和脑桥处，但在脑干处切断前后脑的联系时，仍可以用电刺激成功地在脑干部位诱发出强直发作。又进一步说明，网状结构中的关键部位是在脑桥头部网状核。

3. 小脑　与脑干有广泛而密切的联系，其功能很难与脑干截然分开。小脑的功能主要是调节和校正肌肉的紧张度，以便维持姿势和平衡，顺利完成随意运动。当小脑或其纤维束受害时，可引起肌张力改变和病态运动。还可促发大脑皮质局限痫性放电，但却抑制强直发作。小脑上脚病变可阻止后肢强直发作。

【病例分析】

患者，女，20 岁，因突然晕倒，被家属送到医院，约 5 小时后苏醒。经检查发现，患者面部右眼裂以下面肌瘫痪，伸舌时舌尖偏向右侧，舌肌未见萎缩；咽、喉部肌正常，可发音，但是只能发出无规则的语言；右上肢痉挛性瘫痪，随意运动受损，肌张力增加，腱反射亢进。

试分析其症状出现的原因。

分析：该患者面部右眼裂以下面肌瘫痪而面上部面肌正常，右侧舌肌瘫痪，右侧肢体痉挛性瘫痪，这些均表明为上运动神经元损伤。同时，因仅出现右上肢瘫痪而未有右下肢瘫痪，应属于左侧大脑皮质运动中枢的中央前回下部受损。左侧大脑半球为优势半球，对语言的形成起决定性作用，其中央前回下部皮质的前方为运动性语言中枢的位置，此区受损后，发音功能虽然正常，但是丧失了说话能力。故推断该患者属于运动性失语症，可能为支配此区域的大脑中动脉分支形成血栓所致。

失语症是由于大脑皮质语言中枢受损或变性而引起的语言功能障碍，表现为文字语言（或非语言的相等功能）理解和（或）表达上的功能缺陷或功能丧失。大多数人，包括左利者在内，语言功能主要位于左侧大脑半球内，在颞叶的后上部，相邻的顶叶下部，额叶的下外侧部位，以及这些部位间的皮层下联络结构，这个大致呈三角形的区域，任何部分的损害（如梗死、肿瘤、外伤或变性）都会妨碍语言功能的某些方面。呐吃，即发音口齿不清（构音障碍）是运动通路障碍造成，不是皮质言语中枢障碍所引起。

感受性（感觉性）失语的功能障碍是在于对文字言语的理解，以及对有关听觉、视觉或触觉信号的辨认。感受性失语有若干亚型，包括 Wernicke 失语症：患者能流利讲述正常话语，时常夹杂一些无意义的语言，但患者对其意义与相互关系全无理解，结果是一堆杂乱的言语，或杂拌的言语色拉（word salad）。失读症是对书写或印刷的文字丧失阅读能力。

位于面与舌运动区前的额下回（Broca 区）的损害引起表达性（运动性）失语，患者对语言文字的理解与构思能力都相对保存，但运用语言文字来表达的能力却发生障碍，通常表达性失语既妨碍口语（口语困难），也影响书写（失写或书写困难），造成患者极大的挫折感和失望感。命名性失语是指不能讲出物件的正确名称，可以起源于感受性或表达性障碍，使口语减少有意义的韵律与语调，通常是受双侧大脑半球的影响，但有时候单独受副侧（右侧）半球支配。

能造成言语功能障碍的脑部病变其范围一般都相当大，很少只引起单纯的障碍，因此，孤立的感受性失语或表达性失语都是少见的，较大的额 - 颞叶病变引起全面性失语，理解与表达都有严重的障碍。

诊断失语症已有一些正规的测试（如波士顿失语诊断检查），但通常医患双方在床边的交流已能提供足够的线索。不流利且吞吞吐吐的言语表达（Broca 失语）提示额叶障碍。Wernicke 失语提示左侧颞叶后外侧部位与顶叶下部言语区域异常。命名性失语反映颞-顶叶后部的异常或变性。自发的 Wernicke 样失语，同时保存重复讲述听到的言语的能力，是额叶言语区域与颞叶言语区域之间的传导通路发生阻断所造成。

失语症的恢复取决于若干因素，包括病变的大小和定位、言语功能障碍的程度以及患者的年龄、教育程度和全身的健康情况，后三者的关系较轻。不满 8 岁的儿童在发生一侧性半球严重损害后往往能恢复语言功能。在 8 岁以后，大多数言语功能的恢复发生在病后最初 3 个月之内，但一年之内仍可以有程度不定的继续进步。照例，理解能力的改善胜过表达能力的好转。在大约 15% 的人群中，右侧大脑半球是手的运用和言语功能的主侧半球，在这些人群中，如果发生左侧半球或右侧半球特殊损害都能引起失语，但几乎都能迅速恢复。

【问题思考】

患者，男，36 岁，因头部外伤入院，入院时检查神志清醒。入院第 1、2 天可下床活动，第 3 天早晨护士发现患者安静地睡着，但是枕头和床单十分凌乱，询问同室患者，知患者昨夜因头痛在床上来回翻转，到凌晨方才睡去。护士向患者问话无应答，检查发现患者左侧瞳孔放大，对光反射不灵敏，后通知负责医生。1 小时后医生到来后，检查：角膜反射减弱，患者已处于昏睡状态，给予强烈刺激，右侧肢体能活动避让，而左侧肢体活动减弱，于是急送手术室。手术证实患者左侧硬膜外血肿形成，左颞叶海马旁回钩疝入小脑幕切迹形成小脑幕切迹疝。试从解剖学的角度分析患者各种症状形成的原因。

实验七 神经传导通路的观察

【实验目标】

（一）技能目标

1. 掌握感觉传导通路的名称，三级神经元所在位置，交叉前后损伤的表现。

2. 掌握运动传导通路的名称，核上瘫和核下瘫的表现。

3. 熟悉视觉传导通路损伤的定位诊断。

（二）知识目标

1. 掌握躯干、四肢深感觉及精细触觉传导通路的组成，各级神经元胞体及纤维束在中枢内的位置，丘系交叉水平（位置）及皮质投射区。

2. 掌握躯干和四肢痛温觉、粗略触觉、压觉传导通路的组成，各级神经元胞体及纤维束在中枢的部位，纤维走行和越边（交叉）的位置、皮质投射区。

3. 掌握头面部痛温觉、粗略触觉、压觉传导通路的组成，各级神经元胞体所在部位，纤维走行和越边的情况、皮质投射区。

4. 掌握视觉传导路的组成，纤维部分交叉（视交叉）的情况与在内囊的位置、皮质投射区。

5. 掌握瞳孔对光反射径路。

6. 掌握骨骼肌随意运动的上、下运动神经元管理的基本情况，皮质脑干束（即皮质核束）发起及通过内囊的部位及对脑神经运动核的控制情况（即双侧控制与对侧控制），核上瘫与核下瘫不同表现的形态学基础，着重认识面神经与舌下神经核上瘫、核下瘫的主要表现。

7. 掌握皮质脊髓束的发起（来源）及在内囊和脑干各段的位置，锥体交叉的位置，皮质脊髓侧束与皮质脊髓前束的走行终止情况，在锥体路（系）的上、下运动神经元损伤后的不同表现。

8. 掌握锥体外系的组成、功能概念。

9. 了解平衡觉传导通路、听觉传导通路、内脏感觉传导通路、化学通路；锥体外系纤维联系。

（三）素质目标

1. 培养科学的整体观。

2. 培养认真观察和分析的精神。

【重点】

1. 躯干和四肢本体感觉、浅感觉传导通路的组成，各级神经元胞体及纤维束的位置、交叉水平、皮质投射区。

2. 皮质核束与皮质脊髓束支配的特点，核上瘫与核下瘫的区分。

【难点】

1. 锥体外系的组成与功能。

2. 视觉传导通路与瞳孔对光反射通路不同部位损伤后的表现。

【实验准备】

1. **影像资料**　感觉系统传导通路。

2. **标本**　脊髓、脑干、端脑各关键部位的横断面厚切片，内囊雕刻标本、视觉传导通路雕刻标本、脑正中矢状切面标本、脑外形标本。

3. **模型**　各种传导通路立体模型等。

4. **其他**　手电筒、叩诊锤。

【实验内容】

一、意识性本体感觉传导通路观察

（一）躯干和四肢的本体（深）感觉和精细触觉

在深部感觉传导通路模型上观察其构成的三级神经元。

1. **第一级神经元**　位于脊神经节内，其周围突分布至本体感觉和精细触觉感受器。中枢突入脊髓，在后索上升，其中，来自躯干下部和下肢的纤维（第 5 胸节以下）在后索的内侧部排列形成薄束,薄束在第 5 胸节以下占据了后索的全部位置,而来自躯干上部和上肢的纤维(第 4 胸节以上)在后索的外侧部排列形成楔束,与楔束形成内外方向排列。中枢突上行至延髓下部,终止于薄束核和楔束核。

2. 第二级神经元 位于薄束核和楔束核内,它们发出的纤维向前绕过中央灰质的腹侧,在中线与对侧交叉,形成内侧丘系交叉,交叉后的纤维向上转折呈前后方向排列,称为内侧丘系,经脑桥、中脑,最后止于背侧丘脑的腹后外侧核(此处与躯体有点对点的关系)。

3. 第三级神经元 位于腹后外侧核内,其轴突称为丘脑中央辐射,经内囊后肢投射到大脑皮质中央后回的中、上部,中央旁小叶后部,部分投射到中央前回。

在人体头颈部横断面解剖模型标本上定位该通路各纤维束的位置。在经背侧丘脑和内囊的脑横断面定位腹后外侧核和内囊后肢。

学生相互间完成膝反射(牵张反射)。

(二)头面部的本体感觉

传导通路径尚不十分清楚,可参照三叉头面部浅感觉传导通路。

二、躯干和四肢非意识性本体感觉传导通路观察

躯干和四肢的非意识性本体感觉,在深部感觉传导通路模型上观察其构成的两级神经元。

1. 第一级神经元 位于脊神经节内,其周围突分布本体觉感受器,中枢突进入脊髓,止于胸核和腰、骶膨大第Ⅴ~Ⅶ层外侧部。

2. 第二级神经元 位于胸核和腰、骶膨大第Ⅴ~Ⅶ层外侧部,其中由胸核发出的纤维在同侧脊髓外侧索构成脊髓小脑后束,向上经小脑下脚进入旧小脑皮质;由腰骶膨大发出的纤维构成对侧和同侧的脊髓小脑前束,上经小脑上脚进入旧小脑皮质。

在人体头颈部横断层解剖模型标本上定位该通路各纤维束的位置。

三、痛温觉、粗略触觉传导通路观察

(一)躯干和四肢的痛温觉和粗略触觉

在浅部感觉传导通路模型上观察其构成的三级神经元。

1. 第一级神经元 为脊神经节细胞,其周围突分布感受器,中枢突经后根进入脊髓,终止于第二级神经元。

2. 第二级神经元 胞体主要位于第Ⅰ、Ⅳ、Ⅴ层,它们发出的纤维经白质前连合上行 1~2 个节段,然后交叉在对侧的外侧索和前索内上行,组成脊髓丘脑侧束和脊髓丘脑前束,终止于丘脑腹后外侧核。

3. 第三级神经元 为丘脑腹后外侧核,其轴突组成丘脑上辐射,投射到中央后回的中、上部和中央旁小叶后部(3、2、1 区)。

(二)头面部的痛温觉和粗略触觉(三叉神经传导通路)

其由三级神经元组成。在浅部感觉传导通路模型上观察其构成的三级神经元。

1. 第一级神经元 位于三叉神经节内,其周围突分布至头面部感受器,中枢突组成三叉神经感觉根入脑干,止于三叉神经脑桥核和三叉神经脊束核。

2. 第二级神经元 位于三叉神经脑桥核和脊束核内,发出的纤维交叉至对侧组成三叉丘系,止于丘脑腹后内侧核。

3. 第三级神经元 位于丘脑腹后内侧核内,其轴突经内囊后肢投射到中央后回的下部。

在人体头颈部横断面解剖模型标本上定位该通路各纤维束的位置。

四、视觉传导通路和瞳孔对光反射通路

（一）视觉传导通路

在视觉传导通路模型上观察其构成的三级神经元。

1. 第一级神经元　为眼球视网膜上的双极细胞。

2. 第二级神经元　为节细胞，其轴突构成视神经，穿过视神经管入颅腔，形成视交叉后延为视束。在视交叉中，来自两眼视网膜鼻侧半的纤维交叉，来自视网膜颞侧半的纤维不交叉。视束绕大脑脚大部分纤维止于外侧膝状体。

3. 第三级神经元　位于外侧膝状体内，发出的纤维构成视辐射，经内囊后肢投射到端脑距状沟周围的视区皮质。

（二）瞳孔对光反射

1. 在视觉传导通路模型上观察构成该反射的反射弧各部分。传入神经，包括视神经、视交叉、视束；反射中枢，位于脑干的上丘臂，顶盖前区，双侧动眼神经副核；传出神经即动眼神经，交感纤维经睫状神经节换元后发出睫状短神经至瞳孔括约肌。

2. 在视觉传导通路上示教并分析该反射弧各部损伤所致的瞳孔对光反射的改变。

3. 学生间相互检查瞳孔对光反射。以手电筒照射左眼，观察双眼瞳孔的改变，左眼和右眼均显示瞳孔收缩；再以手电筒照射右眼，同样可观察到双眼瞳孔收缩。

五、听觉传导通路

在听觉传导通路模型上观察其构成的四级神经元。

1. 第一级神经元　为位于蜗螺旋神经节内的双极细胞，其周围突分布于内耳的螺旋器，中枢突组成蜗神经，止于蜗腹侧和背侧核。

2. 第二级神经元　在蜗腹侧和背侧核内，此二核发出的大部分纤维至对侧上行构成外侧丘系，少数纤维不交叉进入同侧外侧丘系走行，最终止于下丘。

3. 第三级神经元　位于下丘，其纤维经下丘臂到达内侧膝状体。

4. 第四级神经元　位于内侧膝状体，发出纤维组成听辐射，经内囊后肢投射到大脑皮质的听区——颞横回。

六、平衡觉传导通路

在平衡觉传导通路模型上观察其构成的两级神经元。

1. 第一级神经元　为前庭神经节内的双极细胞，其周围突分布于内耳半规管的壶腹嵴、球囊以及椭圆囊，中枢突为前庭神经，止于前庭神经核。

2. 第二级神经元　位于前庭神经核，发出的纤维：①参与组成内侧纵束；②组成前庭脊髓束；③经小脑下脚入小脑；④与脑干网状结构、迷走神经背核、疑核联系。

七、锥体系

（一）皮质脊髓束

在运动传导通路模型上观察其构成的两级神经元。第一级神经元为中央前回上、中部和中央旁小叶前半部的锥体细胞，第二级神经元为脊髓前角细胞。锥体细胞的轴突集合成皮质脊髓束，下行经内囊后肢至延髓锥体，75%～90%的纤维交叉至对侧形成锥体交叉，在对侧脊髓外侧索内下行，称皮质脊髓侧束，逐节终止于脊髓前角细胞，支配四肢肌；小部分纤维不交叉而下行至同侧脊髓前索内下行，称为皮质脊髓前束，经白质前连合终于对侧脊髓前角细胞，支配躯干和四肢的骨骼肌运动；皮质脊髓前束中一部分纤维始终不交叉而止于同侧脊髓前角细胞，支配躯干肌运动。

（二）皮质核束

在运动传导通路模型上观察其构成的两级神经元，第一级神经元为中央前回下部的锥体细胞，第二级神经元位于脑神经运动核。锥体细胞的轴突集合成皮质核束，大部分纤维经内囊膝下行陆续分出至双侧脑神经运动核（动眼神经核、滑车神经核、展神经核、三叉神经运动核、面神经核上半、疑核和副神经核），支配双侧眼外肌、咀嚼肌、面上部表情肌、胸锁乳突肌、斜方肌和咽喉肌；小部分纤维完全交叉止于对侧面神经核下半和舌下神经核，支配对侧面下部表情肌和舌肌。

在人体头颈部横断面解剖模型标本上定位该通路各纤维束的位置。

八、锥体外系

在锥体外系传导模型上观察主要的通路。

1. 皮质 - 纹状体系　大脑皮质 → 尾状核和壳 → 苍白球 → 背侧丘脑、红核、黑质、网状结构等。

2. 皮质 - 脑桥 - 小脑系　额叶、枕叶、颞叶皮质 →（交叉）→ 脑桥核 → 新小脑皮质 → 齿状核 →（交叉）→ 红核 → 脊髓前角细胞。

【临床联系】

一、脊髓后索病变引起的意识性本体感觉障碍和表现

脊神经后根进入脊髓后，其外侧份纤维终止于后角，内侧份纤维组成后索，在颈髓和上胸髓后索分隔为薄束和楔束，它们由内而外按 CTLS（颈髓、胸髓、腰髓、骶髓）的顺序定位排列，传导来自肌、腱、骨膜、关节囊和皮下组织的深感觉信息，这些感觉包括位置觉、运动觉、振动觉和精细触觉，与在静止和运动状态下自身空间位置的感知、振动的感知和对物体大小、形态、重量、质地、纹理、距离的感知有关。后索损伤的患者可表现为：闭目不能感知肢体位于何处（姿势觉和运动觉消失），闭目不能认知所触摸物体的形态和性质（实体觉消失），两点分辨觉消失，不能感知音叉在骨突上的振动（振动觉消失），闭目双足并拢站立摇晃易倒（Romberg 征阳性）。一侧损伤，上述表现出现在同侧。

二、视交叉综合征

视交叉综合征是视交叉病变引起的一组临床症状，常见于垂体瘤、鞍上脑膜瘤、颅咽管瘤、大脑动脉环前部的动脉瘤、鼻咽癌、视交叉处的胶质瘤、神经炎等。主要表现：双眼或单眼视物模糊、视力下降、视野缺损（缺损象限不定，通常表现为颞侧视野某象限缺损，发展为双颞侧视野偏盲）。特征性的视野缺损与病灶的位置和组成视交叉的神经纤维定位排列有关。

三、卒中与三偏征

由于大脑中动脉在穿至外侧部时，于此处垂直发出一些向上穿入前穿质的数条细胞小动脉，称为中央支，又称豆纹动脉。它们分支分布到大脑深层中央区，供应尾状核、豆状核、内囊膝和后肢的前部。豆纹动脉呈"S"形弯曲走行，形成特殊的动力学，所以在高血压、动脉硬化等情况下易破裂出血，是临床上最常见的脑出血。

出血除引起颅内压增高外，还会损害基底核、背侧丘脑、内囊。压迫内囊会导致该处的传导纤维受损，主要包括皮质脊髓束、皮质脑干束、意识性本体觉、痛温觉、视辐射和听辐射，由此产生一系列的神经功能障碍，主要包括半身瘫痪（偏瘫）、半身深浅感觉障碍（偏麻）、同向性偏盲（偏盲）。由于经内囊的纤维传导的是对侧半身的躯体运动和躯体感觉信息、双侧耳的听觉信息、双眼对侧视野的视觉信息，所以偏瘫和偏麻发生在病变的对侧，偏盲发生在双眼对侧视野，没有明显听觉障碍。除出血性卒中以外，还可以有血栓栓塞形成引起的缺血性卒中。

【病例分析】

患者，男，62 岁，有高血压病史，3 天前因情绪激动，突然昏倒不省人事，经医院抢救，逐渐苏醒，检查发现：①左侧上、下肢呈痉挛性瘫痪，肌张力增高，腱反射亢进并出现病理反射。②左侧眼裂下面部表情肌瘫痪，左鼻唇沟消失，嘴歪向右侧，左侧舌肌瘫痪，伸舌时舌尖偏向左侧。③左半身（包括面部）浅、深感觉全部消失。④双眼视野出现左侧偏盲（患者看不见左边的物像）。

分析：

（1）左侧上、下肢痉挛性瘫痪，肌张力增强，腱反射亢进及病理反射阳性，是上运动神经元（皮质脊髓束）损伤的表现。由于大脑皮质对脊髓失去控制作用，而出现肌张力增强、痉挛性瘫痪和腱反射亢进。

（2）面部和舌的体征是皮质脑干（核）束受损伤产生的上运动神经元病变的表现，因为面神经核下部和舌下神经核只接受对侧皮质脑干（核）束的神经纤维支配，故一侧的上运动神经元（皮质脑干束）病损后，可出现对侧眼裂以下面部表情肌和舌肌半侧瘫痪。下运动神经元对肌有营养作用，现下运动神经元未损伤，所以肌可能未出现萎缩。

（3）左侧浅、深感觉消失，是由于管理感觉的纤维左右交叉形成脊髓丘脑束、三叉丘系和内侧丘系，然后都在内囊处集中形成丘脑皮质束，最后投射到中央后回，所以当一侧内囊中的丘脑顶叶束受损时，可使另一侧的浅、深感觉消失。

（4）双眼视野左侧偏盲是由于右侧视辐射（或右视束）受损而产生左侧视野偏盲（患者看不见左边的物像）。

（5）患者有年龄大、高血压和突然昏迷等情况，结合上述体征分析，诊断为脑出血，病变部位在右侧内囊。因为右侧内囊是管理对侧运动、感觉和视野的纤维束最集中的部位，如此处血管由于高血压而突然破裂出血，血肿可损害上述这些纤维束的功能，于是出现三偏症状。

小结：①病变影响皮质脊髓束和皮质脑干（核）束的功能。②病变影响痛温觉、视觉、本体感觉。③运动、感觉和视觉传导纤维在内囊处集中，大脑功能为对侧管理，故病变在右囊内。④由病史和体征分析，可诊断为：脑出血（右侧内囊）。

【问题思考】

一位 62 岁的老人，体检有因颅内压增高、右侧身体瘫痪，几周后检查发现：左眼眼睑下垂，左眼向外斜视，瞳孔扩大，对光反射消失，伸舌时舌尖偏向右边，右侧面下部表情肌瘫痪，面上部表情肌还可以随意运动，右上肢和右下肢随意运动消失，肌张力增高，跟腱反射亢进。为什么会出现上述症状？病变在何部位？

实验八　脑、脊髓被膜、血管和内分泌系统的观察

【实验目标】

（一）技能目标

1. 掌握脑和脊髓被膜的层次，脑脊液的循环途径，脑的血供。

2. 掌握主要的内分泌器官的名称和作用。

（二）知识目标

1. 掌握硬脑膜的位置、硬脑膜组成特点、硬脑膜外隙的位置与内容物及临床意义。

2. 掌握蛛网膜的结构及蛛网膜下隙的概况、主要蛛网膜下池（小脑延髓池、终池）的位置及其

临床意义。

3. 掌握硬脊膜的解剖特点及硬脊膜外隙的位置、内容及意义。

4. 掌握颈内动脉系与椎-基底动脉系的概念；颈内动脉主要分支、分布概况；脑底动脉环的组成、位置与连通概况。

5. 掌握脑室系统的组成、位置与连通概况。

6. 掌握脑脊液的循环途径及临床意义。

7. 掌握血脑屏障的构成及生理、临床意义。

8. 掌握甲状腺、甲状旁腺、肾上腺、垂体、胸腺、松果体的形态、位置及垂体的分部。

9. 掌握脑膜静脉窦的结构特点及回流情况。

10. 熟悉脊髓蛛网膜下隙穿刺的解剖学基础及临床应用。

11. 熟悉硬脑膜的形成及其功能，海绵窦的位置与其连通的临床意义。

12. 熟悉血-脑脊液屏障、脑脊液-脑屏障的构成及意义。

13. 了解脊髓的动脉来源及分布；脑的静脉；脑和脊髓的被膜、血管及脑脊液循环的其他内容；先天性脑积水的发病原理。

14. 了解内分泌系统的其他内容。

（三）素质目标

1. 培养认真观察的精神。

2. 培养科学的整体观。

【重点】

1. 主要硬脑膜窦的名称、位置及其引流。

2. 脑脊液生成与循环途径。

【难点】

1. 大脑动脉环的组成。

2. 垂体的结构特点和功能。

【实验准备】

1. **影像资料**　脑脊膜、脑血管、脑脊液循环、内分泌系统录像。

2. **标本**　脊髓、脑干、端脑各关键部位的横断面厚切片，端脑额状切面切片，保留蛛网膜及软脑膜的完整脑标本，去顶保留硬脑膜的颅腔标本，保留被膜的离体脊髓标本，椎管内原位脊髓标本，血管完整的脑和脊髓标本，去顶颅骨标本，大脑正中矢状切面标本。新生儿显示内分泌的标本，颈部解剖标本（喉、气管带甲状腺的标本），脑正中矢状切面标本，脑外形标本。

3. **模型**　脑血管模型，脑室模型，脑模型，各内分泌腺模型。

【实验内容】

一、脑和脊髓的被膜

（一）脊髓的被膜

利用带被膜的离体脊髓标本和打开椎管的原位脊髓标本进行观察。脊髓的被膜共分 3 层，由外而内依次为硬脊膜、脊髓蛛网膜和软脊膜。

1. **硬脊膜**　在离体脊髓标本上观察可见硬脊膜坚韧致密，呈圆筒状包围着脊髓，在打开椎管的标本上可见硬脊膜向上附于枕骨大孔边缘，向下终止于第 2 骶椎水平，包裹终丝，末端附于尾骨，向外包绕脊神经进入椎间孔，移行为神经外膜。硬脊膜与椎管壁之间的空隙即硬膜外隙，内含疏松结缔组织、脂肪、脊神经根和椎内静脉丛。

2. 脊髓蛛网膜   翻开硬脊膜可见其深面有一层薄而透明的膜即蛛网膜，通常蛛网膜与硬脊膜相贴、二者间潜在的间隙为硬膜下隙。蛛网膜向上与脑周围的蛛网膜直接连续，在下端也包绕脊髓和马尾达第 2 骶椎水平。蛛网膜与其深面的软脊膜之间的空隙即蛛网膜下隙，活体有时有透明的脑脊液存在，向上与脑的蛛网膜下隙连通，此隙下部自脊髓末端至第 2 骶椎水平扩大为终池。

3. 软脊膜   在蛛网膜深面紧紧地贴附在脊髓表面，难以分开的一层即软脊膜，深入脊髓的沟裂之中。在脊髓两侧，软脊膜在前后根之间向外侧突出，尖端连同蛛网膜附于硬脊膜，这些锯状的突起称齿状韧带，可作为椎管内手术的标志。

（二）脑的被膜

在保留蛛网膜及软脑膜的完整脑标本上观察。脑的被膜从外至内也分 3 层，即硬脑膜、脑蛛网膜、软脑膜。

1. 硬脑膜   在已取出脑的颅腔湿标本上观察。贴附在颅骨内面为一层较厚的坚韧致密的膜，即为硬脑膜，此膜外面粗糙，在颅底部与颅骨紧密附着，内面光滑。在颞部撕开硬脑膜对光亮处观察可见明显的脑膜中动脉及其分支，硬脑膜在相当于矢状缝处有一形如镰刀向下垂的部分，前附于鸡冠，后附于枕内隆起，与小脑幕相连即为大脑镰，它伸入大脑纵裂内分隔两大脑半球。在相当于横窦沟处硬脑膜有一水平向前伸出的部分，称为小脑幕，它伸入大脑半球与小脑之间。其前缘游离，呈凹形，形成小脑幕切迹。小脑幕下方正中线部位，相当于两小脑半球间处硬膜亦稍突出，名为小脑镰。

硬脑膜在一定部位两层分开，其内面衬以内皮，称为硬脑膜窦，流经静脉血。在硬脑膜标本上继续观察主要的硬脑膜窦有：

1）上矢状窦：位于大脑镰上缘，自前向后下，在相当于枕内隆起处汇入窦汇，在已横断切开上矢状窦的硬脑膜标本上观察上矢状窦，可见窦腔呈三角形。

2）下矢状窦：位于大脑镰游离缘即下缘处的小静脉窦，它向后汇入直窦。

3）直窦：位于大脑镰与小脑幕连接处，向后汇入窦汇。

4）横窦：位于小脑幕附着处，左、右各一，自窦汇起，沿横窦沟向前外至颞骨岩部后端转而向下续乙状窦。

5）乙状窦：相当于颅骨乙状窦沟部位，后接横窦，向下经颈静脉孔延续为颈内静脉。

6）窦汇：在相当于枕内隆起附近，左右横窦、上矢状窦、直窦互相汇合，此汇合处称为窦汇。

7）海绵窦：在蝶鞍两侧，向前达眶上裂的内侧部，有眼静脉汇入，向后至颞骨岩部的尖端，分别借岩上窦、岩下窦与横窦和颈内静脉相通，两侧海绵窦还有前、后海绵间窦相通。在海绵窦内有颈内动脉和展神经通过，动眼神经、滑车神经及三叉神经第一支与第二支则经过窦的外侧壁。

2. 脑蛛网膜   位于硬脑膜的深面，它与硬脑膜之间的腔为硬膜下隙，在脑蛛网膜完整的标本上观察，可见此膜为一层透明的薄膜，在脑沟裂处它不深入其中（大脑纵裂和横裂例外）而从其表面跨过。脑蛛网膜与其深面的软脑膜之间的空隙为蛛网膜下隙，活体此腔内流通着脑脊液，在上矢状窦两侧，可见脑蛛网膜形成许多小颗粒状结构突入上矢状窦内，即蛛网膜颗粒，蛛网膜下隙在脑的沟裂处扩大形成蛛网膜下池。主要有：

1）脚间池：位于两大脑脚之间的脚间窝处，池内有动眼神经和大脑后动脉环内段通过。

2）小脑延髓池：位于小脑与延髓背侧面之间，相当于枕骨大孔后缘上方，呈三角形。

3）交叉池：位于视交叉周围，脚间池上方。

4）桥池：位于脑桥腹侧与枕骨斜坡之间，脚间池下方，池内中线有基底动脉通过。

3. 软脑膜   在剥离部分蛛网膜标本上观察可见紧贴于脑表面的一层薄膜，但不易与脑分开，并深入于沟裂之中，此即软脑膜。在某些部位软脑膜与脑室的室管膜紧贴，构成脉络膜，若其中含有血管则构成脉络组织。脉络组织在某些部位血管反复分支成丛，夹带其表面的软脑膜与室管膜突入脑室形成脉络丛，脉络丛能产生脑脊液。取脑室标本观察，可见在侧脑室、第三和第四脑室内，呈长条索葡萄状的细突起，即脉络丛。

二、脑室及脑脊液循环

在正中矢状切脑和脊髓带有被膜的标本上观察，由侧脑室、第三和第四脑室、中脑水管、脑和脊髓的蛛网膜下隙构成完整的腔隙，容纳脑脊液。

在大脑内部侧脑室左右各一，室间孔位于穹窿柱后；第三脑室位于两侧背侧丘脑及下丘脑之间的矢状裂隙，向上通侧脑室，向下通中脑水管；第四脑室位于延髓、脑桥与小脑之间，室底为菱形窝，室顶朝向小脑，通过正中孔和两个外侧孔通蛛网膜下隙。

脑脊液由各脑室内脉络丛产生的无色透明液体。脑脊液总量在成人约 150ml，充满于脑室系统、脊髓中央管和蛛网膜下隙内。它处于不断地产生、循环和回流的动态平衡，其循环途径为侧脑室脉络丛产生的脑脊液，经室间孔流向第三脑室，与第三脑室脉络丛产生的脑脊液一起，经中脑水管流入第四脑室，再往正中孔和外侧孔流入蛛网膜下隙，经蛛网膜颗粒渗透到硬脑膜窦。

三、脑和脊髓的血管

（一）脑的血管

在颈深层标本上观察。

1. 椎动脉 起自锁骨下动脉，向上依次穿过第 6 至第 1 颈椎横突孔，向内弯曲经枕骨大孔进入颅腔。在脑血管标本上观察。在延髓与脑桥交界处两侧椎动脉汇合成基底动脉。椎动脉的分支主要有脊髓前动脉，自椎动脉分出后，沿脊髓腹侧下行至脊髓。

基底动脉行于脑桥基底沟处，在脑桥上缘分为两条大脑后动脉，其主要分支有：①小脑下前动脉由基底动脉起始部发出，分布于小脑下面前部；②小脑上动脉：由基底动脉末端发出，经动眼神经后下方行向外侧，分布于小脑上面；③大脑后动脉：为基底动脉的终支，在小脑上动脉的上方，并与之平行向外侧，经动眼神经前上方绕大脑脚行向外后，分支供应枕叶及颞叶等。

2. 颈内动脉 经颈动脉管进入颅内，通过海绵窦，在视交叉外侧，分为大脑前动脉及大脑中动脉。在脑血管的标本上继续观察：

1）大脑前动脉：在视交叉前方，可见两条几乎垂直走向的动脉，轻轻拉起视交叉可见此两动脉从颈内动脉发出后，至大脑纵裂转向后上方，分支分布于大脑半球额叶和顶叶内侧面皮质，左右两大脑前动脉在进入大脑纵裂前由一短支连通，此短支称前交通动脉。

2）大脑中动脉：在视交叉两侧是颈内动脉的直接延续，在颞叶与额叶间行向外侧经外侧沟前端绕至大脑半球背外侧面，分支分布于颞叶前部及额叶、顶叶外侧面的大部，其中包括躯体运动、躯体感觉和语言中枢。

3）后交通动脉：起自颈内动脉末段，是连接颈内动脉和大脑后动脉的一对动脉，通常相当细小。

4）脉络丛前动脉：细长，沿视束腹侧向后行，在侧脑室下角处进入脑室，参与构成侧脑室脉络丛，并分支供应海马、苍白球及内囊后脚。

3. 大脑动脉环 两侧颈内动脉末段、大脑前动脉与大脑后动脉的起始段及连接各动脉之前、后交通动脉，在脑底形成环状吻合，称为大脑动脉环。

由大脑前、中、后动脉发出进入半球深面的小支总称中央支，主要有：豆状核纹状体动脉，由大脑前动脉及大脑中动脉起始部发出，穿前穿质进入脑实质内，分支供应尾状核、壳和内囊的大部。轻轻拉起视交叉可见大脑前动脉发出前中央支，轻轻拉开颞叶的内侧，见到大脑中动脉发出的中央支，分别穿前穿质的前、后部进入脑内。

脑的静脉不与动脉伴行，分浅、深两部，深静脉收集大脑深部的血液，合成一条大脑大静脉，在胼胝体压部下方，找到此静脉，可见它注入直窦。浅静脉，分布于脑的表面，主要收集大脑皮质及部分髓质的血液，均注入附近脑的硬脑膜窦。

（二）脊髓的血管

1. 脊髓前、后动脉　取脊髓标本观察，见此两条动脉发自椎动脉颅内段，在脊髓前动脉左右两支很快合成一条，沿前正中裂下行，左右脊髓后动脉分别沿两侧后外侧沟下行。

2. 脊髓的静脉　注入硬膜外隙的椎内静脉丛。

四、内分泌腺的概观

在新生儿显示全身内分泌腺的标本上对全身内分泌腺进行观察，对内分泌腺的全貌了解。内分泌系统由全身各部的内分泌腺组成，按其存在的形式可分为两大类。内分泌器官：甲状腺、甲状旁腺、肾上腺、垂体、松果体、胸腺；内分泌组织：胰腺内的胰岛、睾丸内的间质细胞、卵巢内的卵泡和黄体等。

五、甲状腺及甲状旁腺的形态和位置

（一）甲状腺

利用颈部解剖标本、新生儿标本、喉和气管带甲状腺的标本、模型观察辨认。甲状腺位于颈前部，贴附于喉和气管上部的两侧和前方，呈"H"形。左、右侧叶上达甲状软骨的中部，下抵第6气管软骨环水平。两侧叶之间的甲状腺峡，位于第2～4气管软骨环的前方，有时自峡向上伸出一个锥状叶，较长者可达舌骨。甲状腺峡有时缺如，使左、右侧叶分离。

（二）甲状旁腺

利用甲状腺标本和模型，结合图谱观察辨认。甲状旁腺位于甲状腺侧叶的后面，一般是两对黄豆大小的扁椭圆形小体。上一对多在甲状腺侧叶后面的中、上1/3交界处，下一对常在甲状腺侧叶后面的下部、甲状腺下动脉附近。要注意的是甲状旁腺的数目和位置变化较大，有时埋入甲状腺实质内，寻找辨认困难。临床上作甲状腺全切除时，一定要保留甲状腺侧叶的后部，目的是避免甲状旁腺被切除。

六、垂体、松果体的形态和位置

（一）垂体

利用头部正中矢状切面标本、颅底内面观标本、脑干带垂体与松果体的标本和模型观察辨认。垂体呈椭圆形，位于颅中窝、蝶骨体上面的垂体窝内、硬脑膜形成的鞍膈下方。垂体借其上方的漏斗穿过鞍膈连于下丘脑，分为前方的腺垂体和后方的神经垂体两部分。

（二）松果体

利用头部正中矢状切面标本、脑干带垂体与松果体的标本和模型观察辨认。松果体是形似松果状的椭圆形小体，位于背侧丘脑后上方，上丘脑之间的浅凹内，并借其柄连于第三脑室顶的后部。

七、肾上腺的形态和位置

利用腹膜后间隙器官的标本、新生儿标本观察辨认。肾上腺在腹膜之后，是成对的腹膜外位器官，位于肾的内上方。肾上腺与肾共同包被在肾筋膜内，但有单独的纤维囊和脂肪囊，肾下垂时，肾上腺不随之下降。肾上腺左侧较大，近似半月形，右侧稍小呈三角形。肾上腺前面有不太明显的门，是血管、神经、淋巴管等出入的门户。

八、胸腺的形态和位置

在小儿纵隔标本上观察，胸腺位于胸骨柄后方、上纵隔前部、心包的上方及出入心脏的大血

管前面，有时可向上突至颈根部。胸腺的左、右两叶常不对称，每叶呈上窄下宽的扁条形。新生儿及幼儿时期胸腺的体积较大，随年龄增长继续发育至青春期，性成熟后最大，而后逐渐萎缩退化，成年后腺组织被结缔组织、脂肪等替代。

【临床联系】

一、硬膜外麻醉解剖学基础分析

定义：将局麻药注射到硬脊膜外隙，使部分脊神经的传导功能受到阻滞的麻醉方法，称为硬脊膜外隙阻滞，又称硬膜外阻滞或硬膜外麻醉。硬膜外麻醉解剖学基础：

1. 位于椎骨内面骨膜与硬脊膜之间的空隙称为硬脊膜外隙，上闭合于枕骨大孔，与颅腔不相通，下终止于骶管裂孔，侧面一般终止于椎间孔，因此，药物不能直接进入颅内。

2. 硬脊膜外隙容积约100ml，骶腔为25～30ml，硬脊膜外隙的后方较宽，胸部为2～4mm，腰部为5～6mm。

3. 腔中有脊神经通过，包围脊髓的软膜、蛛网膜和硬膜沿脊神经根向两侧延伸到椎间孔，分别形成根软膜、根蛛网膜和根硬膜。根蛛网膜细胞增生形成绒毛结构，并可突进或穿透根硬膜。

4. 硬脊膜外隙的血管丰富，并形成血管丛。穿刺或置管时容易损伤引起硬脊膜外隙出血；注药时吸收迅速，意外血管内注药可引起局麻药毒性反应。

5. 脂肪及结缔组织填充该隙，对局麻药的分布起限制作用，可达到截断麻醉作用，也有形成单侧麻醉的可能。

6. 骶管位于骶骨内，是硬脊膜外隙的一部分，与腰部硬脊膜外隙相通，容积为25～30ml，自硬膜囊到骶管裂孔约为47mm。

二、蛛网膜下隙穿刺麻醉的解剖学

将局麻药注入蛛网膜下隙，作用于脊神经根而使相应部位产生麻醉作用的方法，称为蛛网膜下隙阻滞，又称脊椎麻醉，简称腰麻。

（一）蛛网膜下隙穿刺麻醉解剖学基础

1. 脊柱

（1）脊柱由椎骨组成。椎骨的前部是椎体，后部是椎弓。椎弓所包围的空腔称为椎孔，所有椎孔上下相连成为椎管，即脊髓所在的部位。

（2）脊柱共有颈、胸、腰、骶4个生理弯曲。坐位时颈、腰曲向前，胸、骶曲向后突出，第4颈椎至第4胸椎之间及腰椎的棘突与地面平行，第4～12胸椎棘突斜向地呈叠瓦状。

2. 脊膜 脊髓腔中有三层脊膜，依次为硬脊膜、蛛网膜及软脊膜。在椎体骨膜与硬脊膜之间的空隙为硬膜外间隙。蛛网膜与覆盖于脊髓上的软脊膜之间为蛛网膜下隙。蛛网膜下隙即局麻药与神经根发生作用的部位。

3. 脊髓 位于脊髓腔内，浸泡于脑脊液中。上起于枕骨大孔，下终止于第1腰椎（小儿则更低一些）。在第1腰椎以下的脊神经分开成为马尾，在此部位进行穿刺时不易损伤脊髓，因马尾浮于脑脊液中，对穿刺针的冲击有一定的避让作用。

4. 脑脊液 成人脑脊液为100～150ml，脊髓腔内的脑脊液为25～35ml，pH为7.4，是无色透明液体，比重为1.003～1.009，脑脊液压力为0.7～1.7kPa（7～17cmH$_2$O）。

5. 韧带 在棘突上面与棘突相连接的韧带称棘上韧带。连接于上下棘突之间的韧带为棘间韧带。棘间韧带的下面、脊髓腔后部即黄韧带，是质密、坚实、有弹性的纤维层。穿刺时有突然阻力减小的感觉，即针穿过了黄韧带进入硬脊膜外隙。如再向前进针1～2cm就会有针刺破薄纸的感觉，即穿过了蛛网膜，取出针芯会有脑脊液流出，证明已穿刺入蛛网膜下隙。

（二）蛛网膜下隙穿刺麻醉操作并发症解剖学分析

1. 有时针已穿入蛛网膜下隙，但无脑脊液流出，或流得很慢，是针孔贴在马尾或其他组织上的缘故，这时转动针头，脑脊液即可流畅。

2. 进针时不能用力过猛，以防止刺破椎管内静脉丛而出血，或刺到椎管对侧的骨膜时，会感到很硬，针不能前进，亦无脑脊液流出，证明是穿刺过深。

3. 穿刺困难者，改换间隙，或改换体位（坐位）后很易成功。可调整体位来达到所需的平面。一般于注药后 20 分钟内平面即已固定。

4. 低血压　平面过高（超过第 4 胸椎）时，交感神经广泛阻滞、血管扩张、回心血量减少等导致。

5. 术后头痛　一般为穿刺过程中脑脊液漏出引起的颅内低压、化学性刺激等所致。

6. 术后尿潴留　膀胱麻痹导致过度胀满。

三、颅内出血的类型、硬膜外血肿

外伤、血管病变都可以引起颅内出血。根据出血的部位，颅内出血大致可分为：硬膜外血肿、硬膜下血肿、蛛网膜下腔出血、脑实质出血、颅内出血。

1. 硬膜外血肿　最为常见，多因颞部外伤所致的硬脑膜动脉破裂引起（脑膜中动脉破裂最为常见），血液积聚在颅骨与硬脑膜之间。因成年颅骨不能向外扩张，血肿压迫深面脑组织。一般为急性出血，引起颅内高压，逐步发展为脑疝而危及生命。

典型临床表现：头部外伤史，带有中间清醒期的昏迷（伤后立即昏迷为脑震荡所致，一般不超过半小时，清醒后再次昏迷为出血引起的颅内高压、脑疝）。大多数患者为幕上区的出血，因而脑疝多为小脑幕切迹疝，双侧瞳孔不等大（压迫动眼神经）为小脑幕切迹疝典型的表现。CT 扫描可以确诊、定位。

2. 硬膜下血肿　较少见，多为慢性。

3. 蛛网膜下腔出血　多为脑血管畸形引起的颅内动脉破裂所致，多见于青壮年。

4. 脑实质出血　为脑实质内血管破裂，多继发于动脉硬化和高血压，中老年多见。

5. 颅内出血　均属于危、急症，应得到及时妥善处理。

四、垂体瘤

垂体中的各种内分泌细胞可产生相应的内分泌细胞腺瘤，引起内分泌功能紊乱。在早期微腺瘤阶段即可出现内分泌功能亢进征象。随着腺瘤的长大和发展，可压迫、侵蚀垂体、蝶鞍周围结构，产生内分泌功能下降症状，出现视力障碍及其他脑神经和脑组织症状。

（一）功能性垂体腺瘤的分类

1. 泌乳素腺瘤　主要以泌乳素增高，雌激素减少所致闭经、溢乳、不育为临床特征。

2. 生长激素腺瘤　由于生长激素持续分泌过多，早期数毫米微腺瘤可致代谢紊乱，引起骨骺、软组织和内脏过度生长等一系列变化，病程缓慢，进行性发展，在青春期前，骨骺尚未融合起病者，表现为巨人症，成年人骨骺融合者，则表现为肢端肥大症。

3. 促肾上腺皮质激素腺瘤　由于垂体腺持续分泌过多促肾上腺皮质激素（ACTH），引起肾上腺皮质增生促使皮质醇分泌过多，即皮质醇增多症（Cushing syndrome），导致一系列物质代谢紊乱和病理变化，并出现许多临床症状和体征。

4. 促甲状腺激素细胞腺瘤　罕见。由于促甲状腺激素（TSH）分泌过多，临床表现为甲状腺功能亢进症状。另有继发于甲状腺功能减低（如甲状腺炎，同位素治疗后）负反馈引起 TSH 腺瘤。腺瘤使蝶鞍扩大，向鞍上发展，出现视功能障碍。

5. 促性腺激素细胞腺癌　罕见。由于促卵泡激素（FSH）、黄体生成素（LH）分泌过多，早期可无症状，晚期有性功能减低、闭经、不育、阳痿、睾丸萎缩、精子数目减少。肿瘤长大可出现视功能障碍。有人分为 FSH 细胞腺瘤和 LH 细胞腺瘤。

6. 无分泌功能腺瘤 多见于中年男性和绝经后女性，以往称垂体嫌色细胞腺瘤，缺乏血浆激素水平而临床症状不显著。

（二）垂体瘤的临床表现

1. 头痛 早期约 2/3 患者有头痛，主要位于眶后、前额和双额部，程度轻，间歇性发作，多系肿瘤直接刺激或鞍内压增高，引起垂体硬膜囊及鞍膈受压所致。当肿瘤突破鞍膈，鞍内压降低，疼痛则可减轻或消失。晚期头痛可因肿瘤向鞍旁发展侵及颅底硬膜、血管和压迫三叉神经而引起。少数巨大腺瘤鞍上发展突入第三脑室，造成室间孔或导水管梗阻，出现颅内压增高时头痛较剧，或肿瘤坏死、出血、瘤内压力急剧增高，如瘤壁破裂致垂体卒中性蛛网膜下腔出血者为突发剧烈头痛，并伴其他神经系统症状。

2. 视力视野障碍 在垂体腺瘤尚未压迫视神经视交叉前，多无视力视野障碍，仅个别微腺瘤病例可出现视力减退、双颞侧视野缺损，有学者研究在视交叉下中部的血供微血管比外侧部稀疏，中部比中后部更薄弱，是高灌流状态的微腺瘤通过它与视交叉的共同供应血管干扰了视交叉的正常血供。使视交叉中部存在的微循环薄弱环节发生供血障碍。随着肿瘤长大。60% ～ 80% 病例可出现压迫视通路不同部位，而致不同视野障碍，典型者多为双颞侧偏盲。根据视通路纤维排列，典型的为额上象限先受累，初呈束状缺损，后连成片。先影响红视野，后影响白视野。随着肿瘤增大，依次出现颞下、鼻下、鼻上象限受累，以致全盲。如肿瘤偏向一侧，出现单眼偏盲或全盲。少数视交叉前置者，肿瘤向鞍后上方发展累及第三脑室，亦可无视力视野障碍。视力障碍严重者多系晚期肿瘤视神经萎缩所致。

3. 其他神经和脑损害 肿瘤向后上发展压迫垂体柄和下丘脑可出现尿崩症和下丘脑功能障碍，累及第三脑室、室间孔、导水管，可致颅内压增高。向前方伸展至额叶，可引起精神症状、癫痫、嗅觉障碍。向侧方侵入海绵窦，可发生第Ⅱ、Ⅳ、Ⅴ、Ⅵ对脑神经麻痹，突向颅中窝可致额叶癫痫。向后长入脚间池、斜坡压迫脑干，可致交叉性麻痹、昏迷等。向下突入蝶窦、鼻腔和鼻咽部，可出现鼻出血、脑脊液漏，并发颅内感染。

【病例分析】

患者，男，23 岁，因骑车进行中被汽车撞倒，右颞部着地，到急诊就诊。患者摔倒后曾有约5 分钟的昏迷，清醒后，自觉头痛、恶心。体检：BP 139/80mmHg，P 80 次 / 分，一般情况可，神经系统检查未见阳性体征。头颅 X 线片提示：右额颞线性骨折。遂将患者急诊留观。在随后 2 小时中，患者头痛逐渐加重，伴呕吐、烦躁不安，进而出现意识障碍。体检：T 38℃，BP 160/100mmHg，P 60 次 / 分，R 18 次 / 分，浅昏迷，左侧瞳孔直径约 3mm，对光反射存在，右侧瞳孔直径约 4mm，对光反应迟钝。左鼻唇沟浅消失，左 Babinski 征阳性。诊断为急性硬脑膜外血肿、脑疝。

概述：典型的急性硬脑膜外血肿常见于青壮年男性颅骨线性骨折患者，以额颞部和顶颞部最多，这与颞部含有脑膜中动、静脉有关，又与被骨折所撕破有关。

诊断：幕上急性硬膜外血肿的早期诊断，应判定在颞叶钩回疝征象之前，而不是昏迷加深、瞳孔散大之后。故临床观察尤为重要，当患者头痛呕吐加剧、躁动不安、血压升高、脉压加大和（或）出现新的体征时，应高度怀疑颅内血肿，及时给予必要的影像学检查，包括颅骨 X 线片、A 型超声波、脑血管造影或 CT 扫描等。

解剖学改变：发展急速的硬脑膜外血肿，其出血来源多属动脉损伤所致，血肿迅猛增大，可在数小时内引起脑疝，威胁患者生命。若出血源于静脉，如硬脑膜静脉、板障静脉或静脉窦，则病情发展稍缓，可呈亚急性或慢性病程。急性硬脑膜外血肿在枕部较少，因该处硬膜与枕骨贴附较紧，且常属静脉性出血。据研究，血肿要将硬膜自颅骨上剥离，至少需要 35g 的力量。但有时，由于骨折线穿越上矢状窦或横窦，亦可引起骑跨于窦上的巨大硬膜外血肿，这类血肿的不断扩张，多为硬脑膜与骨内板剥离后，因新的再出血所致，而非仅由静脉压造成继续出血。血肿的大小与病情的轻重关系密切，越大越重。不过出血速度更为突出，往往小而急的血肿早期即出现脑压迫症状，而出血慢的血肿，则于数日甚至数周开始表现出颅内压增高。位于半球凸面的急性血肿，常向内向下推压脑组织，使颞叶内侧的海马及钩回突向小脑幕切迹缘以下，压迫大脑脚、动眼神经、大脑后动脉，并影响脑桥静脉及岩上窦的回流，称为小脑幕切迹疝。为时较久的硬膜外血肿，一般于 6～9 天即出现有机化现象，由硬膜长入纤维细胞并有薄层肉芽包裹且与硬膜及颅骨粘连。小血肿可以完全有机化，大血肿则发生囊性病变内贮褐色血性液体。

临床表现：硬膜外血肿的临床表现可因出血速度、血肿部位及年龄的差异而有所不同，但从临床特征看，仍有一定规律及共性，即昏迷—清醒—再昏迷。现以幕上急性硬脑膜外血肿为例，概述如下：

1. 意识障碍　由于原发性脑损伤程度不一，这类患者的意识变化，有三种不同情况：①原发性脑损伤较轻，伤后无原发昏迷，至颅内血肿形成后，始出现进行性颅内压增高及意识障碍，这类患者容易漏诊；②原发性脑损伤略重，伤后曾一度昏迷，随后即完全清醒或有意识好转，但不久又再次陷入昏迷状态，这类患者即所谓典型病例，容易诊断；③原发性脑损伤严重，伤后持续昏迷，且有进行性加深表现，颅内血肿的征象常被原发性脑挫裂伤或脑干损伤所掩盖，较易误诊。

2. 颅内压增高　随着颅内压增高，患者常有头痛、呕吐加剧、躁动不安的典型变化，即 Cushing 反应，出现血压升高、脉压增大、体温上升、心率及呼吸缓慢等代偿性反应，等到衰竭时，则血压下降、脉搏细弱及呼吸抑制。

3. 神经系统体征　单纯的硬膜外血肿，早期较少出现神经受损体征，仅在血肿形成压迫脑功能区时，才有相应的阳性体征，如果患者伤后立即出现面瘫、偏瘫或失语等症状和体征，应归咎于原发性脑损伤。当血肿不断增大引起颞叶钩回疝时，患者则不仅有意识障碍加深、生命体征紊乱，同时将相继出现患侧瞳孔散大、对侧肢体偏瘫等典型征象。偶尔，因为血肿发展急速，造成早期脑干扭曲、移位并嵌压在对侧小脑幕切迹缘上，则引起不典型体征：对侧瞳孔散大、对侧偏瘫；同侧瞳孔散大、同侧偏瘫；或对侧瞳孔散大、同侧偏瘫，应立即借助辅助检查定位。

【问题思考】

1. 患者，男，12 岁，患流行性脑脊髓膜炎，软脑膜与蛛网膜下隙有化脓性炎症。若口服磺胺类药物进行治疗，磺胺类药物自小肠吸收入血，最后到达脑室和蛛网膜下隙而发挥作用。试依次写出药物从入口到输送至病变部位经过哪些器官、结构。

2. 患者，9 岁，从 5m 高处摔下，昏迷数分钟后清醒，未见骨折及流血情况，头部拍 X 线片未见异常，即让患者回家。第 2 天上午发现孩子昏睡而再次就诊，检查呼吸心跳正常，留院观察。下午 6 时患者解大便后突然面色发白，呼吸心跳停止。检查发现左侧瞳孔明显扩大。急行抢救，并开颅探查，发现左侧脑膜中动脉破裂，形成硬膜外血肿，对大脑产生压迫。试从解剖学角度解释该患者各种症状形成的原因。

3. 患者，女，37 岁，因心悸、怕热、多汗、易饥 1 年入院。查 T_3 4.6nmol/L，T_4 199.49nmol/L，诊断为甲状腺功能亢进症。试分析患者是否有甲状腺肿大表现，如果有，会压迫哪些毗邻器官？

（劳梅丽　冯　轼　刘尚青）

第四篇　综合性实验

第十一章　局部解剖

实验一　下肢前部的解剖操作

【实验目标】

（一）技能目标

1. 掌握皮肤、浅筋膜分离方法。

2. 掌握浅静脉、皮神经的探查分离方法。

3. 掌握肌肉、神经、血管分离方法。

4. 掌握股三角结构的观察方法。

5. 掌握解剖操作的观察记录方法。

（二）知识目标

1. 掌握大隐静脉的起止、行程及其属支；股三角、收肌管和股管的位置、构成及其内容；股动脉的行径及主要分支、股神经和闭孔神经的分支分布；股前、股内侧肌群的名称和位置关系；胫前动脉的行径及主要分支；腓总神经与腓骨颈的关系；腓浅神经和腓深神经的行径与分布；小腿前肌群和外侧肌群的肌名称、位置关系。

2. 了解腹股沟浅淋巴结的位置及其引流区域，皮神经分布概况；股部深筋膜的特点及其形成的阔筋膜、髂胫束、隐静脉裂孔等结构。

（三）素质目标

1. 养成认真观察、客观记录操作结果的行为习惯，培养实事求是的思想品质。

2. 培养学生尊重大体教师、团结合作的人文素养和基础结合临床的科学思维。

【解剖步骤与方法】

（一）下肢前部浅层结构的解剖

1. 尸位　仰卧位。

2. 摸认体表标志　摸认髂前上棘、腹股沟韧带、耻骨结节、胫骨粗隆等。

3. 皮肤切口及翻皮（图 4-5）

（1）自髂前上棘沿腹股沟至耻骨结节做一斜切口，由耻骨结节向下后，绕阴囊或女外阴切至大腿内侧。

（2）沿下肢前面正中作一纵切口，下端直至第 2 足趾背面。

（3）平胫骨粗隆作一横切口，注意不要过深，以免损伤大隐静脉。

（4）沿内、外踝连线作一横切口。

（5）沿所有趾根作一横切口。

上述五个切口完成后将股前部、小腿前部及足背的皮肤分别剥离，向两侧翻开，暴露浅筋膜，剥皮不能过厚，尤其在腹股沟部和膝部，避免伤及浅层的重要血管和神经。

4. 解剖浅筋膜

（1）解剖大隐静脉及其属支：在股内侧区的中份纵切浅筋膜，找出大隐静脉，向下修洁至膝内侧髌骨后方约 10cm 处；向上追踪到耻骨结节外下方穿筛筋膜处（暂勿向深方追踪）。寻找和修洁来自股内侧、股外侧、阴部及腹壁等处的属支：

1）腹壁浅静脉：来自腹前壁下部浅层。

2）旋髂浅静脉：来自髂前上棘附近的浅层结构，沿腹股沟行向内下。

3）阴部外静脉：来自外生殖器。

4）股内侧浅静脉：来自股内侧区。

5）股外侧浅静脉：来自股前区外侧部。

向下沿小腿内侧至内踝前方到足背追踪大隐静脉至其与足背静脉弓的相连处。

修洁大隐静脉末端时，观察并游离斜列于腹股沟韧带下方与纵列于大隐静脉末段两侧的腹股沟浅淋巴结。

（2）解剖皮神经：从股前区上部前外侧开始，钝性向内下方分离并清除浅筋膜，显露其深面的深筋膜（保留大隐静脉近侧处的浅筋膜）。

1）股外侧皮神经：在髂前上棘下方 5～10cm 处的浅筋膜中，寻找穿深筋膜浅出的股外侧皮神经。

2）隐神经：在膝关节内下，大隐静脉附近寻找隐神经，继续向下追踪到内踝前方。

3）腓肠神经：与小隐静脉相伴行，向下追踪至外踝后方。

（二）下肢前部深层结构的解剖

1. 解剖阔筋膜和隐静脉裂孔　清除残留的浅筋膜，修洁并观察其深方的大腿深筋膜，即阔筋膜。可见其外侧份与内侧份的厚度相差显著，注意其附于髂嵴前份与胫骨外侧髁之间的部分特别强厚，其外观呈腱膜样，称为髂胫束。

在耻骨结节外下方、大隐静脉穿经深筋膜的部位，查看由阔筋膜形成的隐静脉裂孔（又称卵圆窝）。该孔表面覆盖有被大隐静脉等穿过的薄层疏松结缔组织，称筛筋膜。细心修洁和观察大隐静脉、浅动脉和淋巴管穿经筛筋膜的情况，然后剥去筛筋膜。用镊子将大隐静脉近侧段提起，再将隐静脉裂孔的外侧缘（镰状缘）及其上、下角修洁，观察隐静脉裂孔的形态、大小和位置，以及大隐静脉穿裂孔进入深部的情况。

2. 解剖股三角

（1）解剖股三角及检查股鞘内容

1）解剖股三角：沿股三角的边界先修洁构成三角外侧界的缝匠肌内侧缘和内侧界的长收肌内侧缘以及构成上界的腹股沟韧带。

2）股鞘查看：位于股三角内侧部的股鞘，它由腹横筋膜与髂筋膜向下延伸包绕股血管近侧段构成，呈漏斗状。自大隐静脉汇入股静脉处向上做一纵行切口，切开股鞘前壁，并翻向两侧。查看股鞘被两个筋膜隔分成的三个腔隙，可见股动脉居外侧，股静脉居中间，内侧的腔隙为股管。

3）股环清除：存在于股管的疏松结缔组织，常可见 1～2 颗淋巴结位于其内，此处淋巴结为腹股沟深淋巴结。然后用小指向上伸入股管，探查其上口（股环），并对照离体骨盆标本，辨认股环各界，即前界为腹股沟韧带，后界为耻骨梳韧带，内侧界为腔隙韧带，外侧界为分隔股静脉与此环的纤维隔。

（2）解剖股动脉分支：修洁股动脉并将其向内侧牵起，可见在腹股沟韧带下方 2～5cm 处，由股动脉后外侧壁发出股深动脉。该动脉向下潜入长收肌的深面，并借该肌与股动脉分隔。股深动脉在股三角内有两条主要分支，即旋股内侧动脉和旋股外侧动脉，有时此两个动脉可直接起自股动脉。修洁并追踪股内侧动脉，可见其走向后内侧，经髂腰肌和耻骨肌之间至股后区。向外侧牵拉缝匠肌，可见旋股外侧动脉向外侧行至股直肌深面，分为升、降和横三支。

（3）修洁股静脉：应保留大隐静脉及股深静脉主干。

（4）显露股神经及其分支：在股鞘外侧，切开覆盖于髂腰肌表面的髂筋膜，显露股神经并修洁髂腰肌。向下追踪并修洁股神经，可见其分成许多细支。修洁其支配耻骨肌、缝匠肌、股四头肌与分布于股前内侧区皮肤的分支。股神经最长的分支称隐神经，在股三角内于股动脉的外侧下行，追踪至穿收肌管处。

（5）显露股三角底：将股神经和股血管轻轻提起，可见构成股三角底的肌肉，由内侧向外侧为长收肌、耻骨肌和髂腰肌。

3. 解剖收肌管 收肌管为位于大腿中 1/3 内侧的肌间隙，呈长的三棱形，长 15～20cm。外壁为股内侧肌，后壁是长收肌和大收肌，前壁主体为缝匠肌，收肌管上口通股三角，下口为收肌腱裂孔，通腘窝。解剖时与缝匠肌中部离断，向两端翻开，当股血管与隐神经走行至缝匠肌深面时即进入收肌管，注意观察隐神经、股动脉、股静脉的位置关系。并仔细追踪隐神经，该神经未走完收肌管全长，即不穿过收肌腱裂孔，观察隐神经浅出的位置。追踪股血管至收肌腱裂孔处。

4. 观察股四头肌 提起股直肌中部（或切断该肌中部，翻向两端），可见其深面有股中间肌，后者的内、外侧分别有股内侧肌和股外侧肌，三肌密切相连。股四头肌的 4 个头，向下以腱附着于髌骨并下延为髌韧带，止于胫骨粗隆。

5. 解剖股内侧肌群、血管和神经

（1）从外侧向内侧修洁并观察浅层的耻骨肌、长收肌和股薄肌。将长收肌与其深面的结构分离，在接近起点处切断长收肌，翻向外下，暴露其深面的短收肌和闭孔神经前支，该支分支至长收肌、短收肌、股薄肌及股内侧区上部皮肤。

（2）用手指或刀柄将短收肌向前拉起，可见此肌深面的闭孔神经后支，该支分支至闭孔外肌和大收肌。

（3）修洁大收肌，查看其止于收肌结节的大收肌腱及其与股骨间形成的收肌腱裂孔。在收肌管内通过的股血管，经此裂孔进入腘窝。

（4）在长收肌深面追寻股深动脉，可见它沿途发出肌支，在大收肌的股骨粗线止点处，寻找股深动脉发出的穿动脉，它们紧贴股骨粗线，穿大收肌至股后区。

【病例讨论】

一位 65 岁的男性患者来医院就诊，自述在行走半小时后，左侧小腿疼痛。如果继续行走，发生疼痛性痉挛，但休息后可缓解。近 10 年多来发现左小腿汗毛逐渐减少，趾甲变厚，下肢皮肤变凉。去年发现小伤口或皮肤擦伤愈合很慢或偶尔发生溃疡。该患者嗜烟多年，一天抽 3 包烟。体检表明：左小腿寒冷，稍为青紫，有溃疡瘢痕，踝关节前方有一活动性溃疡，左侧腹股沟淋巴结肿大。根据病例，回答以下问题：

（1）左侧腹股沟淋巴结为什么会肿大？

（2）该患者有下肢血管病的迹象且长期重度吸烟，表明有必要检查下肢动脉的脉搏强度。在下肢容易触到动脉搏动的部位有哪些？

（3）作血管造影显示，患者有动脉硬化和收肌管内股动脉血栓形成。股动脉在大收肌腱裂孔处延续为腘动脉，试述该动脉的行径。

（4）进行外科治疗，采用从右大腿取一段大隐静脉进行血管移植。在解剖位置和结构上相对恒定的大隐静脉，其行径如何？

分析：

1. 肿大的淋巴结常由于受累淋巴结收集区的炎症引起。足底、小腿后面和外侧面的浅淋巴管与小隐静脉伴行，回流至腘淋巴结，再沿与股血管并行的淋巴管回流至股管内的腹股沟深淋巴结。其余来自足背、小腿前面，整个大腿以及臀部、外生殖器和下腹壁的浅淋巴管都回流至腹股沟浅淋巴结。此患者，踝关节前面的活动性溃疡能解释腹股沟浅淋巴结肿大的原因。

2. 在股三角，大约在髂前上棘和耻骨联合的中点，即腹股沟韧带的中点，能摸到股动脉的搏动。该处股动脉位于股骨头的前方。当屈膝和肌肉放松时，在腘窝的深部很容易摸到腘动脉的搏动。足背动脉的搏动可在踝关节前方的拇长伸肌腱和趾长伸肌腱间摸到，但有 14% 的人没有该动脉。胫后动脉位于内踝后下方大约一横指处，该动脉也有 5% 的人缺如。

3. 有的患者，特别是重度吸烟者，大收肌腱在收肌裂孔处可损伤股动脉，使动脉引起硬化或血栓栓塞。收肌腱裂孔除通过股动脉外，还有股静脉和隐神经。在收肌腱裂孔处腘动脉是股动脉的延续；在腘窝内，腘动脉位于股静脉和胫神经的深方、股骨和腘肌的浅方。腘动脉发出几个肌支和 5 个关节支，然后分成胫前动脉和胫后动脉，胫后动脉再发出腓动脉。腘动脉的内、外侧上关节支和内、外侧下关节支在膝关节周围形成吻合。

4. 大隐静脉起始于足的内侧缘，经内踝的前方，此处是静脉穿刺常用的部位。其再沿着小腿内侧面向近侧上行，大隐静脉经股骨内侧髁后方，沿着大腿内侧面续行终止于股三角，在此穿过阔筋膜，约在腹股沟韧带下方几厘米处注入股静脉。静脉穿刺可在股动脉搏动的内侧进行。小隐静脉起始于足外侧缘，沿着小腿后面向近侧走行，在腘窝注入腘静脉。如大隐静脉或大隐静脉与深静脉之间的瓣膜缺陷可引起静脉曲张。

实验二　下肢后部的解剖操作

【实验目标】

（一）技能目标

1. 掌握皮肤、浅筋膜分离方法。
2. 掌握浅静脉、皮神经的探查分离方法。
3. 掌握肌肉、神经、血管分离方法。
4. 掌握出入坐骨大孔结构的观察方法。
5. 掌握解剖操作的观察记录方法。

（二）知识目标

1. 掌握出入坐骨大孔的血管神经及其分布；坐骨神经的行程和分支分布；腘窝的界线及其内部结构的位置和排列关系；臀肌和股后肌群各肌的名称和位置关系；胫后动脉的行程及主要分支、分布；胫神经的行程和分支分布。
2. 了解下肢后部浅筋膜的特点，皮神经的位置和分布；深筋膜形成的屈肌支持带及其深部的踝管。

（三）素质目标

1. 养成认真观察、客观记录操作结果的行为习惯，培养实事求是的思想品质。
2. 培养学生尊重大体教师、团结合作的人文素养和基础结合临床的科学思维。

【解剖步骤与方法】

（一）下肢后部浅层的解剖操作

1. 尸位　俯卧位。
2. 摸认体表标志　髂后上棘、尾骨尖、髂嵴、髂前上棘、臀沟、胫骨粗隆。
3. 皮肤切口、翻皮（图 4-5）
（1）由髂后上棘沿髂嵴切至髂前上棘。

（2）由髂后上棘向内下方达后正中线，再循中线到尾骨尖。

（3）由尾骨尖斜向外下方，经股后到股外侧。

（4）在胫骨粗隆下方作横切口。

（5）在内、外踝连线处作横切口。

（6）沿趾根从足底外侧横切至足底内侧。

（7）沿足底外侧缘做一切口，前端到切口的外侧端，后端到足跟外侧面。

（8）沿足底内侧缘做一切口，前端到切口的内侧端，后端到足跟内侧面。

注意踝部的横切口不宜过深，上述切口完成后，剥离皮肤，尽量翻向两侧。

4. 解剖皮神经

（1）臀上皮神经：在髂嵴上方、竖脊肌外缘的浅筋膜内寻找臀上皮神经（由腰神经发出，经髂嵴后部到达臀部皮肤）。

（2）臀下皮神经：在臀大肌下缘中点附近寻找从下向上的臀下皮神经。

（3）解剖股后皮神经：在股后部正中找到并修洁股后皮神经干。股后皮神经在阔筋膜深面，在股后部中线上纵行切开阔筋膜才能找到，向上追踪到臀大肌下缘处。

（4）腓肠神经的解剖：在小隐静脉干中段找到与其伴行的腓肠神经，并向上追踪构成腓肠神经的分支（胫神经的分支腓肠内侧皮神经与腓总神经的分支腓肠神经交通支）。可见腓肠神经是由腓肠内侧皮神经交通支吻合组成。

5. 解剖小隐静脉 在小腿后部正中找出小隐静脉干，向上追溯至腘窝，向下追踪到外踝后下方。

6. 解剖腘淋巴结 在小隐静脉进入腘窝将汇入腘静脉附近，寻找腘淋巴结。

（二）下肢后部深层的解剖操作

1. 解剖臀大肌 先修洁臀大肌的上缘使之与臀中肌分离，此时可见臀中肌的前部肌束虽未被臀大肌覆盖，但有较厚的深筋膜覆被。随即修洁臀大肌下缘，为避免损伤股后皮神经，可在臀大肌下缘（大转子与坐骨结节之间）的中点切开深筋膜，找出股后皮神经，将神经与臀大肌分离。然后观察臀大肌起止情况。

置大腿于旋外位，使臀大肌松弛。然后在大转子内侧先用刀柄、再用手指分别从该肌上、下缘伸入其深面，逐步使此肌与其深面的结构分离。尽量在靠近臀大肌的起端处将它切断，此时须注意臀大肌有部分纤维起自骶结节韧带，须用刀尖将肌纤维从韧带上剥离。

将臀大肌翻向外下，在臀大肌深面有臀上血管、臀下血管和臀下神经，修洁后，可在靠近肌肉处将血管、神经切断。

在大转子处探查臀大肌深面的滑膜囊，切开此囊即可将该肌止端充分翻向外下。此时应确认臀大肌止于股骨和髂胫束的情况。

2. 解剖出并修洁臀部中层诸肌 从上往下依次修洁并确认臀中肌、梨状肌、上孖肌、闭孔内肌腱、下孖肌和股方肌。观察梨状肌出坐骨大孔后止于股骨大转子，并将该孔分为梨状肌上、下孔的情况。闭孔内肌腱出坐骨小孔时，骶结节韧带位于该腱和孔的浅面。可见骶结节韧带不仅是会阴后界，也是坐骨大、小孔的后内侧界。

3. 解剖出入梨状肌上孔的血管和神经 修洁梨状肌上缘，在它和臀中肌之间可找到臀上血管浅支。循臀上血管浅支，将臀中肌与其深面和臀小肌作钝性分离（有时臀中肌与梨状肌、臀小肌不易区分）。然后自臀上血管浅支穿出处，向前作一凸向上方的弧形切口达髂前上棘处，将臀中肌切断，并翻向下，检查并修洁其深面的臀小肌、臀上血管的深支和臀上神经的分支，追踪它们进入臀中、小肌和阔筋膜张肌。

4. 解剖出入梨状肌下孔的血管和神经 在坐骨结节和大转子之间、梨状肌下缘的结缔组织中，钝性分离出坐骨神经、股后皮神经、臀下血管和神经，并修洁。查看它们出入梨状肌下孔的情况，注意坐骨神经的穿出部位与梨状肌的位置关系及其表面标志。将骶结节韧带部分切断，显露坐骨小孔，找出阴部神经及阴部内动、静脉，查看它们自梨状肌下孔穿出、经坐骨小孔进入坐骨肛门窝的情况。

5. 解剖股后区及坐骨神经　由臀部向下追踪并修洁坐骨神经，可见此神经由臀大肌深面下行，经股二头肌长头的深面，至腘窝上角处分为胫神经和腓总神经。在臀大肌下缘与股二头肌长头外侧缘的夹角处，坐骨神经浅面仅有皮肤及浅筋膜覆盖，位置较表浅。坐骨神经在臀部无分支，在股后区发出分支支配大腿后群诸肌，除至股二头肌短头的分支自其外侧发出外，其余均自内侧发出。

修洁各肌支至进入肌处。自下而上修洁大腿肌后群，查看半腱肌、半膜肌和股二头肌长头都起自坐骨结节的情况，注意寻认单独起自股骨粗线的股二头肌短头。修洁各肌时，应保留进入肌的神经和血管。找到分布到股后部的股深动脉穿支。

6. 解剖腘窝境界及其内容物　逐步清除充填其间的疏松结缔组织，保留主要的神经血管干。神经干位置最浅，腘动脉位置最深，中层为腘静脉。

（1）修洁腓总神经和胫神经时，应保留从神经干上发出的腓肠外侧皮神经和腓肠内侧皮神经。

（2）修洁腘静脉时，应保留汇入其中的小隐静脉，并观察邻近的腘淋巴结（观察清楚后可以除去）。

（3）修洁腘动脉时，应观察其发出的许多膝关节支，这些分支细小，尽可能保存下来。

7. 解剖小腿后群肌

（1）修洁腓肠肌，复查腘窝内的胫神经和腘动、静脉至腓肠肌内外侧头的肌支。在内外侧头神经血管进入处的下方横断腓肠肌两头，向止点翻起。

（2）修洁并观察跖肌腱，该肌腱细长，于腓肠肌与比目鱼肌之间下行。

（3）观察比目鱼肌的起点及连于胫、腓近侧端的比目鱼肌腱弓。

（4）用刀柄自肌的内侧缘插入比目鱼肌深面，将该肌与深面的神经血管束尽量分开。由内侧向外侧将比目鱼肌在胫骨的起点切开，将该肌翻向外侧。

（5）修洁、辨认小腿后群肌深层。保留神经血管，清除深层肌表面的深筋膜。在比目鱼肌以上观察构成腘窝底的腘肌。在腘肌的下方，由内侧向外侧辨认趾长屈肌、胫骨后肌和踇长屈肌，并向下追踪至屈肌支持带处。

8. 解剖小腿后部的血管和神经　修洁胫后血管和胫神经，向下追踪到内踝的后方。在胫后动脉起点稍下，找到最大的分支——腓动脉，腓动脉斜向下外侧至踇长屈肌深面贴近腓骨下行。将踇长屈肌内侧缘向外侧分离即可暴露腓动脉的行程。

9. 观察踝管内容　用镊子尖紧贴内踝后面插入屈肌支持带深面，切开屈肌支持带，将其翻向下即可暴露踝管内的4个骨纤维管及各自容纳的结构。自前向后4管分别容纳胫骨后肌腱及其腱鞘、趾长屈肌腱及其腱鞘、胫后血管和胫神经、踇长屈肌腱及其腱鞘。

【问题思考】

1. 为什么治疗髌骨骨折时应尽力保留髌骨？

2. 试解释下列每一种临床表现可能损伤的有关神经。

（1）不能用脚趾站立。

（2）大腿屈肌萎缩。

（3）骨盆倾斜。

（4）不能用脚跟站立。

（5）足不能外翻。

3. 试述腓骨颈骨折可能损伤什么神经？出现什么症状？为什么？

实验三 上肢与胸前部的解剖操作

【实验目标】

（一）技能目标

1. 掌握皮肤、浅筋膜分离方法。
2. 掌握浅静脉、皮神经的探查分离方法。
3. 掌握肌肉、神经、血管分离方法。
4. 掌握腋窝结构的观察方法。
5. 掌握解剖操作的观察记录方法。

（二）知识目标

1. 掌握上肢常用的骨性标志和主要血管神经干的体表投影；头静脉、贵要静脉的走行、汇集范围及注入部位；乳房的淋巴回流，腋淋巴结位置；胸大、小肌及前锯肌的起止、作用和神经支配；腋动脉、肱动脉、桡动脉、尺动脉的走行、分支；臂丛主要分支在臂部的走行和分支；臂部、前臂肌群的位置、各肌的名称和作用。
2. 熟悉腋窝和肘窝的境界；腋静脉和肱静脉的走行及其属支与回流；腋鞘的结构特点。
3. 了解上肢皮神经的穿出部位和分布概况；胸前壁的浅筋膜。

（三）素质目标

1. 养成认真观察、客观记录操作结果的行为习惯，培养实事求是的思想品质。
2. 培养学生尊重大体教师、团结合作的人文素养和基础结合临床的科学思维。

【解剖步骤与方法】

（一）上肢与胸前部浅层的解剖操作

1. 尸位 仰卧位。
2. 摸认体表标志 颈静脉切迹、胸骨角、剑突、肋、肋间隙、肋弓、胸骨下角、剑肋角。
3. 皮肤切口（图 4-5）
（1）胸前正中切口：沿胸部前正中线，自胸骨柄上缘向下作纵切口至剑突。
（2）胸上界切口：自纵切口上端向外沿锁骨切至肩峰。
（3）胸下界切口：自纵切口下端向外沿肋弓下缘切至腋后线稍后方。
（4）胸部斜切口：自纵切口下端，斜向上外切至乳头并环切乳晕周围，再继续切至腋前襞。
（5）臂部切口：自胸部斜切口的上端沿上臂内侧面向下做纵行切口至臂部中上 1/3 交界处，再转折向外作环行切口至臂外侧缘。
4. 解剖肋间神经前皮支和外侧皮支 平胸骨体下端水平向外切开浅筋膜。沿锁骨中线垂直切开浅筋膜，分别向外侧和内侧翻起浅筋膜。向外侧翻起的过程中，在腋中线以前可发现肋间神经的外侧皮支在筋膜片的深面出现。以同样方法在第 2 肋间隙找出第 2 肋间神经的外侧皮支及其分支——肋间臂神经。
5. 摘除女性乳房 平第 2 肋作一水平切口划开浅筋膜，将浅筋膜自深筋膜翻起向上直达锁骨，此时可见颈丛的皮支——锁骨上神经的分支跨过锁骨浅面到达胸上部。如果是女尸，在胸肌筋膜浅面分离并摘除乳房。
6. 解剖胸大肌 除去胸前壁的浅筋膜后，露出胸大肌表面的深筋膜。这里的深筋膜相当薄，它向外与腋窝较厚的深筋膜续连。与此同时，除去三角肌前部的浅筋膜露出锁骨下窝。锁骨下窝是胸大肌与三角肌之间的间隙，是一条窄沟，沟里有头静脉向上穿过锁胸筋膜汇入腋静脉，向下追踪该静脉至上臂。除去腋底的浅筋膜，修洁胸大肌的前面。

沿胸大肌起点——锁骨内 2/3 的下缘、胸骨外侧缘 2～3cm 处及腹直肌鞘上方，呈"C"形切断胸大肌。

将胸大肌翻向止点。翻起时可见胸外侧神经和胸肩峰血管一起自胸小肌上缘的锁胸筋膜穿出并进入胸大肌。将胸大肌进一步外翻，还可见胸内侧神经穿出胸小肌至胸大肌，修洁以上神经、血管，并在靠近胸大肌处将其切断，使胸大肌得以充分外翻至终止腱。

7. 解剖锁胸筋膜　观察锁胸筋膜的附着点，并细心剥离此筋膜，可见胸肩峰血管、胸外侧神经及头静脉出入，细心修洁并保留诸结构，去除该筋膜。

8. 观察并修洁胸小肌　于该肌起始处稍外侧切断该肌，将胸小肌翻向止点，注意观察并保留穿行于胸小肌的胸内侧神经。细心剥离腋腔底部的腋筋膜和疏松结缔组织。注意保留由此处经过的肋间臂神经。

9. 修洁前锯肌　前锯肌起自第 1～9 肋外面，肌束斜向后上内，经肩胛骨前方，止于肩胛骨脊柱缘。修洁、观察该肌并在表面找出胸长神经和胸外侧动脉。

10. 解剖上肢浅静脉　修洁头静脉和贵要静脉，向下追踪发现其分别起自手背静脉弓或手背静脉网。在前臂正中寻找肘正中静脉，并追踪至肘窝，观察它与头静脉和贵要静脉连接的形式。肘正中静脉由分支与深静脉交通。

11. 解剖皮神经

（1）在上臂中点的肱二头肌内侧沟里，寻找穿深筋膜的前臂内侧皮神经和贵要静脉。

（2）在肘上约 2.5cm 处，肱二头肌外侧缘寻找前臂外侧皮神经。

（3）在距尺骨茎突上方约 2.5cm 寻找尺神经的手背支，它跨过腕内侧到达手背，并分支供给内侧两个半指背的皮肤。

（4）在桡骨茎突上方寻找桡神经浅支发至手背的支。该支除分支与尺神经交通外，发出指背支分布于外侧两个半指的皮肤。

（二）上肢与胸前部深层的解剖操作

1. 腋窝　将上肢尽量外展，使腋部得到较好的视野。腋部含有大量脂肪，里面有淋巴结，必须仔细移除才能显露其他结构。

（1）解剖胸长神经和胸外侧动脉：在胸壁的前锯肌浅面寻找分布于该肌的胸长神经，该神经发自臂丛根，大约在腋前襞与后襞的中间下降到肌浅面。沿胸小肌的下外侧缘寻找胸外侧动脉并修洁。除去前锯肌表面的筋膜。

（2）修洁腋外侧壁：从肩胛骨喙突向上臂追踪喙肱肌和肱二头肌短头。喙肱肌位于上臂的内侧，附着于肱骨体上半的内侧。肌皮神经穿过喙肱肌，将喙肱肌推向外侧就可看到肌皮神经穿入喙肱肌，发分支分布于该肌。

（3）解剖腋血管：从最内侧的腋静脉开始，它的许多不规则的小支应予除去。

追踪腋静脉向下直到腋后壁下缘的平面。注意，不要超越这一平面扰动上臂的结构。

追踪腋静脉向上，它在第 1 肋外侧缘移行为锁骨下静脉。腋静脉的属支与伴行的腋动脉的大分支相当。

将腋静脉拉向一侧以露出腋动脉。腋动脉被臂丛围绕。在肩胛下肌下缘附近寻找肩胛下动脉，它是腋动脉的最大分支。先向起源端追踪，后向远端追踪至其分为两大分支：一支是旋肩胛动脉，它旋绕肩胛骨腋窝缘，穿过三边孔到达冈下窝，在该处与锁骨下动脉的分支形成吻合；另一支是胸背动脉，它沿肩胛下肌下缘行向下后分布于背阔肌和前锯肌。注意不要损伤横过胸背动脉前方的胸背神经。

旋肱前动脉和旋肱后动脉，是腋动脉发出，经肩胛下动脉后发出的两支较细的分支。旋肱后动脉起于肩胛下动脉以下不远处，行向后与腋神经同穿四边孔，绕过肱骨外科颈的内侧，到达三角肌的后份。

（4）解剖腋部的神经：本阶段解剖只能显示臂丛在锁骨以下的部分，以致该丛组成的根、干、股等部分必须在颈部才能看到。臂丛围绕动脉形成三个神经束，即后束、内侧束和外侧束。

1）追踪外侧束向下至其分为肌皮神经和正中神经外侧头。正中神经外侧头与正中神经内侧头合成正中神经。正中神经常居动脉的外侧。

2）追踪内侧束向下，可见它的分支，自外侧至内侧依次为正中神经内侧头、尺神经、前臂内侧皮神经和臂内侧皮神经。内侧束的分支，除正中神经内侧头跨过动脉至其外侧以外，其余3支都在动脉的内侧。

3）后束居腋动脉的后方，在相当高的平面就分为桡神经和腋神经2支，桡神经在动脉的后方继续下行至上臂。腋神经转向后行，与旋肱后动脉同穿四边间隙，到达三角肌的深面，并分布于该肌和小圆肌。当腋神经行向后时，它紧邻肱骨外科颈的内侧，恰在肩关节囊下方。当肱骨外科颈骨折或肱骨头向下脱位时，可能损伤腋神经。

（5）解剖腋窝的后壁：现在只能看到形成腋后壁各肌的肱骨附着点，它们从上至下是肩胛下肌、背阔肌、大圆肌。修洁肩胛下肌表面的筋膜，此时如果胸小肌妨碍解剖，可将它在喙突下切断翻起。将背阔肌自大圆肌分开，修洁背阔肌后方的大圆肌。在大圆肌与肩胛下肌间隙深处寻找肱三头肌长头，它行向上至肩胛骨的盂下结节。

2. 臂前部和肘前部

（1）除去上臂和肘前面的浅筋膜直至肘下约8cm处，显露深筋膜。在肘前寻找肱二头肌，但暂勿扰乱它的肌腱。注意肱二头肌腱有一片腱膜行向内下，与前臂内侧的深筋膜融合。在上臂前面正中纵行切开深筋膜向下直达肘前，沿肱骨内上髁与外上髁间连线横切筋膜，将切开的两片深筋膜分别向内、外两侧翻起，可见深筋膜从上臂内侧和外侧伸入臂深面，分别称为内侧肌间隔和外侧肌间隔。

（2）在肱二头肌腱膜上、下缘切透深筋膜，尽量靠尺侧横断肱二头肌腱膜。该腱膜覆被肱动脉和正中神经，翻起腱膜观察肱二头肌腱、肱动脉、正中神经三者彼此的位置关系。正中神经的分支是从内侧发出的，从它的外侧修洁就能避免损伤它的分支，追踪主干至深处。

沿肱二头肌外侧缘将肱二头肌腱自深面的肱肌分离，并观察肱桡肌。在肘下寻找肱桡肌与肱二头肌腱及肱肌间的间隙。在间隙深处找出桡神经，从神经的内侧着手解剖，因为它的分支都向外侧。

（3）除去其余的肘部深筋膜。观察贵要静脉穿入深筋膜。向近侧追踪前臂内侧皮神经直至其起于内侧束。尺神经在腋部起于臂丛内侧束，位于腋静脉之后，追踪该神经向下直至其潜入内侧肌间隔后方。在内上髁与鹰嘴间作一小切口，垂直割开深筋膜找出尺神经，从此向上追尺神经至内侧肌间隔。

（4）修洁肱动脉及其分支。在大圆肌下缘不远处剖露肱深动脉，它与桡神经伴行至上臂后区，进入桡神经沟内，现在暂勿追入上臂后区。

（5）在喙肱肌止端平面寻找尺侧上副动脉。它与尺神经伴行，可追至穿过内侧肌间隔处。在肱骨内上髁上方寻找尺侧下副动脉。肱动脉除发出上述分支外，还发出很多肌支分布于肌肉。

（6）在肘窝中修洁肱动脉的远侧段和桡、尺动脉的近侧段。寻找桡动脉发出的桡侧返动脉，桡侧返动脉行向上。解剖出尺动脉发出的尺侧返动脉，它行向上分为前后2支。

3. 前臂前部

（1）除去前臂前面的浅筋膜显示深筋膜。深筋膜在腕前部增厚，形成屈肌支持带（腕横韧带）。在腕部皮肤切口之上除去一段约4cm宽的深筋膜。从外侧至内侧修洁桡动脉、桡侧腕屈肌、正中神经、掌长肌腱（有时缺如）、指浅屈肌腱、尺动脉和尺神经、尺侧腕屈肌腱。认清上述结构后，继续除去前臂的深筋膜。

（2）在肱桡肌内侧沟内找出桡神经浅支，继沿桡侧腕长伸肌前缘追踪该神经，直至桡骨茎突之上不远处出现肱桡肌腱的后缘，前已证明其行向下后分布于手背。

追桡动脉至腕，注意其毗邻，特别是沿途跨过的肱二头肌腱、旋前圆肌、指浅屈肌、指深屈肌、旋前方肌、桡骨下端前面。

（3）追踪正中神经至潜入旋前圆肌，旋前圆肌将与其深面的尺动脉隔开。分离并确定旋前圆肌、桡侧腕屈肌、掌长肌、尺侧腕屈肌的界线。追旋前圆肌至桡骨外侧面中部的止端。从腕部沿着它们的肌腱向上分离其他三肌，同时将它们从深面的指浅屈肌分开。

追踪尺神经在手的背侧皮支至其起源。

查看尺侧腕屈肌腱遮盖下的尺神经和尺动脉。尺神经从尺神经沟进入前臂时，它经过尺侧腕屈肌向肱骨头和尺骨头之间走行，到达内上髁下方皮支至尺侧腕屈肌和指深屈肌的内侧半，由下向上追踪尺神经以确定其行程。

（4）指浅屈肌相对地居于上述四个浅肌的深面。修洁指浅屈肌，如果需要可以割断旋前圆肌。从腕部将指浅屈肌自其深面的结构分离，但要注意将紧贴该肌深面的正中神经分离。将指浅屈肌挑起，解剖出正中神经及指浅屈肌支和骨间前神经。

（5）将前臂旋后，在肘窝分开指浅屈肌与肱桡肌，可完全显露肘窝底。桡神经皮支至肱桡肌、桡侧腕长伸肌、桡侧腕短伸肌和旋后肌。浅支跨过旋后肌浅面下降，深支穿入旋后肌。

（6）屈腕使指浅屈肌松弛，然后把指浅屈肌从它深面的肌翻起放在内侧，显露指深屈肌和拇长屈肌。于中间分开两肌，露出骨间膜和骨间膜前面向下走行的骨间前血管和神经。

旋前方肌以横行的肌纤维占据桡、尺两骨的下 1/4 份。指深屈肌腱都从其前面越过。修洁骨间前神经与血管，它们分支供给前臂深层的三个肌以后，潜入旋前方肌的深面。追踪骨间前动脉向上至其起源于骨间总动脉处。

（三）上肢后部的解剖操作

1. 解剖肩胛部的肌、血管、神经

（1）腋神经、旋肱后动脉：观察三角肌的起止点和纤维方向后，用解剖刀从其中份横行切断该肌，将三角肌向上、下两端翻起，查看进入三角肌的腋神经和旋肱后动脉。

（2）肩胛上动脉和肩胛上神经：沿肩胛冈切断斜方肌的附着点，并向前翻起，再切开坚固的冈上筋膜和冈下筋膜，清理冈上肌、冈下肌、大圆肌、小圆肌、背阔肌及肱三头肌长头。切断冈上肌、冈下肌的中段，将外侧份向外翻起，注意位于该肌深处的血管和神经。

肩胛上动脉于肩胛横韧带上方跨入冈上窝，而肩胛上神经往往从韧带下方进入。血管和神经由冈上窝绕肩胛颈进入冈下肌深面的冈下窝。

（3）旋肩胛动脉：从三边孔内重新找出旋肩胛动脉。

2. 解剖桡神经、肱深动脉　清理肱三头肌及其筋膜，找出桡神经和肱深动脉进入肌肉之孔，由此孔沿桡神经沟方向插入镊子作为引导，即进入肱骨肌管，保护好管内的神经和血管，沿管的方向切断肱三头肌外侧头。清理管内的桡神经（及其分支）及肱深动脉。追踪桡神经到上臂中点以下处，直到它穿过外侧肌间隔为止。肱深动脉的终末支（桡侧副动脉）伴同桡神经，穿到前臂前区，参与肘关节动脉网。

3. 解剖肘后区和前臂后区的浅层结构

（1）前臂背侧皮神经、桡神经浅支和尺神经的手背支：在肘关节的上方，外侧肌间隔处，去掉脂肪，解剖出从桡神经分出的前臂背侧皮神经。在前臂的远侧端，腕关节上方的桡侧，可解剖出桡神经的浅支。在尺骨头的内侧可寻出尺神经分出的手背支。

（2）尺神经及其伴行的尺侧上副动脉：在肱骨内上髁的后上方，清理出自上臂前区穿出至后区的尺神经及与它伴行的动脉。追踪尺神经到肱骨尺神经沟，它在此处又转至前臂的前面。

4.解剖前臂背侧深筋膜及腕背侧韧带 清理并切开前臂后面的深筋膜，上 1/3 深筋膜有肌肉起始，不宜强行剥离。保留腕背侧韧带，观察该处的筋膜，既厚又坚韧，紧紧地与前臂肌肉连在一起。浅层肌肉不但起自肱骨外上髁，而且大部分的肌束起自深筋膜。由于筋膜的坚韧性，深部蓄脓时在长时间内不会在前臂后区形成明显的肿胀。

5.解剖前臂背侧深层结构

（1）清理前臂背侧肌并切断指伸肌：分离前臂背侧各肌，并结合系统解剖的知识，复习辨认各肌。

（2）旋后肌、骨间后神经和骨间后动脉：认清旋后肌并观察肌纤维，以理解其功能。在该肌浅、深两份之间找出骨间后神经（即桡神经的深支）。它在拇长展肌的表面与血管伴行向下，到拇长伸肌外侧缘走向拇长伸肌深面，与前面穿过来的骨间前动脉伴行。

实验四　胸部的解剖操作

【实验目标】

（一）技能目标

1.掌握皮肤、浅筋膜分离方法。

2.掌握浅静脉、皮神经的探查分离方法。

3.掌握肌肉、神经、血管分离方法。

4.掌握肋间隙、肺根结构的观察方法。

5.掌握解剖操作的观察记录方法。

（二）知识目标

1.掌握胸部重要的体表标志；胸壁的层次结构；肋间神经、血管的行径和排列关系；肋膈窦的位置；肺根的结构及其排列关系；纵隔各部重要脏器和结构的排列关系。

2.熟悉纵隔的概念、境界和分部。

（三）素质目标

1.养成认真观察、客观记录操作结果的行为习惯，培养实事求是的思想品质。

2.培养学生尊重大体教师、团结合作的人文素养和基础结合临床的科学思维。

【解剖步骤与方法】

（一）胸壁、胸膜和肺

1.尸位 仰卧位。

2.解剖肋间隙 任意选取一个肋间隙，将肋间内、外肌上端割断并翻向下，翻起肋间内肌后可见肋间血管和神经行于肋间隙上界，接近肋沟，在肋间血管和神经的深面可能有一层很薄的不完整的肌层，是肋间内肌深层。在胸骨旁清除肋间外膜和肋间内肌，显露胸廓内血管。

3.打开胸廓前壁 先将锁骨内侧 1/3 部后面的锁骨下静脉、前斜角肌及其表面的膈神经，以及锁骨下动脉第 1 段及其分支清理好。然后离断胸锁关节，将锁骨尽力向外揭起，并贴第 1 肋骨切断锁骨下肌，在锁骨中、外 1/3 交界处附近剪断锁骨。

在前斜角肌止点的下方，小心清除一段肋间外肌和肋间内肌，避免伤及胸膜壁层；用手指推离肋骨内面的胸膜，将肋骨剪刀的弯齿紧贴骨内面插入，在前斜角肌止点内侧剪断第1肋；然后切口向外，沿腋前线依次剪断以下各肋。操作时应始终注意先推离胸膜，再紧贴肋骨内面将肋骨剪断，两侧同时按此法操作。一手从胸骨上缘提起胸前壁，另一手伸入胸骨及肋的后方，把胸膜壁层从胸壁推离，并剪断胸廓内动脉的上段；在膈肌附着在胸前壁处切断膈肌，分离腹膜壁层至脐平面，将胸前壁完全揭开。

4. 解剖胸膜和胸膜腔　作"工"字形切口割开胸膜壁层，翻起壁胸膜，以手伸入胸膜腔内探查胸膜。注意胸膜壁层在不同部分的转折和形成的胸膜窦。

观察胸膜前界，在胸骨柄的后方和第4肋软骨以下部分，左、右两侧肋胸膜与纵隔胸膜的返折线彼此分开。左右返折线间的这两个区域内没有胸腹，分别称为上胸膜间区和下胸膜间区。前者为胸腺所在，注意成人胸腺退化为脂肪团块，后者为心包裸区所在。

沿锁骨中线向上，壁胸膜经锁骨后方伸入颈根部形成胸膜顶。循锁骨中线向下探查肋胸膜在胸廓下口返折至膈肌上面，形成肋膈返折。

在壁胸膜肋膈返折处观察肋膈隐窝，特别注意左侧肺纵隔隐窝。

5. 壁胸膜在肺门移行为脏胸膜。胸膜的上半包着出入肺的结构，下半形成肺韧带。肺韧带的下端差不多接近膈肌。观察该韧带的游离下缘。

6. 移出肺　将肺向外上托起，使肺根紧张并显露肺根。在纵隔与肺的中点切断肺根，注意勿伤及纵隔和肺。移出肺，观察出入肺门结构的前后、上下排列关系，并把它保存于防腐液中。

（二）纵隔

1. 观察纵隔的境界、位置和分区。

2. 观察肺根的主要结构　支气管、肺动脉、肺静脉，注意彼此的位置关系，比较左、右侧的差别，试寻找支气管动脉，清除淋巴结。

3. 在上纵隔大静脉的前方观察胸腺　胸腺后方是主动脉弓，弓的右侧为上腔静脉，上腔静脉续连左、右头臂静脉。左头臂静脉自左向右跨过主动脉弓上缘汇入上腔静脉；左头臂静脉上方能看到主动脉弓3大分支（头臂干、左颈总动脉、左锁骨下动脉）；上腔静脉和右头臂静脉的右侧可见右膈神经；主动脉弓左前方可见左膈神经；该神经后方为左迷走神经；主动脉弓后面上方可摸到气管，气管后方是食管；气管的右侧有右迷走神经。

4. 解剖观察纵隔的右侧面　大片撕除右纵隔胸膜和胸后壁的胸膜并查看：右肺根上方有奇静脉弓跨过汇入上腔静脉；食管在右肺根和心包的后方；右迷走神经在肺根的后方下行，分成丛围绕食管。显示下腔静脉和右膈神经、右侧胸交感干和交感节以及内脏大、小神经；向前牵食管，在脊柱前有奇静脉，该静脉的左侧为管壁很薄、管径不均匀的胸导管。

5. 解剖观察纵隔的左侧面　大片撕除右纵隔胸膜和胸后壁的胸膜并查看，左肺根上方有主动脉弓跨过；肺根后方为胸主动脉；注意迷走神经越过主动脉弓左前方时，发出左喉返神经勾绕主动脉弓返行向上；左迷走神经在肺根后方下行，分成丛围绕食管。显示左膈神经、左侧胸交感干以及内脏大、小神经。

在胸后壁内面选1～2个肋间隙检查肋间血管和神经的位置排列关系。清理出几支交感神经节连接肋间神经的交通支。

6. 解剖心包　沿左、右膈神经前方纵行切开心包，再在膈肌稍上方横切心包连接上述两切口的下端，将心包切成"U"形片向上翻起。伸手指入心包探查浆膜心包的转折。拉起心尖探查心后方的心包斜窦，注意左心房与食管的位置关系。用左手示指自肺动脉干的左侧经肺动脉干和主动脉后方伸向右，探查心包横窦。在心底观察肺动脉干、升主动脉和上腔静脉的位置排列。放回胸前壁，观察心脏的位置和体表投影。

实验五 腹前外侧壁与腹股沟区的解剖

【实验目标】

(一)技能目标

1. 掌握皮肤、浅筋膜分离方法。
2. 掌握浅静脉、皮神经的探查分离方法。
3. 掌握肌肉、神经、血管分离方法。
4. 掌握腹股沟管构成的观察方法。
5. 掌握解剖操作的观察记录方法。

(二)知识目标

1. 掌握腹部的境界和区分及常用的表面解剖,腹前外侧壁的层次,肌纤维的走行方向,血管神经分布规律;腹股沟管的构成、位置和内容;腹股沟三角和腹股沟管的位置及其与疝的关系。
2. 了解腹壁浅筋膜及其腹壁下动、静脉;腹直肌鞘的构成及构造特点;腹白线结构特点及临床意义。

(三)素质目标

1. 养成认真观察、客观记录操作结果的行为习惯,培养实事求是的思想品质。
2. 培养学生尊重大体教师、团结合作的人文素养和基础结合临床的科学思维。

【解剖步骤与方法】

(一)腹前外侧壁

1. 尸位 仰卧位。

2. 摸认体表标志

(1)辨认骨性标志:在腹前外侧壁上方可触到剑突、肋弓,下方有髂前上棘、髂嵴及耻骨联合、耻骨嵴、耻骨结节等。

(2)辨认软组织标志:腹白线位于前正中线的深面。脐平面与第3、4腰椎之间平齐。腹前正中线的两侧为腹直肌,肌的外侧缘为半月线。髂前上棘与耻骨结节之间为腹股沟,沟的深面有腹股沟韧带。

3. 切口 剑突至耻骨联合(从左侧绕脐),耻骨联合至髂前上棘并沿髂嵴至腋后线的延长线。将两侧皮片翻向上或两侧,显露好浅筋膜。

4. 解剖浅层结构 完成上述切口后,将两侧皮片翻向上或两侧,直至腋后线的延长线,显露好浅筋膜。过多的脂肪可用刀柄进行搜刮,以利辨认浅层血管和神经。

(1)辨认 Camper 筋膜与 Scarpa 筋膜:于髂前上棘水平作一长约 10cm 的水平切口至前正中线,深度至腹外斜肌腱膜浅面为度,切开浅筋膜,手指或刀柄深入切口,分离浅筋膜与腹外斜肌腱膜。注意辨认 Camper 筋膜与 Scarpa 筋膜,浅面脂性组织即为 Camper 筋膜,深面一层呈膜样即为 Scarpa 筋膜。此时,手指伸入 Scarpa 筋膜下隙,向内侧方向推进,探查手指不能通过腹白线。转向下探查,手指可通过腹股沟,大约至腹股沟韧带下方 1.5cm 水平受阻,说明在此处 Scarpa 筋膜与大腿阔筋膜愈着。最后向耻骨嵴方向探查,手指可通过耻骨嵴表面进入阴囊肉膜深面,说明此处没有愈着点,Scarpa 筋膜与阴囊肉膜和会阴浅筋膜相连续。

（2）在腹直肌鞘前层浅面寻找一组肋间神经和肋间后血管的前皮支。在腋中线的延长线附近寻找下 5 对肋间神经、肋下神经、第 1 腰神经前支的外侧皮支和肋间后血管、腰动脉的外侧皮支。

（3）在腹股沟靠内侧处寻找腹壁浅动脉和旋髂浅动脉根部及其伴行静脉，并适当追踪其行程。注意脐周静脉的方向，向上、向下都适当进行追踪。切除浅筋膜，显露腹壁肌层、腹直肌鞘。

5. 解剖腹直肌鞘

（1）修洁浅筋膜后，显露腹白线，观察脐上、脐下的差别；辨明半月线，注意鞘的范围，上、下端附着点。

（2）沿一侧腹直肌鞘中线自上而下切开鞘的前层，分离前层与腹直肌并向两侧翻开前层，观察腱划。

（3）在耻骨联合上方，注意前层分两叶包被锥状肌，但有 20% 的人缺如。

（4）观察腹直肌的起、止点。钝性游离腹直肌的内、外侧缘。拉腹直肌向外侧，注意鞘的后层与肌没有愈着，仔细观察鞘的后层及腹壁上、下血管。腹壁上、下动脉均走行在腹直肌与鞘的后层之间，追踪它们的来源，注意相互之间的吻合。

（5）于半月线内侧 1cm 处，寻找出进入腹直肌外后缘的下 5 对肋间神经、肋下神经和肋间后血管，在脐下 4 ～ 5cm 处，辨认鞘后层的游离下缘即弓状线，确认线以下为增厚的腹横筋膜。

6. 解剖扁肌

（1）修洁表面的浅筋膜，注意腹外斜肌肌腹与肌腱的移行部位，寻找耻骨结节外上方的皮下环，探查环的大小，确认腹股沟韧带。

（2）于腋后线处自肋缘至髂嵴切断腹外斜肌，上下两端作相互平行的横切口，将此肌及腱膜翻向前正中线，显露腹内斜肌，注意其腱膜参与形成腹直肌鞘的方式，翻开时如遇神经、血管的牵拉应作适当修洁，辨认来源。注意辨认腹内斜肌纤维的走向，腱膜移行部位及腱膜与腹直肌鞘的关系。

（3）以同样的方法，向正中线方向翻转腹内斜肌，但要细致、认真，因其深面有下 5 对肋间神经、肋下神经及肋间后血管，仔细分离它们，让其贴附于腹横肌表面，注意观察它们的走向与分布。

（4）观察腹横肌纤维走向，注意其腱膜与腹直肌鞘的关系。

（5）在下方仔细寻找腹壁下动脉。深部其他各层暂不进行解剖。

（二）腹股沟区

1. 境界   腹股沟区为下腹部两侧的三角形区域，其内侧界为腹直肌的外侧缘，上界为髂前上棘至腹直肌外侧缘的水平线，下界为腹股沟韧带。

2. 体表标志

（1）骨性标志：髂前上棘、耻骨结节、耻骨嵴和耻骨联合。

（2）腹股沟管深环（腹环）：于腹股沟韧带中点的上方一横指（约 1.5cm）处。

（3）腹股沟管浅环（皮下环）：于耻骨嵴外上方，皮下可摸到，正常可通过一小指尖。

（4）腹股沟管：相当于腹股沟韧带内侧半上方一横指的范围内，即从外侧的腹股沟管深环斜向内下至浅环处。

3. 解剖浅层结构   皮肤与浅筋膜已在前一节中解剖。

4. 解剖腹外斜肌腱膜

（1）自外上向内下仔细清除腹外斜肌腱膜表面菲薄的深筋膜，边清除边观察腱膜纤维的走向（此深筋膜在耻骨结节外上方覆盖腹股沟管浅环并包裹精索形成精索外筋膜，需清除才能显露浅环，宜小心操作，勿伤及浅环及精索），沿精索剥开部分精索外筋膜。

（2）在髂前上棘与耻骨结节之间，寻认腹股沟韧带。

（3）在耻骨嵴外上方，修洁男性精索与女性子宫圆韧带穿出腹外斜肌腱膜处的腹股沟管浅环，观察其形态、内侧脚、外侧脚以及脚间纤维。

（4）在腹壁解剖中所做的腹外斜肌下部横切口处，用手插入腹外斜肌与腹内斜肌之间，充分分离两肌后，用剪刀在此切口稍靠内侧沿腱纤维方向剪开腱膜至耻骨联合，注意勿损伤腹股沟管浅环的内侧脚。把两块腱膜分别翻向内侧及外下，显露其深面的腹内斜肌。

5. 显露腹股沟管上壁、下壁、后壁

（1）显露精索或子宫圆韧带后，寻找辨认髂腹股沟神经和髂腹下神经，前者往往贴附在精索的表面，找到后加以保护。

（2）辨认提睾肌，追踪其来源，可发现菲薄的肌纤维来自腹内斜肌和腹横肌。将精索或子宫圆韧带向下轻轻拉出，稍加清理周围稀疏的筋膜，可见横跨在精索上方的弓状下缘（即腹股沟管上壁），它是由腹内斜肌和腹横肌下部纤维构成，其内侧部分移行为腱膜，称联合腱，止于耻骨结节和耻骨梳。

（3）在精索或子宫圆韧带后方的筋膜即为腹横筋膜，形成腹股沟管的后壁，同时联合腱也参与部分后壁的构成。腹股沟韧带内侧部即为腹股沟管下壁。

（4）小心解剖后壁，在腹股沟韧带中点处、精索后方、腹横筋膜浅面，可发现腹壁下动、静脉，动脉起源于髂外动脉末端，走向脐的方向，进入腹直肌鞘。

注：腹股沟韧带、腹壁下动脉、腹直肌鞘外侧缘三者围成的区域称为腹股沟三角或直疝三角。

6. 解剖精索，显露腹内环 精索外筋膜已在清理皮下环时破坏。精索的腹股沟管段没有外筋膜。向上端纵行分开提睾肌至其起点处，其深面的筋膜为精索内筋膜，包裹有输精管、精索静脉丛、睾丸动脉及神经。捻及精索，输精管呈火柴棒状，坚硬。环形剪开精索内筋膜，提取输精管及其附属结构，呈袖管状向上翻开精索内筋膜，可发现它移行于腹横筋膜，腹横筋膜在移行处形成腹内环（深环），呈肩袖口状，输精管或子宫圆韧带从腹横筋膜深面出此环进入精索内筋膜。辨认腹内环的位置处在腹壁下动脉的外侧（精索下端及睾丸的解剖可在会阴解剖时进行）。

7. 解剖腹内斜肌及腹横肌 修洁腹内斜肌表面的筋膜，观察其肌纤维走向及其在腹股沟韧带外侧份的起点（1/2 或 2/3），在髂前上棘内侧约 2.5cm 处找到髂腹下神经及其下方的髂腹股沟神经并修洁。验证腹内斜肌下缘游离并成弓状越过精索（子宫圆韧带）前方。

在腹壁解剖中所做腹内斜肌下部切口处，用手伸入腹内斜肌与腹横肌之间，充分分离二肌，向下将手指穿出弓状下缘，探查腹内斜肌与腹横肌下缘融合成腹股沟镰的位置，用手指向上抬起此弓状下缘，仔细观察腹内斜肌有部分纤维沿精索延续形成提睾肌（也有部分腹横肌纤维参与）。

靠近腹内斜肌腹股沟韧带起点处，向下剪开腹内斜肌至其下缘（保护好髂腹下神经及髂腹股沟神经），向内侧翻开肌瓣，再次观察该肌与腹横肌融合成腹股沟镰的情况。

【临床联系】

一、腹前外侧壁常用手术切口的解剖

腹腔和盆腔内器官的疾病有时需要手术治疗。显露腹腔内部结构的各种切口，各有其优缺点。施术者要权衡利弊，根据需要认真选择手术入路，以达到手术预期目的为原则，同时要尽量有足够大的视野，又要尽量减少损伤，切口部位的选择、切口的设计与操作步骤，应尽可能保留腹壁的正常功能和强度，符合解剖学规律与生理特性的切口，有术后恢复快、瘢痕小、无并发症等优点。常用的腹部手术切口有以下几种：

（一）纵切口

1. 正中切口 是沿腹白线所做的切口，在腹前正中线切开，经过层次为皮肤、浅筋膜、腹白线、腹横筋膜、腹膜下筋膜、壁腹膜。

此切口层次简单，手术视野开阔，极少损伤肌肉及神经、血管，并可延长，是腹部常用的手术切口之一。但血液供应差，术后愈合欠佳，尤其是上腹部正中切口缺乏肌肉保护，术后有时发

生切口疝或创口裂开。

正中切口是腹部常用的切口之一。上腹部正中切口适用于胃、空肠、横结肠、肝、胆道、胰、脾等手术；下腹部正中切口适用于空肠、膀胱、盆腔等许多妇科手术。

2. 旁正中切口   位于腹前壁正中线外侧 2～3cm 处，与正中线平行。层次为皮肤、浅筋膜、腹直肌鞘前层、腹直肌（游离其内缘后拉向外侧）、腹直肌鞘后层、腹横筋膜、腹膜外筋膜、壁腹膜。此切口损伤血管、神经、肌肉少，血供好，有肌肉保护。

3. 经腹直肌切口   距正中线 3～5cm，在腹直肌鞘中央纵行切开，上腹部经腹直肌切口的层次为皮肤、浅筋膜、腹直肌鞘前层、腹直肌、腹直肌鞘后层、腹横筋膜、腹膜下筋膜、壁腹膜。此切口损伤血管、神经和肌肉较多。

4. 腹直肌旁切口   与旁正中切口相反，切开腹直肌鞘前层后拉腹直肌向内，但神经损伤的程度更大，易造成术后腹直肌萎缩。

总的来讲，腹壁纵切口的优点是进入腹内比较快捷、出血较少、缝合便利等，适于腹部中间区域或接近中间区域器官的手术，故临床较为常用。其缺点是由于三层扁肌的总的张力方向是横向的，因此纵切口的张力较大。如果术后患者有腹内压增高或切口愈合不良的因素存在，或者切口有感染时，切口极易裂开。

（二）斜切口

1. 肋缘下斜切口   沿肋弓下方 2～3cm 处切开，层次为皮肤、浅筋膜、腹直肌鞘前层、腹直肌、腹直肌鞘后层（外侧为三层扁肌）、腹横筋膜、腹膜外筋膜、壁腹膜。此切口需切断 7～9 肋间神经血管，损伤肌肉较多，但对肝、胆、脾等手术暴露良好。右肋缘下斜切口常见于胆囊手术（胆囊切除），脾的手术常采用左侧肋下斜切口。

2. 麦氏（McBurney）切口   在右髂前上棘与脐的连线中、外 1/3 交点处切开，切口与腹外斜肌纤维走向一致，经过层次为皮肤、浅筋膜、腹外斜肌腱膜、腹内斜肌、腹横肌、腹横筋膜、腹膜下筋膜、壁腹膜，至肌层时，顺肌纤维方向分开 3 层扁肌。该切口损伤血管、神经和肌肉少，但显露手术野的范围小，不利于扩大延长，故常用于比较确定的阑尾炎手术。

3. 其他斜切口   腹壁的斜切口还包括左、右下腹部切口和腹股沟区的切口。前者适于暴露乙状结肠、回盲部、输尿管和髂血管等；后者则适于腹股沟疝手术。这些切口基本上都是沿着肌纤维方向分离，且与下腹部的支配神经走行方向一致，因此很少损伤较大神经分支，切口愈合良好。

（三）横切口

1. 上腹部横切口   此种切口适于暴露横结肠等。较高部位的上腹部横切口，两端可略向下弯而呈图像上的弧形，这样可不受肋缘限制，但需切断结扎肝圆韧带。

2. 一侧横切口   适于中腹部的某些脏器手术。如交感干神经节切除术和下腔静脉结扎术等。

3. 下腹部横切口   适于腹膜外剖腹产术、膀胱与输尿管手术等。较低部位的下腹部横切口，两端可向上弯而呈凸向下的弧形。这样可不受髂骨的限制，而且更符合皮肤皱纹的走向。此类切口需结扎切断脐正中索和脐外侧索。

4. Pfannenstiel 切口   是下腹部横切口的一种特殊形式，其部位在耻骨联合上方 1～2cm，切口长 10～15cm。沿皮纹切开皮肤，打开腹直肌鞘前层后，可采用两种手术入路：①沿中线纵行切开；②横向切断腹直肌下端附着部。该切口术野较小，仅适用于盆腔内一些较为简单的手术。

总之，术者应根据手术部位，可以在一侧或双侧不同平面进行切口。横切口可以同时暴露腹腔内两侧脏器，尤其适用于肥胖体型或多次进行纵切口以后的病例。这种切口方向基本上与腹壁肌肉张力方向相同，故切口处张力小，伤口裂开的机会也少，其缺点是横断肌层和腹直肌鞘，故出血较多，需边切边止血，关闭切口时须按组织层次逐层缝合，比较费时。

（四）胸腹联合切口

上腹部的旁正中切口或经腹直肌切口，如沿第 8 或第 9 肋间隙向上延伸，同时切开肋软骨与膈肌，则为胸腹联合切口。该切口有利于广泛暴露上腹部和胸腔脏器，适于切除胃上部或食管下部肿瘤与半肝切除等。

二、疝鉴别的有关解剖标志

从疝出部位来看，斜疝的疝出部位是从腹股沟管深环疝出，直疝是从腹股沟三角部位疝出，而股疝是从股环疝出。将疝的内容物还纳入腹腔，用手指按压深环位置以后，令患者增加腹压（如站立或者咳嗽）时，斜疝内容物不再突出，而直疝和股疝内容物则仍然突出。疝内容物在深环内侧、耻骨上方突出者为直疝；股疝的内容物则是在腹股沟韧带下方，并在卵圆窝处呈现肿块。作疝修补手术时，斜疝和直疝的区别标志为腹壁下动脉，前者内容物自动脉外侧疝出，后者则是在动脉内侧疝出。从年龄、性别上来看，斜疝多见于青年人，直疝多见于老年人，股疝则以女性多见。

【病例分析】

病例 1：李某，男，55 岁，2 个月前急性肠梗阻，经腹直肌切口手术治疗。现站立时切口处有疝块突出，咳嗽或用力时更明显，平卧后疝块回纳消失，有腹部隐痛、牵扯下坠等不适。查体：肠蠕动，确诊为腹壁切口疝。

请分析疝块突出经过的腹壁层次结构是什么？腹直肌切口为什么易形成腹壁切口疝？

分析：上腹部经腹直肌切口的层次为皮肤、浅筋膜、腹直肌鞘前层、腹直肌、腹直肌鞘后层、腹横筋膜、腹膜下筋膜、壁腹膜。腹壁各层肌肉（除腹直肌肌纤维为纵行走向），腱膜和筋膜的纤维以及神经均为横行走向，经腹直肌切口势必切断上述各层组织。此外，缝合后的直切口始终承受着横向牵引的张力。如腹壁薄弱、腹腔内压力高，很易发生切口裂开。

病例 2：张某，男，16 岁，1 个月前剧烈咳嗽，数天后阴囊胀大，自觉有一肿块，剧烈活动时胀痛，下垂鼓出的肿块较明显，平躺按压可部分消失或完全消失。透光试验阴性，确诊为腹股沟斜疝。手术发现疝内容物为小肠。

请分析小肠坠入阴囊所经过的解剖结构是什么？正常情况下，该结构内容物是什么？

分析：腹股沟管在正常情况下为一潜在的管道，位于腹股沟韧带的内上方，大体相当于腹内斜肌、腹横肌的弓状下缘与腹股沟韧带之间。在成人管长 4～5cm，有内、外两口和上、下、前、后四壁。内口即内环或称腹环，为腹横筋膜中的卵圆形裂隙；外口即外环，或称皮下环，是腹外斜肌腱膜下方的三角形裂隙。管的前壁是腹外斜肌腱膜，在外侧 1/3 尚有部分腹内斜肌；后壁是腹横筋膜及其深面的腹膜壁层，后壁内、外侧分别有腹横肌腱（或联合腱）和凹间韧带。上壁为腹横腱膜弓（或联合腱），下壁为腹股沟韧带和陷窝韧带。当患者腹壁肌肉薄弱、腹腔压力增大时，小肠等腹腔内容物经腹股沟管坠入阴囊内，形成腹股沟斜疝。正常情况下，腹股沟管内男性有精索，女性有子宫圆韧带通过，还有髂腹股沟神经和生殖股神经的生殖支。

【问题思考】

1. 经腹直肌切口进入腹膜腔，需经过哪些层次？
2. 阑尾切除术可选择什么切口？经过哪些层次到达阑尾？在行阑尾切除术时，如需向外侧延伸切口，应注意勿伤何结构？
3. 试述睾丸下降与腹股沟斜疝的关系，精索及其被膜的形成。

实验六　腹膜、结肠上下区和腹膜后隙的解剖

【实验目标】

（一）技能目标

1. 掌握腹腔器官的韧带，腹膜形成物及其间隙的观察方法。
2. 掌握腹腔神经、血管的探查分离方法。
3. 掌握腹腔脏器的毗邻及其与腹膜关系的观察方法。
4. 掌握解剖操作的观察记录方法。

（二）知识目标

1. 掌握肝、肝外胆道；胃、十二指肠、胰和脾等脏器的位置和毗邻；胆囊、胆囊管与肝管的连接形式；空肠、回肠、结肠的位置，阑尾的位置、变异、根部的体表投影及其临床意义；门静脉的组成和走行，门静脉与腔静脉的吻合及其临床意义；肾和肾上腺的位置、毗邻及出入肾门的结构；输尿管的位置、走行和狭窄；腹主动脉及其分支、走行和分布；下腔静脉的走行及属支。

2. 了解肝门、肝蒂、脾蒂等概念，腹膜后间隙和腹后壁的境界。

（三）素质目标

1. 养成认真观察、客观记录操作结果的行为习惯，培养实事求是的思想品质。
2. 培养学生尊重大体教师、团结合作的人文素养和基础结合临床的科学思维。

【解剖步骤与方法】

（一）腹膜与腹膜腔

1. 尸位　仰卧位。

2. 切口

（1）自剑突沿前正中线、绕脐左侧直到耻骨联合，切开腹壁深达腹膜。

（2）在脐上方中线处先将壁腹膜切一小口，用刀柄或手指探查，并推开大网膜及小肠等。然后用左手示指和中指伸入腹膜腔内，提起腹前外侧壁，将壁腹膜与内脏分开，再向上、下逐渐切开壁腹膜使之与腹壁切口等长。

（3）平脐下缘处，做一水平切口，切开腹前外侧壁各层，向外侧至腋中线延长线附近，将切开的4个肌皮瓣连同壁腹膜翻开，显露腹腔器官。如果上述方法显露不充分，也可沿胸前外侧壁左、右侧腋前、后线之间的切口，向下延长切开腹前外侧壁及壁腹膜，直到两侧髂嵴水平，再切断膈在胸前外侧壁内面的附着处，将胸廓前份（胸部操作时已切开）连同腹前外侧壁前份一起向下整片翻开。

3. 观察腹腔和腹膜腔的境界　将肋弓提起，伸手于肝与膈之间，向上可达膈穹窿，为腹腔及腹膜的上界。把大网膜及小肠袢轻轻翻向上方，寻见小骨盆上口为腹腔的下界，腹膜腔经小骨盆上口入盆腔。将腹腔、膜腔的境界与腹壁的境界做一比较。

4. 观察腹膜形成的结构

（1）观察网膜：网膜是连于胃大、小弯的腹膜，包括大网膜和小网膜。大网膜连于胃大弯和十二指肠起始部和横结肠之间，形似围裙悬覆于横结肠与空、回肠的前方，大网膜大部由4层腹膜折叠而成。观察大网膜下缘的位置，上缘的附着点。然后将其提起，查看胃大弯与横结肠之间的大网膜是否形成胃结肠韧带（胃大弯与横结肠之间的部分仅两层，由其下部与横结肠愈着形成）。向右上方将肝的前缘提起，观察由肝门至胃小弯和十二指肠上部的小网膜（肝胃韧带和肝十二指

肠韧带)。

(2)探查并辨认肝的韧带:将右侧肋弓向上提,把肝推向下方,从左侧观察镰状韧带。搓捻其下缘并探认其内的肝圆韧带。将手插入肝右叶与膈之间,向肝的后上方探查,可触及冠状韧带上层。将手移至肝左叶与膈之间,向后探查,可触及左三角韧带,将手左移,可触及左三角韧带。

(3)探查并辨认胃与脾的韧带:把胃底推向右侧,可见胃脾韧带。将右手伸入脾和膈之间,手掌向脾,绕脾的后外侧,伸入脾与肾之间,指尖可触及脾肾韧带。在脾的下端辨认脾结肠韧带。

(4)辨认十二指肠空肠襞:向上翻起横结肠,在十二指肠空肠曲左缘、横结肠系膜根下方的腹膜皱襞为十二指肠空肠襞。

(5)观察系膜:向上翻大网膜、横结肠及其系膜。把小肠推向一侧,观察肠系膜的形态,辨认肠系膜根的附着。把回肠推向左侧,在右髂窝处先找到盲肠,在盲肠下端寻找阑尾,提起阑尾游离端,观察其形态和位置。接着把横结肠、乙状结肠分别提起并观察其系膜。

5. 探查并辨认膈下间隙

(1)探查右肝上间隙:把手伸入肝右叶与膈之间,探查右肝上间隙的范围。

(2)探查左肝上间隙:把手伸入肝左叶与膈之间,探查左肝上间隙的范围。左肝上前间隙和左肝上后间隙通过左三角韧带游离缘相交通。

(3)探查右肝下间隙:此间隙向上可达肝右叶后面与膈之间,向下通右结肠旁沟。右肝下间隙后方为肝肾隐窝,是平卧时腹膜腔的最低点,积液常停留此处。

(4)探查左肝下间隙:胃和小网膜后方为左肝下后间隙,又称网膜囊。沿胃大弯下方一横指处剪开胃结肠韧带,注意勿损沿胃大弯走行的胃网膜左、右血管。将右手由切口伸入网膜囊内,手在囊内向各方触摸网膜囊的前、后、上、下壁,以及左侧界、右侧界。

网膜囊上壁为肝尾状叶及膈下方的腹膜。下壁为大网膜前、后叶的返折部;前壁由上向下依次为小网膜、胃后壁腹膜和胃结肠韧带;后壁由下而上依次是横结肠、横结肠系膜及覆盖胰、左肾、左肾上腺等处的腹膜。

网膜囊左界为胃脾韧带,右侧有网膜孔通向大腹膜腔。同时将左手示指伸入肝十二指肠韧带后方的网膜孔内,使左、右两手相汇合。

6. 探查并辨认肠系膜窦、结肠旁沟和腹膜隐窝　将小肠全部推向右侧,可见(小)肠系膜根、横结肠及其系膜的左半部、降结肠与乙状结肠及其系膜之间共同围成的左肠系膜窦,此窦顺乙状结肠系膜根通向盆腔。将空、回肠及其系膜推向左侧,可见(小)肠系膜根,其与升结肠、横结肠及其系膜右半部之间共同围成的呈三角形的右肠系膜窦,其下方由横位的回肠末段阻断,不能通向盆腔。

用手指沿升结肠右侧的沟上、下滑动,可见此沟向上通右肝下间隙,向下经右髂窝达盆腔,此沟为右结肠旁沟。再用手指沿降结肠左侧的沟上、下滑动,可摸到此沟向上被膈结肠韧带阻挡,故向上不能直接与膈下间隙相通,向下则可经左髂窝与盆腔相通,此沟为左结肠旁沟。

7. 探查并辨认陷凹　在男尸探查直肠膀胱陷凹,在女尸探查直肠子宫陷凹和膀胱子宫陷凹。

8. 观察腹前外侧壁的壁腹膜　观察腹前壁下部内表面的脐正中襞、脐内侧襞和脐外侧襞及膀胱上窝,腹股沟内、外侧窝。剥去壁腹膜,观察其覆盖的结构。

(二)结肠上区的解剖

结肠上区位于膈与横结肠及其系膜之间,又称膈下间隙。此隙被肝分为肝上、下间隙。结肠上区内有肝、肝外胆道、胃、十二指肠、胰、脾等脏器。

1. 尸位　仰卧位。

2. 解剖肝

(1)先观察肝周围的韧带,共7条。在膈面查找冠状韧带、左右三角韧带及镰状韧带,在脏面查找肝十二指肠韧带、肝胃韧带和肝圆韧带。

（2）探查肝周围的腹膜腔间隙：右肝上间隙、右肝下间隙、左肝上前间隙、左肝下前间隙和左肝下后间隙。注意各间隙的交通及明确右肝下间隙是在仰卧时腹膜腔在骨盆以上的最低部分，其底为右肾，该间隙亦称肝肾隐窝。观察左肝下后间隙即小网膜囊，探查后明确网膜孔是其唯一对外通道，理解该间隙为最危险间隙。

（3）在肝圆韧带左侧和左纵沟左侧切除肝左叶，在右纵沟的右侧切除肝右叶，将余肝向上推，向下拉胃以显露小网膜。沿胃小弯切开并清除小网膜，保留并观察内部的血管、淋巴管（胃左、右动脉及静脉，幽门淋巴结、胃上淋巴结、贲门旁淋巴结）。

在食管前后查找迷走神经的前后干及其分支（胃前支和肝支，腹腔支和胃后支），观察神经干与食管间的位置关系。

在肝门处查找肝外胆道系统（左、右肝管，肝总管、胆囊管、胆总管）、肝总动脉、肝固有动脉、胃十二指肠动脉、胆囊动脉和门静脉，观察相互间位置关系，查找腹腔干及其周围的淋巴结、神经节。

3. 解剖胃　观察胃周围的肝胃韧带、胃结肠韧带、胃脾韧带和胃膈韧带。明确胃的血管、神经、淋巴管均通过这些韧带出入胃。

观察胃前壁，间接地与肝、膈和腹前壁相贴，其间为左肝下前间隙，切开胃结肠韧带，将胃向上翻起，观察胃后壁与胃床（膈、脾、胰、左肾、左肾上腺、横结肠及其系膜等）间接相贴的关系，其间为左肝下后间隙。

用手尽量将肝向上翻起（必要时可切断左三角韧带），以暴露小网膜，沿胃小弯自贲门部附近剥离网膜，暴露胃左动脉及伴行的胃冠状静脉，然后沿胃小弯向右追索。并注意沿胃左动脉分布的胃上淋巴结与贲门上淋巴结。沿胃小弯向右清理出胃右动脉。追踪胃右动脉，经过胃的幽门上缘直至小网膜游离缘（即肝十二指肠韧带）。追踪胃左、右动脉时注意沿胃小弯而行的胃前、后支。

尽量将胃小弯向下拉，在贲门处继续解剖胃左动脉至网膜囊后壁，见其起自腹腔干。腹腔干为一短粗的动脉干，起自腹主动脉。并注意胃左动脉根部附近来自迷走神经的腹腔支。

在距胃大弯中份下方约 1cm 处，横行剖开大网膜前层，从里面找出胃网膜左、右动脉，二者互相吻合。追踪胃网膜左、右动脉分别发自脾动脉和胃十二指肠动脉。

沿胃网膜左、右动脉剥离时，注意胃网膜左、右淋巴结。沿胃网膜左动脉向左追索到脾门，可见从脾门处向右上有些动脉分支经胃脾韧带到胃底，切开胃脾韧带，查找胃短动脉和脾淋巴结。

观察胃膈韧带，无血管、神经通过，也无明显腹膜皱襞，但却将胃底和贲门固定于膈下。

4. 解剖肝十二指肠韧带　纵行剖开肝十二指肠韧带，可见下列三个结构，逐一清理：①肝固有动脉居左前方，为交感神经丛围绕；②胆总管并列于肝动脉的右侧；③门静脉位于前两者的后方。向上追踪上述三结构至肝门，清理周围结缔组织。

5. 解剖肝外胆道

（1）清理并观察胆总管：①沿肝十二指肠韧带右缘查找较表浅的十二指肠上段；②沿网膜孔探查胆总管十二指肠后段；③将十二指肠降部由外侧分离后翻向左前方，暴露出位于胰头内或胰头后面的沟内及胰与十二指肠降部之间的后方下行的十二指肠胰段；④切开十二指肠降部的前壁，找到十二指肠大乳头。沿胆总管末段纵行切开肠壁观察与胰管汇合部，即内侧壁段。

（2）观察肝总管，向上追踪分离，由左、右两肝管合成，向下追踪分离，与胆囊管合成胆总管。在胆囊管、肝总管和部分肝右叶下所构成的三角区内寻找胆囊动脉。然后再追踪至它的起点。

6. 解剖十二指肠

（1）观察十二指肠上部被胆道系统如"C"形前后夹持的位置关系，在前方寻找与之相贴的胆囊；在后方寻找胆总管、胃十二指肠动脉和门静脉；在上方寻找肝尾状叶、胆囊管及网膜孔；在下方寻找胰头。

（2）观察十二指肠降部，确认前方有横结肠及其系膜；后为肾门；内侧为胰头及胆总管；外侧为升结肠。纵行切开前壁，观察降部管腔后内侧壁有十二指肠纵襞、十二指肠乳头及胆、胰管开口。

（3）观察十二指肠下部，确认前方的肠系膜上动脉，后方的腹主动脉及其右侧的下腔静脉、右侧输尿管；在上方查找左肾静脉、胰头和胰颈；下方平对右侧系膜窦。

（4）观察十二指肠升部，定位于第2腰椎左侧，并形成十二指肠空肠曲，分离有十二指肠悬韧带悬吊，确认空肠起始部的标志。

7. 解剖脾 将右手置于膈结肠韧带之上伸入左季肋部，并以手背循膈转向后，脾即位于手掌之中。指尖抵住前、后两个韧带，即后方的脾肾韧带和前方的胃脾韧带。示指向上剥离，即可破坏上部的脾膈韧带（薄弱）。

观察脾肾韧带内脾的血管和胰尾，沿脾的上缘剥离腹膜，找出脾动脉，追踪至脾门，发脾支至脾。切断脾肾韧带，脾即可移动。

观察胃脾韧带内的胃短血管、脾膈韧带及脾结肠韧带。

8. 解剖胰 将胃向上翻起，观察胰腺部分位于腹膜腔及其脏器层次，部分位于腹膜后间隙层次；部分位于结肠上区；部分位于结肠下区；而且横跨中线延伸至两侧较远部分。明确胰头、胰颈、胰体和胰尾4部的划分。

（1）观察胰头被十二指肠环绕，二者结合紧密并有管道连通不可分离。

（2）观察胰尾与脾的关系。

（3）沿脾动脉向右追踪，寻找胰上方的腹腔干，观察腹腔干发出的胃左动脉、肝总动脉和脾动脉三条分支。

（4）将胰的上缘向下拉，可见脾静脉行于胰的后面，不是与脾动脉紧密相伴，清理脾静脉时，注意勿损伤汇入脾静脉的肠系膜下静脉，向右清理直到其在胰后方与肠系膜上静脉合并成的门静脉。

（5）解剖胰管，分离胰管，观察该管道位于腺体中、后1/3处。

（三）结肠下区解剖

结肠下区位于横结肠及其系膜与小骨盆伤口之间。结肠下区内有空肠、回肠、盲肠、阑尾、结肠等脏器。

1. 观察空、回肠 首先提起大网膜并将其与横结肠一同翻向上，在大网膜后方，可见空、回肠位于升结肠、横结肠和降结肠之间的腹部区域，肠壁表面光滑。

（1）空肠主要位于左上腹，肠袢多横行走向，在横结肠系膜根部下方的脊柱左侧（第2腰椎）找到十二指肠空肠曲，此为空肠起点处。

（2）回肠主要位于右下腹部，小部分位于盆腔，肠袢多纵行走向，可见其末端在右髂窝处连于盲肠。提起肠袢观察，可见空、回肠借腹膜形成的（小）肠系膜固定于腹后壁。

然后将空、回肠翻向左下方，平展肠系膜，可见肠系膜根自十二指肠空肠曲斜向右下，直到右髂窝的回盲部。从上向下，依次提起空、回肠，把肠系膜对光映照，可见空肠系膜内的血管较粗，动脉弓少（一般只有1级），直血管长；回肠系膜内血管较细，动脉弓级数多（可有2～3级），直血管短。

2. 观察结肠 结肠位于空、回肠四周。结肠的肠壁表面有袋状突起，称结肠袋，还有3条平行的结肠带和结肠带附近大小不等的肠脂垂。

（1）盲肠是大肠的起始部，一般位于右髂窝内，其后内侧壁有阑尾根部附着。盲肠是大肠最短的一段，向上续于升结肠。

（2）升结肠一般无系膜，位于腹后壁右侧，上行达肝右叶下面，转向左前下方形成结肠右曲，并向左侧横行续于横结肠。

（3）横结肠在左季肋区脾的下方折转形成结肠左曲，并向下与降结肠相续。提起横结肠，可见其有系膜附于腹后壁。

（4）降结肠无系膜，于腹后壁左侧下行，在左髂嵴处续于乙状结肠。

（5）乙状结肠起于左髂嵴处，下行跨骨盆上口进入盆腔，在第3骶椎平面续于直肠。乙状结肠有系膜固定于盆壁。

3. 解剖肠系膜上动脉和静脉   沿肠系膜根右侧小心切开肠系膜的右层，在切开处把腹膜向下成整片地揭向小肠，于肠系缘处切断剥下（保留肠系膜左层），以暴露肠系膜上动脉和静脉各级分支、属支（动脉在静脉的左侧）。

从空肠上端开始，边清理、修洁血管边观察，直到回肠末端。可见从肠系膜上动脉的左侧发出12～18条空、回肠动脉分布于空、回肠，这些肠动脉在分布于小肠之前，均形成动脉弓，从上向下大致为1～4级或5级弓（弓的级数可作小肠分段的参考）。

把空、回肠推向左下方，沿小肠系膜根的右侧切开小肠系膜。先在胰的下缘与十二指肠下部之间，修出肠系膜上动脉根部，然后向下剥出其主干。自上向下沿动脉干左侧剥除小肠系膜前层，修洁并观察由肠系膜上动脉右侧发出的分支，即从上而下依次追踪中结肠动脉、右结肠动脉、回结肠动脉，边修洁边观察它们在小肠系膜内互相反复吻合成弓，最后发出直支至小肠管壁的情况。

另外，仔细追踪观察阑尾动脉的起始和走行于阑尾系膜内的情况。一并清理中结肠动脉、右结肠动脉、回结肠动脉伴行的静脉主干。

4. 解剖肠系膜下动脉和静脉   将全部小肠祥推向右侧，在腹后壁的左下方、腹主动脉分叉（左、右髂总动脉）以上两横指处，透过壁腹膜可见一圆条状隆起，此为肠系膜下动脉本干。切开腹膜，可清晰见到本干，修出肠系膜下动脉本干，从其左侧壁自上而下修洁由其发出的左结肠动脉、乙状结肠动脉；再找出直肠上动脉直至骨盆上口处。沿肠系膜下动脉修出肠系膜下静脉，向上追踪，可见该静脉汇入脾静脉或肠系膜上静脉。

5. 观察肠系膜淋巴结   在修洁肠系膜上、下动脉的各级分支时，可见其周围有许多淋巴结，有沿空、回肠血管排列的肠系膜淋巴结，沿右结肠和中结肠血管的右结肠和中结肠淋巴结，沿左结肠和乙状结肠血管排列的左结肠淋巴结和乙状结肠淋巴结，以及肠系膜上、下动脉根部的肠系膜上、下淋巴结等。

（四）腹膜后间隙解剖

1. 尸位   仰卧位。

沿结肠外侧沟切开腹膜，将肠管向内侧翻起，观察腹膜后间隙。

2. 解剖肾

（1）解剖观察肾被膜：在肾前方纵行切开肾筋膜、脂肪囊并逐层分离翻向两侧，显露肾纤维囊。观察肾被膜内的层次关系，在肾上方为肾上腺，其贴于肾上极纤维囊表面，间隔以疏松结缔组织，与肾共同包被于脂肪囊及肾筋膜内。

（2）解剖观察肾蒂：在肾内侧清除脂肪，查找出入肾的血管、神经及输尿管形成的肾蒂，确认其排列的规律，由前向后分别为：肾静脉、肾动脉和肾盂。由上向下分别为：肾动脉、肾静脉和肾盂。分离修洁诸结构，对比左右两肾蒂的形态差异。由于下腔静脉偏右，左侧肾蒂相对较长。

清理左肾静脉，横过主动脉之前，终于下腔静脉，在左肾静脉上方查找注入的左肾上腺静脉。然后检查右肾静脉，清理肾静脉周围的结缔组织及淋巴结即可找到左、右肾动脉，其均起自腹主动脉的左、右缘。

肾动脉的后方为肾盂，肾盂向下延续为输尿管。

3. 解剖输尿管   沿肾门向下暴露输尿管，并按其走行切开向下延续的肾脂肪囊和肾筋膜，观察其行径与毗邻关系。

4. 解剖腹主动脉和下腔静脉   小心清除腹主动脉与下腔静脉前面的腹膜，脊柱正前方为神经丛所围绕的腹主动脉，腹主动脉的右侧为下腔静脉。提起腹主动脉，剖查第2～4腰动脉。清理腹主动脉与下腔静脉时，应注意观察两侧的腰淋巴结以及髂淋巴结（髂总血管周围）。

5. 解剖睾丸（卵巢）静脉 在左肾静脉上方查找注入的左肾上腺静脉，在下方查找注入的左睾丸（卵巢）静脉。左睾丸静脉经过两次直角后注入下腔静脉，易回流不畅，这就是左侧易出现精索静脉曲张的原因。右肾上腺静脉和右睾丸（卵巢）静脉直接注入下腔静脉。

6. 解剖腹膜后隙的淋巴结与乳糜池 在腹主动脉后外查找左侧腰淋巴结，在下腔静脉周围查找右腰淋巴结。沿两侧淋巴结向上部查找汇合的左、右腰干。沿左、右腰干向上于第 1～2 腰椎的前方，于右膈脚与腹主动脉间查找乳糜池。在乳糜池处查找肠干。

7. 解剖腹后隙的神经 沿腰大肌的内侧缘修洁后可见纵行的腰交感干，在腹腔干两侧找到腹腔神经节。

在腰方肌前面、腰大肌外侧，自上而下找寻肋下神经、髂腹下神经及髂腹股沟神经；在髂肌前面、腰大肌外侧，找寻股外侧皮神经和股神经；在腰大肌前面找寻生殖股神经；在腰大肌内侧缘找寻闭孔神经。

【临床联系】

肾外科手术入路的有关解剖

（1）后入路的定位：背部的腰上三角，其由下后锯肌下缘、腹内斜肌起始部上缘和竖肌外侧缘围成。

（2）后入路层次：经过第一层皮肤；第二层浅筋膜；第三层胸腰筋膜浅层、背阔肌、腹外斜肌；第四层腹内斜肌、腰上三角和竖脊肌；第五层腹横肌、胸腰筋膜深层和第 3 腰椎横突；第六层腰方肌及其筋膜；第七层腹横筋膜。肾脏腹膜外手术入路，切开时要经过这七层结构。

肾手术中有关的解剖问题包括手术入路及其邻近组织器官的识别和损伤防范。肾外科手术入路大致分为两种：①腹膜外途经，一般均经腰部进入（经腰入路），此法最常用于肾切除术，可避免腹膜腔的感染；②经腹腔途径（经腹部入路），主要用于肾血管或肾移植手术。在肾移植手术中，供体肾移植到下腹部，供体肾的血管与受体的髂外血管相接，供体的输尿管与受体膀胱相缝合。

【病例分析】

1. 患者，男，24 岁，急性剧烈腹痛，出现板状腹，X 线示膈下游离气体，腹腔穿刺抽出液含食物残渣，初步诊断为胃溃疡后壁穿孔。

请分析该穿孔内容物最先进入腔隙的是什么？其邻近组织器官是什么？

分析：该穿孔位于胃后壁，其后是网膜囊，所以胃内容物最先进入腔隙的是网膜囊。网膜囊上壁为肝尾状叶及膈下方的腹膜；下壁为大网膜前、后叶的返折部；前壁由上向下依次为小网膜、胃后壁腹膜和胃结肠韧带；后壁由下向上依次是横结肠、横结肠系膜及覆盖胰、左肾、左肾上腺等处的腹膜。网膜囊左界为胃脾韧带；右侧有网膜孔通向大腹膜腔。

2. 患者，男，40 岁，慢性溃疡病史，酒后突感上腹部剧烈疼痛，呈持续性刀割样或撕裂样剧痛，可阵发性加剧。疼痛自上腹部开始，迅速蔓延至右下腹及全腹，疼痛放射至右肩。患者烦躁不安、面色苍白、四肢厥冷、出汗、体温下降、脉搏增快、血压下降。急诊纤维胃镜检查发现动脉搏动性出血。

请分析患者为什么生病？出血的部位是什么？

分析：患者有慢性溃疡病史，酒后突感上腹部剧烈疼痛等症状，急诊纤维胃镜检查发现动脉搏动性出血，可确诊为胃穿孔合并溃疡大出血。胃溃疡大出血多发生在胃小弯，出血源可能是胃左动脉和胃右动脉及其分支。

3. 患者，男，40 岁，因左腰部阵发性绞痛，辗转不安，伴恶心，排尿不适 2 小时来院急诊，过去有类似发作史。检查：左肾区明显叩痛，尿常规红细胞 50 个 / 高倍视野。诊断为肾盂输尿管结石。

请分析结石易嵌在何处？结石经什么途径排出体外？为什么出现血尿？

分析：结石易在狭窄处滞留，在男性除嵌在输尿管的 3 个狭窄处（肾盂输尿管移行处、跨越小骨盆入口处、斜穿膀胱壁处）外，还易嵌在经过尿道的 3 个狭窄处（尿道内口、尿道膜部和尿道外口）。肾盂结石排出体外要依次经过肾盂、输尿管、膀胱和尿道。结石嵌顿处由于肾盂输尿管的收缩，引起壁层损伤而导致血尿。

【问题思考】

1. 阑尾炎患者，需作阑尾切除术，请问：

（1）如何确定阑尾的体表投影？阑尾的常见位置有哪几种？

（2）如何确定手术切口？依次切开哪些结构？

（3）如何寻找阑尾？若在右髂窝未发现阑尾，应注意从哪些位置寻找？

（4）在何处寻找结扎阑尾动脉？

（5）阑尾穿孔，因体位不当，脓液可能流到哪些地方？

2. 一位急腹症患者，原有胃溃疡病史，考虑为溃疡穿孔，行剖腹探查，胃前壁未见穿孔，腹腔内未见漏出的胃内容物，请问：

（1）剖腹探查术选择经左腹直肌切口，打开腹膜腔经过哪些层次？

（2）胃穿孔可能在什么地方？如何进一步寻找和暴露穿孔？

（3）为什么腹膜腔内未见漏出的胃内容物？如果胃内容物增多可能流向何处？

（4）若需行胃大部切除术（仅保留胃底部 1/3），需处理哪些腹膜形成物？结扎哪些血管？切断胃壁时，在大、小弯侧的标志是什么？

3. 胆囊炎、胆石症患者需做胆总管探查术，请问：

（1）肝外胆道由哪些结构组成？

（2）胆总管分为哪几段？

（3）胆总管切开探查术常在哪一段进行？

（4）进入腹膜腔后如何寻找胆总管？

（5）若需切除胆囊，如何寻找并结扎胆囊动脉？若发生动脉出血，可指压何处暂时控制出血？

实验七　盆部和会阴部的解剖

【实验目标】

（一）技能目标

1. 掌握盆腔器官的韧带，腹膜形成物的观察方法。

2. 掌握盆腔神经、血管的探查分离方法。

3. 掌握盆腔脏器的毗邻及其与腹膜关系的观察方法。

4. 掌握解剖操作的观察记录方法。

（二）知识目标

1. 掌握男女性盆腔脏器的位置、毗邻及其与腹膜的关系；髂内动脉主要分支、分布；子宫动脉与输尿管的关系；盆腔内神经的位置；盆腔器官的韧带、腹膜形成物；坐骨直肠窝的境界和内容、会阴中心腱的构成及其临床意义。

2. 了解会阴的境界与分部；盆壁的肌肉；男女尿生殖三角的筋膜间隙及其内容；肛门三角的内容；盆膈与尿生殖膈的组成，穿过盆膈与尿生殖膈的结构。

（三）素质目标

1. 养成认真观察、客观记录操作结果的行为习惯，培养实事求是的思想品质。

2. 培养学生尊重大体教师、团结合作的人文素养和基础结合临床的科学思维。

【解剖步骤与方法】

一、解剖盆部

（一）摸认体表标志

摸认髂嵴、髂结节、髂前上棘、髂前下棘、髂后上棘、髂后下棘、耻骨结节和耻骨联合上缘等结构。

（二）观察盆腔脏器与腹膜的配布

1. 男性盆腔脏器与腹膜

（1）观察盆腔脏器的位置和毗邻：膀胱位于耻骨联合及耻骨支的后方，其前上端尖细，紧贴耻骨联合后面，向上延续为脐正中韧带。膀胱后面邻接输精管壶腹和精囊腺。膀胱下方接前列腺。膀胱的后外上方与骶骨之间有乙状结肠。直肠贴附小骨盆后壁中线上，在膀胱与骶骨之间。输尿管和输精管盆段沿盆腔侧壁行向膀胱底。

（2）观察腹膜在盆部的返折情况：由前而后、由左而右探寻，腹前壁腹膜向下至耻骨联合上方折向后，覆盖于膀胱上面、两侧和精囊腺上端，膀胱前面无腹膜，故当膀胱充盈时，经腹前壁到达膀胱可不必切开腹膜。腹膜自膀胱后壁返折至直肠，覆盖直肠上、中部的前面及侧面，再向上包裹乙状结肠形成乙状结肠系膜。继续向上延为腹后壁的腹膜，脏器表面的腹膜向两侧延伸移行到盆侧壁。

腹膜在直肠与膀胱之间形成直肠膀胱陷凹。

2. 女性盆腔脏器与腹膜

（1）观察盆腔脏器的形态、位置和毗邻关系：女性盆腔内主要容纳女性尿生殖器和直肠。膀胱贴盆腔前壁，直肠紧贴盆腔后壁，两者之间有子宫和阴道上段，在子宫两侧为输卵管、卵巢及输尿管。

（2）观察腹膜在盆腔内反折情况：女性盆腔腹膜的配布大致与男性相似。不同的是在膀胱与直肠之间有子宫和阴道上段，由前而后观察，腹膜自膀胱上面向后移行覆盖子宫体、子宫底和阴道后壁上部，再折向后上覆盖直肠上、中段前面和两侧，向上形成乙状结肠系膜。

在膀胱、子宫之间和子宫、直肠之间观察膀胱子宫陷凹和直肠子宫陷凹，后者是腹膜腔的最低点。

观察子宫阔韧带：子宫阔韧带的内侧缘附于子宫外侧缘，向内续为子宫前、后面腹膜脏层，上缘游离，内包输卵管，下缘和外缘连至盆壁，移行为盆壁腹膜。阔韧带两层间包含输卵管、卵巢、卵巢的韧带、子宫圆韧带、血管、淋巴管、神经和结缔组织等。透过阔韧带前层可见子宫圆韧带。

膀胱两侧由腹膜形成膀胱旁窝，直肠子宫陷凹两侧有直肠子宫襞，襞深面有骶子宫韧带，该韧带起于子宫颈上部的后面，向后呈弓形绕过直肠外侧附着于骶骨。有些器官位置较深，如男性前列腺、精囊等，可配合标本、图谱进行观察。

（三）观察输尿管、输精管和子宫圆韧带

1. 输尿管 撕去盆壁腹膜可见左侧输尿管越过左髂总动脉末端，右侧输尿管越过右髂外动脉起始部的前方。向下可追至膀胱底。在女尸，追至子宫颈外侧 1.5～2.0cm 处有子宫动脉跨过输尿管前方。

2. 输精管或子宫圆韧带 撕去腹前壁下部的腹膜，在腹股沟管腹环处找出输精管，向盆腔追

至膀胱底。在女尸的相同部位找出子宫圆韧带，观察子宫圆韧带的起止。自子宫颈向后观察骶子宫襞，切开腹膜，找到骶子宫韧带。

（四）探查盆筋膜间隙

1. 耻骨后隙   将膀胱推向后，手指伸入耻骨联合与膀胱之间。探查耻骨后隙，内有静脉丛和疏松结缔组织及脂肪。

2. 直肠后隙   将直肠推向前，手指伸入直肠与骶前筋膜之间，探查直肠后隙，内有直肠上血管、奇神经节及疏松结缔组织等。

（五）解剖观察盆腔血管和淋巴结

1. 直肠上动脉   在乙状结肠系膜中找出肠系膜下动脉，追踪此动脉的终末——直肠上动脉至直肠。

2. 髂内和髂外动、静脉和淋巴结   髂总动脉在骶髂关节的前方分为髂内动脉和髂外动脉。髂总动脉的后内方为髂总静脉。清理髂总动、静脉和髂外动、静脉及同名淋巴结。在腹股沟韧带的上方找出腹壁下动脉和旋髂深动脉的起始段。

3. 骶正中动脉和骶淋巴结   将直肠推向前，在骶骨前面中线处找到细小的骶正中动脉及沿血管排列的骶淋巴结。追查到盆腔。

4. 解剖观察髂内动脉及其分支   从骶髂关节前方开始清理至坐骨大孔的上缘，修净髂内动脉的分支。

（1）脏支：①膀胱上动脉；②膀胱下动脉；③直肠下动脉；④子宫动脉（女）；⑤阴部内动脉。脏支尽可能解剖到脏器或脏器附近。

（2）壁支：①髂腰动脉；②骶外侧动脉；③臀上动脉；④闭孔动脉；⑤臀下动脉。壁支清理至与已剖出的远段接续。

观察子宫动脉起自髂内动脉，沿盆壁向内下方，跨过输尿管前方，进入子宫阔韧带两层之间。

5. 解剖观察盆腔的静脉和淋巴结   盆部的静脉皆汇入髂内静脉，与同名动脉伴行，髂内静脉脏支在各脏器周围构成发达的静脉丛，脏器周围的静脉丛和髂内淋巴结等这些结构可随观察随清除，较粗静脉切除前宜先结扎。

（六）解剖观察盆腔神经

1. 上腹下丛和下腹下丛（盆丛）   上腹下丛位于第 5 腰椎及第 1 骶椎上部的前方、两髂总动脉之间。用尖镊分离自腹主动脉丛向下延续的上腹下丛，向下延至直肠两侧续于下腹下丛（盆丛），其分支伴随髂内动脉分支，并围绕盆腔器官形成直肠丛、膀胱丛、前列腺丛、子宫阴道丛等。盆丛与结缔组织不易分离，稍显露即可。

2. 盆内脏神经   提起下腹下丛（盆丛），清理观察第 2～4 骶神经前支出骶前孔，离开骶神经前支形成的盆内脏神经，加入盆丛。

3. 盆交感干   在骶前孔内侧清理盆交感干和位于尾骨前方的奇神经节，节小不必细找。

4. 骶丛   位于骶骨及梨状肌前面，髂内动、静脉，输尿管及乙状结肠的后方。在腰大肌内侧缘深面清理出腰骶干，向下在骨盆后壁清理各骶神经前支，前支自骶前孔穿出，在骶骨及梨状肌前面吻合成骶丛。

5. 闭孔神经   在腰大肌内侧缘找到闭孔神经后追至穿出闭膜管处。

6. 股神经   在腰大肌外侧缘找到股神经后追至穿出肌腔隙处。

二、解剖会阴

（一）摸认体表标志

在开始操作前，应将标本置于截石位并略屈髋关节和膝关节，在肛门两侧的稍前方，触摸坐骨结节，沿结节向前内触摸坐骨支、耻骨下支和耻骨弓。在肛门稍后方的正中线上，摸认尾骨及尾骨尖。然后观察会阴的范围、分区和分部，在男尸上观察阴茎和阴囊的形态或在女尸上观察外生殖器的结构。

（二）解剖阴茎

1. 皮肤切口 在阴茎背面，自耻骨联合前方沿正中线作一纵行切口，向上与腹前壁下切口相接，向下至阴茎包皮，切口不宜过深。

2. 解剖检查阴茎背浅静脉 将皮肤翻向两侧，在正中线上清理位于浅阴茎筋膜内的阴茎背浅静脉。

3. 浅阴茎筋膜和深阴茎筋膜 将阴茎背浅静脉牵向一侧，切开浅阴茎筋膜翻向两侧，在阴茎与耻骨联合之间，用镊子分离结缔组织，可见阴茎系韧带和阴茎悬韧带。阴茎系韧带起自腹白线的下端，向下分为两束，降至阴茎两侧附着于阴茎筋膜。阴茎悬韧带位于阴茎系韧带的深部，呈三角形，起自耻骨联合前下面的下部，向下附于深阴茎筋膜。

沿阴茎背面正中线，切开并分离深阴茎筋膜，观察深筋膜包绕的三个海绵体，即两个阴茎海绵体和一个尿道海绵体。

4. 阴茎背深静脉、阴茎背动脉和阴茎背神经 在深阴茎筋膜深面，于阴茎背侧中线上，寻找到一条阴茎背深静脉，在静脉两侧各有一条阴茎背动脉，在动脉外侧有阴茎背神经。

5. 阴茎的海绵体 翻开浅、深阴茎筋膜后，在阴茎头背侧的凹内，小心剥离嵌于凹内的阴茎海绵体前端，向后分离一段，使阴茎海绵体与尿道海绵体分开。观察三个海绵体的全貌及阴茎根的附着情况。

（三）解剖阴囊

1. 皮肤切口 自腹股沟管皮下环向下至阴囊下缘纵行切开阴囊皮肤，翻向两侧。

2. 切开肉膜 在皮肤深面可见不含脂肪的皮下组织，称为肉膜。沿皮肤切口切开肉膜并翻向两侧，用手或刀柄使其与深面结构分开，顺肉膜深面向中线处探查由其发出的阴囊中隔，分阴囊为左、右两半。向后、前、上方分别探查肉膜与会阴浅筋膜、浅阴茎筋膜和腹前壁 Scarpa 筋膜的延续。

3. 解剖精索 用钝镊或刀柄自皮下环向下至睾丸上端分离精索，沿皮肤切口由浅入深切开和分离精索外筋膜、提睾肌及其筋膜、精索内筋膜，切开精索内筋膜后，精索内含物即完全暴露。在精索内分离输精管、睾丸动脉和蔓状静脉等。

输精管结扎术是在阴囊根（顶）部，在阴囊的前外侧触摸到输精管，将其挤到皮下用手指固定好，然后在皮下作一小切口，钝性分离诸层结构。注意观察输精管在精索内的位置和粗细，用手指捏捻体会其坚硬如绳索即输精管。

4. 探查鞘膜腔和观察睾丸和附睾的位置、形态 沿皮肤切口下段纵行切开睾丸鞘膜壁层，即打开鞘膜腔，用小指或刀柄探入腔内探查腔的范围及鞘膜脏、壁层在睾丸、附睾后缘的移行。然后观察睾丸、附睾的位置和形态。将睾丸和附睾自正中矢状面切开，观察其内部构造。在睾丸小叶内，用镊尖或针尖略为拨动，就可自小叶内挑起一条或数条弯曲的线状结构，此即精曲小管。

（四）解剖肛区（肛门三角）

1. 皮肤切口

（1）经两侧坐骨结节画一横线。

（2）沿横线自一侧坐骨结节切至对侧坐骨结节。

（3）如为男性，自阴囊沿中线向后环绕肛门切至尾骨尖。如为女性，则自会阴中线向前沿大、小阴唇之间切至耻骨联合，然后再向后围绕肛门切至尾骨尖。如此即可翻剥成四块皮肤。

2. 清除肛门周围的脂肪、结缔组织，但勿超过尿生殖三角的后缘，并需注意不要伤及肛门附近的神经和血管。然后观察肛门三角内的诸结构。

（1）肛尾体：在肛门与尾骨尖之间用手指按压，可摸到一纤维脂肪性的结构，称肛尾体。

（2）解剖观察坐骨直肠窝：保留血管和神经，清除坐骨直肠窝内脂肪，观察坐骨直肠窝各壁及窝的主要内容物。①脂肪，逐步剥除之。②来自阴部内血管的肛血管和阴部神经的肛神经自外向内横贯此窝。在梨状肌下孔处剖出阴部内动、静脉和阴部神经，沿血管、神经的行程清理，可见阴部神经伴阴部内动、静脉，共同绕坐骨棘，穿坐骨小孔，进入坐骨直肠窝外侧壁的阴部管。切开阴部管（即闭孔内肌筋膜），向前清理至尿生殖三角后缘，沿途清理由其发出的肛血管和肛神经至肛门周围。在女尸会阴部观察针尖是否刺中阴部神经（以注射的亚甲蓝作为标志）。

3. 解剖肛门外括约肌　剔除肛门周围的脂肪，显露肛门外括约肌及肛动脉和肛神经，辨认肛门外括约肌的皮下部、浅部和深部。

（五）解剖尿生殖区（尿生殖三角）

1. 摸认境界　前为耻骨联合下缘，两侧为耻骨下支、坐骨支，后界为两坐骨结节前缘的连线与肛区分界。

2. 显露浅会阴筋膜　浅筋膜分为浅、深两层。清除浅筋膜脂肪层，可见浅筋膜的膜性层。

3. 解剖观察会阴浅隙的范围　沿正中线或外阴裂（女）作一纵行切口，将小指或刀柄探入其深面的会阴浅隙，向两侧和前、后方探查该隙的范围、连通和筋膜的附着延续情况。浅会阴筋膜向前移行为阴囊肉膜、阴茎浅筋膜，并与腹前外侧壁的浅筋膜深层（Scarpa 筋膜）相续，向两侧附于耻骨下支下缘和坐骨支；向后侧附着于尿生殖膈后缘，由此可见，女性会阴浅隙与男性的相同，仅其中部因有尿道和阴道贯行，则此隙被分成左、右两部。切除浅会阴膜深层，可露出会阴浅隙内的诸结构，但女性会阴浅隙内的神经和血管均较男性者细小。

4. 剖认会阴浅隙的结构　在浅会阴筋膜后缘稍前方，自正中线向外侧至坐骨支作一横口，将会阴浅筋膜翻向前外方，观察会阴浅隙内的结构。

（1）会阴动脉：阴部内动脉行于尿生殖膈后缘，在此处分出会阴动脉，该动脉向前入会阴浅隙，并立即分为会阴横动脉和阴囊后动脉（阴唇后动脉），分布于会阴肌及阴囊或大阴唇。

（2）会阴神经：由阴部神经分出，此神经在阴部管的前部分出阴囊后神经（阴唇后神经）和会阴神经，与同名血管伴行，分布于会阴肌及阴囊或大阴唇后部的皮肤。

（3）会阴中心腱：在尿生殖区后缘中央处稍加清理，可见位于肛门和阴道之间的楔形的肌性纤维体，其形成和作用男女相同。

（4）会阴浅层肌：清除隙内结缔组织，观察位于两侧覆盖阴茎（蒂）脚的坐骨海绵体肌，起自坐骨结节，向前止于阴茎（蒂）脚的表面。位于中部覆盖尿道球（前庭球）的球海绵体肌（阴道括约肌），起自会阴中心腱和正中缝，止于阴茎背的筋膜。位于尿生殖三角后缘的会阴浅横肌，起自坐骨结节，止于会阴中心腱。

（5）阴茎（蒂）脚和尿道球（前庭球）：剥离坐骨海绵体肌（阴道括约肌）。观察肌深面的阴茎（蒂）脚和尿道球（前庭球）。女性在前庭球后端还可见前庭大腺。

5. 显露尿生殖膈下筋膜　将尿道球（前庭球）推向内侧，将阴茎（蒂）脚附着处切断并向前上翻起，注意观察自深面进入阴茎（蒂）脚的阴茎（蒂）深动脉（不必细找），修洁会阴浅隙内的脂肪，可见深面的尿生殖膈下筋膜。

6. 剖认会阴深隙的结构　会阴深隙位于尿生殖膈上、下筋膜之间，剔除尿生殖膈下筋膜，进入会阴深隙，可见横行的会阴深横肌，位于会阴浅横肌的深部。环绕尿道的尿道膜部括约肌，位于会阴深横肌的前方，女性为尿道阴道括约肌。还可见阴部内血管终支、阴部神经终支、男性会阴深横肌后部肌束中的尿道球腺（大小似豌豆）及其排泄管、女性尿道和阴道下部。

【病例分析】

患者，男，70岁，患尿频、尿急、夜尿增多2年，近日因饮酒后加重，夜尿3～4次，有尿不尽感，尿后滴沥。直肠指检：前列腺如鸡蛋大小，中央沟变浅消失，上极触不到，左右极边界不清，硬度中等。彩超：前列腺前后径4cm，形态尚规则，内腺增大，外腺变薄。此患者的诊断是什么？请写出诊断依据。

【问题思考】

1. 简述会阴深隙（袋）的构成、特点及内容。

2. 尿道球部、膜部及尿生殖膈以上不同部位尿道断裂时尿液各渗入哪些部位？

3. 腹前外侧壁层次与阴囊及睾丸精索的被膜层次的比较。

4. 直肠指诊可触及哪些器官？

5. 某成年男性爬树时不慎下坠，骑跨在一粗树枝上，阴囊处肿胀，小便不出，到第3天才到医院就诊，检查发现耻骨联合上方腹壁膨隆，叩诊浊音界靠近脐部，导尿因会阴肿胀而失败。请问应该在何处穿刺放尿？穿刺时候应该注意什么？为什么？

实验八　头部的解剖

【实验目标】

（一）技能目标

1. 掌握皮肤、浅筋膜分离方法。

2. 掌握浅静脉、皮神经的探查分离方法。

3. 掌握肌肉、神经、血管分离方法。

4. 掌握腮腺周围毗邻的观察方法。

5. 掌握解剖操作的观察记录方法。

（二）知识目标

1. 掌握头部主要结构的体表投影；额顶枕区和颞区软组织的层次及其特点；颅顶部血管和神经的来源、走行和分布；颅内、外静脉交通途径及其临床意义；面部浅层结构的特征，面部主要血管和神经的来源、走行和分布；腮腺形态结构，腮腺咬肌筋膜结构特点；通过腮腺实质的血管、神经及腮腺管的体表定位。

2. 了解主要表情肌的配布和作用。

（三）素质目标

1. 养成认真观察、客观记录操作结果的行为习惯，培养实事求是的思想品质。

2. 培养学生尊重大体教师、团结合作的人文素养和基础结合临床的科学思维。

【解剖步骤与方法】

（一）额、顶、枕区及颞区的解剖

1.尸位　取仰卧位，肩下垫木枕，使面部抬高，充分显露颈部，便于操作。

2. 摸认体表标志　结合活体，逐一摸认各重要体表标志。

3. 皮肤切口（图 4-5）　如标本头部毛发较长，应剃光或剪短。

（1）从鼻根中点至枕外隆凸做矢状切口。

（2）从颅顶中央向两侧做冠状切口。

（3）从鼻根经内眦、上睑缘、外眦、颧弓上缘至耳屏前缘做横切口。

（4）从冠状位切口的止点耳根上缘处开始，绕耳根后缘至乳突做一短的弧形延长切口。

4. 颅顶的层次解剖观察

（1）剥离皮肤和浅筋膜：自颅顶中央沿前述切口，将颅顶皮肤、浅筋膜一起剥离，呈四个皮片翻开。观察头部皮肤，厚而致密。由于浅筋膜内有粗大而垂直的纤维束连于皮肤与帽状腱膜，剥皮有一定困难。剥皮时皮片要薄，注意保护浅筋膜中的浅血管和皮神经。**如感到皮片很容易剥离，则提示切割过深，已达额肌或帽状腱膜下疏松结缔组织间隙。**

（2）观察浅筋膜：皮肤剥离后，显露出皮下浅筋膜，观察浅筋膜内的血管、神经，分为左右对称的前、外、后三组。查找并确认动脉、静脉、神经出现的次序由前向后分别为：滑车上动脉、静脉和神经；眶上动脉、静脉和神经；颧颞动脉、静脉和神经；颞浅动脉、静脉和耳颞神经；枕小动脉、静脉和神经；枕大神经和第三枕神经。观察各组血管间相互吻合形成血管网以及各动脉、神经的来源。

（3）**帽状腱膜和腱膜下隙的解剖观察**：暴露帽状腱膜，沿该腱膜向前追踪至枕额肌的额腹；向后追踪至枕额肌的枕腹。两侧逐渐变薄续于颞浅筋膜。沿上述切口，再切开帽状腱膜，将刀柄插入腱膜下疏松结缔组织中，将腱膜与颅骨外膜分开。探查并验证其深面与颅骨外膜的范围，即腱膜下间隙。

（4）**颅骨外膜的解剖观察**：颅骨外膜薄而致密坚韧，沿上述切口用刀尖垂直划开骨膜，再用刀柄插入颅骨外膜深面，可见颅骨外膜易与骨剥离，骨缝处与骨结合紧密。至此，颅顶软组织由外向内的五层结构（皮肤、浅筋膜、帽状腱膜、腱膜下疏松结缔组织、颅骨外膜）已全部解剖出来了。

5. 颞区的层次解剖观察

（1）剥离皮肤：沿上述切口剥离皮肤。

（2）浅筋膜的解剖观察：在耳屏前缘、颞下颌关节上方的颞区浅筋膜中用手术剪小心分离寻找耳颞神经及颞浅动脉和静脉。耳颞神经分布于颞区皮肤。

（3）颞筋膜的解剖观察：在保留颞浅血管的前提下，沿上颞线做弧形切口，将颞筋膜切开，注意不可切得过深，以免将颞肌一并切开。观察颞筋膜，越近颧弓越厚越坚韧，在颧弓上方颞筋膜分成深、浅两层，于颧弓上缘用刀尖轻轻划开颞筋膜浅层，观察到它与颞筋膜深层之间有少量脂肪、神经和血管，此为颞筋膜间隙。

（4）颞肌的解剖观察：在颞筋膜切口的稍下方，也做同样的弧形切口，将颞肌肌纤维切断，向下翻开颞肌。颞肌深面有少许脂肪及颞深神经和血管，此为颞下间隙。颞深动脉起自上颌动脉，颞深神经发自下颌神经，支配颞肌。颞肌是最常用最方便的颅底重建材料。

（5）颞区骨膜的解剖观察：颞下间隙的深面即颞区骨膜，它与颞骨连结紧密，不易分离。

（二）面部及面侧区浅层的解剖

1. 尸位　仰卧位，肩下垫木枕，使面部抬高，便于操作。

2. 皮肤切口和剥皮（图 4-5）

（1）自鼻根中点沿前正中线向下切至下颌尖。

（2）自鼻根中点向外经内眦、下颌缘、外眦至耳屏前缘做切口。

（3）沿鼻孔和口裂周围分别做环形切口。

（4）自下颌尖向外沿下颌骨下缘切至下颌角再向上沿下颌支后缘切至耳垂下方。

依上述切口用刀尖轻轻地剥离面部皮肤并翻向两侧。注意皮片一定要薄，特别是睑缘、唇缘，以免损伤浅筋膜内的表情肌、浅血管和皮神经。

3. 面部浅层的解剖观察

（1）**表情肌的解剖观察**：清理观察面部表情肌，其位于浅筋膜内，多起于面颅，终于皮下，有的肌纤维色淡而菲薄，翻皮时不易与皮下组织分清，故修洁时要仔细。逐一解剖出眼轮匝肌、口轮匝肌、颧肌、额肌、提上唇肌、降口角肌、颊肌。

（2）**动、静脉的解剖观察**：在咬肌前缘与下颌骨下缘交界处找到面动脉进入面部地方，然后向内眦方向查找迂曲走行的面动脉，向内上方追踪，可见其经口角、鼻翼外侧向上至内眦，延续为内眦动脉。在追寻面动脉的同时，清理面动脉及其后方与之伴行的面静脉，向上追踪至内眦处。沿面动脉剥离查找面前静脉，确认两侧面前静脉之间区域即"危险三角"（口角至内眦之间的三角）的范围。

（3）**解剖腮腺浅面及其周围的结构**

1）寻认腮腺及其导管：在咬肌后缘、颧弓以下寻认腮腺，剥掉其表面的腮腺咬肌筋膜及淋巴结。修洁腮腺时注意勿伤及腮腺周缘的神经、血管。在腮腺前缘中部、平颧弓下约 1cm 处，寻认**腮腺导管**并修洁至咬肌前缘成直角弯转穿颊肌处。沿腮腺导管的上、下方查看有无副腮腺。

2）寻认腮腺周缘的神经、血管：①于腮腺上缘，近耳根处可见颞浅血管和耳颞神经，这已在颞区的解剖中找出。②于腮腺前上缘，寻找面神经颞支并追踪至额肌。③于颧弓和腮腺管之间，寻找细小的面横动脉及面神经颧支，并追踪后者至眼轮匝肌。④于腮腺前缘，腮腺管的上、下方寻找面神经颊支至颊肌和口轮匝肌。⑤于腮腺前下缘，寻找面神经下颌缘支，并沿下颌体下缘追踪其至降口角肌。⑥于腮腺下缘寻找面神经颈支至颈阔肌（如颈部尚未解剖，可不必追寻）。⑦三叉神经皮支及伴行血管的解剖观察：A. 在眶上缘中，内 1/3 交界处稍上方，纵行分离枕额肌额腹，寻找眶上神经和血管，逆行追踪可见其由眶上切迹或眶上孔浅出。B. 将眼轮匝肌下内侧部翻起，可见眶下神经及伴行血管，由眶下孔浅出。C. 于口角处向下翻开降口角肌，寻认由颏孔浅出的颏神经及伴行血管。

解剖修洁咬肌，观察其起止形态，向前翻起其后缘上部，寻找进入咬肌的神经和血管。

（三）开颅取脑

1. 锯除颅盖

（1）从颞窝骨面上切断颞肌起点，除去颞肌。

（2）沿眉弓向外后至枕外隆凸用刀做环形线，沿此线切开骨膜，上、下稍剥离，并做上标记，然后沿着标记环形锯开颅骨，注意颅骨各部厚薄不一，以颞区最薄，切勿过深，以免损伤脑膜和脑。用骨凿插入锯口，轻轻掀开颅骨露出包裹脑的完整脑膜。

2. 剖开硬脑膜

（1）沿正中线切开硬脑膜，观察剖开的上矢状窦，将血块除去。

（2）沿上矢状窦两旁，剪开硬脑膜，再由两侧耳郭处向上剪开硬脑膜至上矢状窦，然后将 4 片硬脑膜翻开。

（3）剪断注入上矢状窦的大脑上静脉。

（4）观察大脑镰的形态和位置。

（5）剪断注入直窦的大脑大静脉。

3. 取脑

（1）在鸡冠处，紧贴颅底切断硬脑膜。将大脑镰自前向后拉出，将硬脑膜自顶中部向两侧剪开至耳根部。

（2）移去枕木，将标本头部拉出尸台边，使头自然后仰下垂，术者左手扶脑，将脑额叶翻起，右手将刀伸入，把嗅球从筛板处剥离。

（3）将额叶推离颅前窝，在颅前窝前部贴近颅底处切断视神经、颈内动脉；在视交叉的后下方，切断漏斗，将垂体留在垂体窝内。分别在眶上裂、圆孔、卵圆孔切断动眼神经、滑车神经、展神经、三叉神经等。

（4）使头偏向左侧，将右侧大脑颞叶移出。然后，以同样方法移出左侧颞叶。

（5）沿颞骨岩部上缘切断两侧小脑幕附着处，切断面神经、前庭蜗神经。

（6）将小脑幕向后拉出。注意拖住脑，以防掉出。

（7）切断通过颈静脉孔的舌咽神经、迷走神经、副神经及穿过舌下神经管的舌下神经。

（8）将手术刀深入枕骨大孔处切断延髓、椎动脉，取出完整脑。

4. 观察硬脑膜各部

（1）查看脑膜中动脉的入颅部位、前后支的行径及体表投影。脑膜中动脉经棘孔入颅，分布于颞顶区内面的硬脑膜，是硬膜外血肿最重要的出血源，也是颅内脑膜瘤最重要的供血动脉。脑膜中动脉本干经过前垂直线与下水平线交点；前支通过前垂直线与上水平线的交点；后支则经过中垂直线与上水平线的交点。脑膜中动脉的分支有时可出现变异。探查前支时，钻孔部位在距额骨颧突后缘和颧弓上缘各 4.5cm 的两线相交处。探查后支则在外耳门上方 2.5cm 处进行。

（2）观察大脑镰、小脑幕、小脑镰、鞍膈的位置和附着部位。验证小脑幕切迹与大脑半球颞叶及脑干的关系。

1）大脑镰：呈镰刀形伸入两侧大脑半球之间的大脑纵裂，前端连于鸡冠，后端连于小脑幕的顶，下缘游离于胼胝体的上方。

2）小脑幕：是硬脑膜形成的宽阔的半月襞，深入小脑与大脑颞叶之间。小脑幕构成了颅后窝的顶，小脑幕中线处有大脑镰附着。后外侧缘附着于横窦沟。前外侧缘附着于岩脊，构成岩上窦，将海绵窦的血液引流至横窦。前内侧缘游离，为小脑幕切迹，与鞍背之间围成一孔，内有中脑。小脑幕切迹与中脑之间的间隙形成小脑幕间隙。此处为脑脊液由幕下流向幕上的途径，也是小脑幕切迹疝的好发部位。小脑幕切迹上方与在大脑半球颞叶的海马旁回及钩紧邻。当幕上的颅内压显著增高时，海马旁回和钩被推移至幕切迹的下方，形成小脑幕切迹疝，使脑干受压，并导致动眼神经的牵张或挤压，出现同侧瞳孔散大，对光反射消失，对侧肢体轻瘫等体征。

3）小脑镰：自小脑幕下面正中伸入两小脑半球。

4）鞍膈：按鞍膈孔的形状可将鞍膈分为 3 型。Ⅰ型为鞍膈完整，有垂体柄通过，占 41.9%；Ⅱ型为鞍膈不完整，垂体柄周围有约 3mm 的开口，占 37.6%；Ⅲ型周围仅为宽 2mm 或更窄的硬脑膜环，占 20.5%。

5. 解剖观察颅底内面　颅底在结构与邻接上有其特点。颅底损伤时除本身的症状外，还可出现邻近器官的损伤症状，故需了解颅底结构的特点：①颅底的各部骨质厚薄不一，骨质较薄的部位在外伤时易骨折；②颅底的孔、裂、管是神经和血管进出的通道，外伤时容易骨折，而且常伴有脑神经和血管损伤；③颅底与颅外的一些结构紧密连接，颅外炎症可蔓延入脑；④颅底骨与脑膜紧密愈着，外伤后脑膜往往同时也损伤，引起脑脊液外漏。

（1）颅前窝：仔细去除筛板表面的硬脑膜，找寻极为细小的筛前神经及其伴行的筛前动脉。筛前动脉起自眼动脉，筛前神经为鼻睫神经的终末支，由筛板外缘中份入颅，前行，经鸡冠两旁的小孔出颅到鼻腔。

（2）颅中窝

1）剖查垂体：先在蝶鞍中部找到鞍膈，可见鞍膈上有一小孔，为漏斗柄通过处，自前、后附着处纵向切开鞍膈，可见围绕脑垂体前后的海绵间窦，与海绵窦相通形成环。注意勿用解剖镊夹漏斗，以免损坏。切除鞍膈后，由前向后将垂体由垂体窝用刀柄挑出。仔细去除蛛网膜，分清前、后叶。后叶较小，被前叶包绕。

2）自棘孔处切开硬脑膜，暴露脑膜中动脉及其分支。

3）解剖观察海绵窦及其连通：自蝶骨小翼后缘内侧端近前床突处，切开硬脑膜，找到海绵窦的前端。沿颞骨岩部上缘的岩上窦向前找到海绵窦的后端。不要损伤三叉神经。观察岩上窦，该窦前通海绵窦，后通横窦。

自颞骨岩部尖端的前面切除硬脑膜，暴露三叉神经节以及向前发出的眼神经、上颌神经和下颌神经。追踪下颌神经至卵圆孔。上颌神经和眼神经位于海绵窦的外侧壁内，追踪上颌神经到圆孔，追踪眼神经至眶上裂。将三叉神经节自颅底翻向下，观察位于三叉神经节深面的三叉神经运动根，该神经根随下颌神经至卵圆孔。除去海绵窦外侧壁，可见窦内有瘀血。

保留动眼神经和滑车神经穿过硬脑膜的孔，追踪颈内动脉和两神经至眶上裂。动眼神经到达眶上裂之前已分为两支。

清理颈内动脉：它经颈动脉管入颅，沿垂体窝两侧的颈内动脉沟前行于海绵窦内，继而弯曲上行出海绵窦，经前床突内侧，转向后上，该部取脑时已被切断，找出颈内动脉的分支眼动脉，追踪它入视神经管处。

（3）颅后窝

1）在一侧切开大脑镰下缘，观察下矢状窦。切开大脑镰附着小脑幕处，观察直窦，直窦前端接收大脑大静脉，后端一般通入左横窦。上矢状窦、直窦、左横窦、右横窦在枕内隆起附近汇合形成窦汇，在颅骨的相应部位有一浅窝。

2）自枕内隆凸向外切开横窦，然后向下和向前内切开乙状窦到颈内静脉孔。

3）除去遮盖颈内静脉孔的硬脑膜，应注意保护舌咽、迷走和副神经。找出行至颈静脉孔的岩下窦，该窦位于颞骨岩部与枕骨基底部之间。

4）检查第Ⅰ～Ⅻ对脑神经的出颅部位。

【临床联系】

一、头皮创伤及撕裂伤

由于颅顶部皮肤与帽状腱膜结合紧密，所以单纯皮肤与皮下组织层创伤不会使创口明显裂开，尚有腱膜维系；反之如创口裂开较宽，则肯定已有腱膜断裂。帽状腱膜张力较高，对于较大创口，应尽量做单独一层缝合，以保证创口对合。

头皮需在很大的牵拉力和剪切应力下才会发生撕脱伤。沿阻力最小处撕开，撕下的界面是疏松的腱膜下结缔组织。如外力足够大，撕裂将扩展至眶上缘、颧弓、乳突或上项线。在颞部，头皮撕裂线可不一致，也可连同部分耳郭撕下。

二、颅顶部浅筋膜内的血管、神经分布与临床关系

颅顶的动脉有广泛的吻合，不但左右两侧互相吻合，而且颈内动脉系统和颈外动脉系统也互相联系，所以头皮在发生大块撕裂时也不易坏死。由于血管和神经从四周向颅顶走行，所以，因开颅手术而作皮瓣时，皮瓣的蒂应在下方。瓣蒂应是血管和神经干所在部位，以保证皮瓣的营养。而作一般切口则应呈放射状，以免损伤血管和神经。

颅顶的神经都走行于皮下组织中，而且分布互相重叠，所以局麻时必须注射在皮下组织内。由于皮下组织内有粗大的纤维束，所以注射时会感到阻力较大。因为神经分布互相重叠，故局麻阻滞一支神经常得不到满意的效果，应当将神经阻滞的范围扩大。

三、面部软组织损伤的解剖特点

1. 面部血供丰富，主要来自两侧的颈外动脉，其分支多，分布广，形成丰富的血管网。丰富的血供大大地提高了软组织再生修复与抗感染的能力。因此，在保留损伤组织、初期清创缝合的时限方面可比其他部位的损伤较宽，应尽量保存组织、修复缺损，争取恢复生理功能，对无明显化脓感染的创口，清创处理仍可作初期缝合。

2. 由于血供丰富，伤后出血较多，在损伤动脉大出血时可造成失血性休克。对伤后1～2日内进行骨折手术复位时，应防止再出血。

3. 面部软组织疏松，并有筋膜间隙存在，如为闭合伤，则易形成组织血肿，伤后组织脓肿反应快且明显。

4. 面部腔、窦多，在口腔、鼻腔、鼻窦等腔窦内常存在一定数量的致病菌，创口与这些腔窦相通，则易引起创口感染，故清创时，应尽早关闭与这些腔窦相通的创口，以减少感染机会。

【病例分析】

患者，女，44岁，2006年5月22日入院，主诉"头痛、呕吐、右侧面部发麻、行走蹒跚，吞咽、咀嚼困难"。患者自2001年起开始有"头鸣"，2002年发现右耳听力减弱，半年后右耳全聋，2003年出现步态不稳，步履蹒跚，头痛也加剧，不久后更有右面部发麻感，入院前半年发生吞咽困难。

体检：右侧眼球轻度凸出，双眼均有视盘水肿，有大幅度水平旋转型眼球震颤，右侧面部感觉减退，右侧角膜反射消失，右侧咬肌力弱，右侧面部周围性不全瘫，右侧听力消失，软腭上提力弱，右侧为主，四肢运动的肌力均在4级及以上，但左侧略弱于右侧，四肢腱反射均较亢进，但左侧明显，右手有粗大震颤，指鼻、轮替动作差，除面部外深浅感觉正常。

X线检查：右侧内耳孔图像发现有骨质破坏，内耳孔扩大。

入院后10天手术治疗，发现右侧为一听神经瘤。

分析：本例自2001年"头鸣"，2002年右耳听力减弱，半年后全聋，明确提示病变在听觉系统。2003年出现步态不稳，提示病灶已累及小脑或小脑脚。不久后面部发麻，右侧面部感觉减退，右侧角膜反射消失说明已损伤三叉神经，体检发现大幅度水平旋转型眼球震颤，进一步佐证为听神经损伤，患者具有右侧三叉神经、面神经及位听神经综合病变体征已构成桥小脑角体征，患者左侧轻偏瘫，右侧指鼻试验不准说明病变已侵及脑干（脑桥）右侧的锥体束纤维以及右侧小脑结构，更进一步说明为右侧桥小脑角病变。视盘水肿说明病变已影响脑脊液循环，产生了颅增压，因此，本例为比较典型的听神经瘤。

【问题思考】

1. 皮下、腱膜下、骨膜下血肿的扩展范围有何不同？
2. 试述腮腺周围（上缘、前缘、下缘）浅出的结构及排列关系。
3. 试述海绵窦交通及穿经的结构。

实验九　颈部的解剖操作

【实验目标】

（一）技能目标

1. 掌握皮肤、浅筋膜分离方法。
2. 掌握浅静脉、皮神经的探查分离方法。
3. 掌握肌肉、神经、血管分离方法。
4. 掌握甲状腺周围毗邻的观察方法。
5. 掌握解剖操作的观察记录方法。

（二）知识目标

1. 掌握颈部的重要体表标志、主要血管和神经的体表投影；甲状腺的形态、位置、毗邻关系及血液供应；颈前三角、颈后三角的围成及内部结构；颈动脉鞘的构成及鞘内结构排列；颈段气管的毗邻；斜角肌间隙与内部结构；颈丛的组成及其主要分支。

2. 了解颈筋膜的筋膜间隙和感染扩散关系；颈淋巴结群的位置及其流注规律。

（三）素质目标

1. 养成认真观察、客观记录操作结果的行为习惯，培养实事求是的思想品质。

2. 培养学生尊重大体教师、团结合作的人文素养和基础结合临床的科学思维。

【解剖步骤与方法】

（一）颈前区解剖

1. 尸位 仰卧位，在肩部或项下垫一物体，使头部尽量后仰，利于颈部操作。

2. 辨认体表标志 解剖前可触摸辨认以下体表标志：下颌骨下缘、下颌角、乳突、舌骨、甲状软骨和喉结（男尸）、胸骨颈静脉切迹、锁骨、肩峰等。

3. 皮肤切口 要浅，勿伤及浅层中的颈阔肌。

（1）颈部正中切口：沿颈前正中线自颏隆凸向纵下切至胸骨的颈静脉切迹。

（2）颈部上界切口：自正中切口上端，沿下颌骨下缘向外切至颞骨乳突。

（3）颈部下界切口：自正中切口下端，沿锁骨向外切至肩峰。

从正中切口处剥离皮片，逐渐向外侧翻起。

4. 解剖颈部浅层结构

（1）翻皮：自中线将皮肤剥离翻向外侧至斜方肌前缘。翻皮时将颈阔肌以外的浅筋膜自颈阔肌表面一并掀起。

（2）颈阔肌：沿锁骨切断颈阔肌（切口勿深），向上翻至下颌骨下缘。注意：翻掀时，紧贴肌纤维剥离，以免损伤颈阔肌深面的结构（颈丛皮支）。

（3）剥寻浅静脉

1）颈前静脉：在颈正中线两侧的浅筋膜内自上而下寻找，并追踪其穿入深筋膜处。沿途可见颈前淋巴结，观察后清除。

2）颈外静脉：在下颌角后方，找到颈外静脉起始段，沿胸锁乳突肌表面从上向下修洁静脉，至其穿入深筋膜处。在静脉周围寻找颈外侧浅淋巴结，观察后清除。

（4）剥寻皮神经：于胸锁乳突肌后缘中点附近的浅筋膜内寻找由此浅出的颈丛的皮支。

1）耳大神经：粗大，沿肌的表面较垂直地上行，追踪至耳郭即可。

2）颈横神经：沿肌的表面向前横行，追踪至颈前区。

3）锁骨上神经：分 3 支，亦可在锁骨外侧 2/3 段上方的浅筋膜内寻找其分支，再向上追踪其主干。

4）枕小神经：沿肌的后缘上 1/3 处寻找，位置较深，位于耳大神经和枕大神经之间。注意：勿伤及其勾绕的副神经。

（5）剥除剩余的浅筋膜，观察后剥除颈筋膜浅层（封套筋膜）。在下面的操作中注意观察颈筋膜中层（内脏筋膜）和深层（椎前筋膜）。

5. 解剖舌骨上区的深层结构

（1）解剖颏下三角：先找到舌骨，分隔颈前区为舌骨上区和舌骨下区。由左、右二腹肌前腹和舌骨体围成颏下三角。在颈深筋膜浅层的深面寻找颏下淋巴结，有 1～3 个，观察后摘除。在舌骨体两侧找到二腹肌腱，并分离其前后两肌腱，显露构成此三角基底的下颌舌骨肌。

（2）解剖下颌下三角：由二腹肌前、后腹和下颌骨下缘围成下颌下三角。由浅入深为：皮肤、浅筋膜、颈深筋膜浅层、下颌舌骨肌和舌骨舌肌及咽中缩肌。

1）下颌下腺：剥开腺鞘，充分暴露。观察其位于下颌舌骨肌浅面的浅部和位于下颌舌骨肌深面的深部。观察下颌下腺周围的 4～6 个淋巴结后清除掉。

2）面动脉：在二腹肌后腹的深面（或在咬肌前缘与下颌骨下缘交点处）剥寻面动脉，观察其在颈部的走行与下颌下腺的关系（其穿过下颌下腺）。追踪面动脉可见其绕过下颌骨下缘至面部。

3）舌下神经：将下颌下腺翻起后，切断二腹肌前腹的起端，将该肌腹翻向外下，然后修洁下颌舌骨肌，并沿正中线及舌骨体切断下颌舌骨肌的附着点，将其翻向上，显露舌骨舌肌，在其表面寻认舌下神经。沿舌下神经向后上追踪，探寻颈袢上根。

4）舌动脉：在舌骨大角上方与舌下神经之间寻找舌动脉。

5）下颌下腺管：在舌骨舌肌表面，下颌下腺深部的前缘寻找下颌下腺管并观察其与舌神经的关系。

小结：在该三角内，在颈深筋膜浅层（封套筋膜）与其深面三块肌之间为下颌下间隙，主要包含：一个腺体、两条血管和两条神经，即下颌下腺、面动脉、舌动脉、舌下神经、舌神经。在下颌下腺浅部的上缘深面为面动脉、舌神经，下缘深面为舌下神经和舌动脉。

（二）解剖舌骨下区和胸锁乳突肌区的深层结构

1. 在保留颈丛诸皮支、颈外静脉前提下，剥除颈深筋膜浅层，显露肌三角、颈动脉三角和胸锁乳突肌区，注意察看其边界。

2. 认真修洁胸锁乳突肌，暴露其全貌。在其深面解剖颈袢。

在近起点处切断胸锁乳突肌，向外上边分离边翻向止点乳突处，向外上翻至其上 1/3 的深面时，找出有分支进入该肌的副神经外支和胸锁乳突肌动脉，在保留副神经外支及颈丛诸皮支的前提下，将该肌翻至止点处。然后在胸锁乳突肌深面、舌骨下肌群外侧的深筋膜深面，剖出颈袢至舌骨下肌群各肌的分支。

颈袢位置平环状软骨水平，多位于颈动脉鞘表面，或埋于鞘壁中。颈袢由第 1～3 颈神经前支构成，以上、下根在肩胛舌骨肌中间腱前面合成，第 1 颈神经前支的部分纤维加入舌神经后在颈动脉三角处离开舌神经成为上根，下根由第 2、3 颈神经前支的部分纤维组成，沿颈内静脉浅面或者深面下行。颈袢发出肌支分布到肩胛舌骨肌、胸骨舌骨肌、胸骨甲状肌。

（三）解剖肌三角

颈前正中线、胸锁乳突肌下部前缘和肩胛舌骨肌上腹围成肌三角。

1. 修洁舌骨下肌群　将颈前静脉于上端切断并翻向下，将该肌群附着于胸骨的一端切断（胸骨舌骨肌、胸骨甲状肌）并向上翻。

2. 观察甲状腺及其血管和神经

（1）观察甲状腺鞘：颈筋膜中层包裹甲状腺形成**甲状腺鞘**，观察甲状腺左、右侧叶的形态及峡对应的位置，在峡的上方有时有向上伸出的锥状叶。

（2）在甲状腺前面切开假被膜，观察被覆于甲状腺实质表面的纤维囊，真、假被膜之间（又称外科间隙）是一些疏松结缔组织，内有甲状腺的血管和神经以及上、下甲状旁腺；注意观察甲状腺悬韧带（假被膜增厚形成，连于甲状腺侧叶内侧和峡部后面与甲状软骨、环状软骨和气管软骨环之间）。

（3）**寻找甲状腺周围的血管和神经**

1）甲状腺上动脉：在甲状腺侧叶的上极寻找，于其内后侧找出伴行的喉上神经外支，靠近腺体处，二者分离。此外，尚有伴行的甲状腺上静脉，注入颈内静脉。

2）甲状腺中静脉：在甲状腺侧叶外侧缘中份寻找，该静脉腔大壁薄，追踪至颈内静脉处，可切断并去除。

3）甲状腺下动脉：将甲状腺侧叶翻向内侧，显露甲状腺侧叶后面，在腺的下极附近寻找。甲状腺下动脉由外上向内下，走向甲状腺，追寻该动脉至甲状颈干的发起处。

4）喉返神经：在食管与气管之间侧方的沟内寻找。喉返神经由下向上，垂直走向甲状腺。甲状腺下动脉与喉返神经在甲状腺下极相交，注意观察其位置关系。

5）甲状腺最下动脉

小结：甲状腺前面的层次结构，由浅入深分别是：皮肤，浅筋膜（包括颈阔肌），封套筋膜，胸骨舌骨肌，胸骨甲状肌，甲状腺鞘，甲状腺。

3. 寻认甲状旁腺 在甲状腺侧叶后面上、下部的结缔组织中试寻找两对甲状旁腺（如绿豆大小，扁平棕黄色结构）。或许找不到，可能包埋在甲状腺实质内。

（四）解剖颈动脉三角和胸锁乳突肌区的深层结构

颈动脉三角由胸锁乳突肌上份前缘、肩胛舌骨肌上腹和二腹肌后腹围成。依次解剖和观察：

1. 颈外侧深淋巴结群 沿颈动脉鞘周围排列，观察后摘除。

2. 复位已解剖好的颈袢（舌下神经袢），观察其上、下根及位置、走行与分支。

3. 解剖颈动脉鞘内结构 沿血管长轴纵行切开颈动脉鞘前壁，确认颈总动脉、颈内静脉和迷走神经的位置关系。注意区分颈动脉鞘及分支，鞘内动脉静脉间后方的神经干是迷走神经，注意有无分支发出。鞘后面为颈交感干。在颈椎体的两侧，颈筋膜深层的深面，剥寻颈交感干的颈上神经节和颈中神经节。颈上神经节呈梭形，较大，易辨认；颈中神经节可能不易辨认。

4. 修洁颈总动脉 约平甲状软骨上缘处颈总动脉分为颈内动脉和颈外动脉。注意辨认颈总动脉末端和颈内动脉起始处的颈动脉窦。

5. 修洁并辨识颈外动脉的分支

（1）**甲状腺上动脉**：前面已找到。

（2）**舌动脉**：平舌骨大角，甲状腺上动脉的上方，自颈外动脉前壁发出。

（3）**面动脉**：在舌动脉的上方寻认。

6. 检查颈内静脉 其属支多在舌骨大角附近汇入，如面静脉、甲状腺静脉、舌静脉等。

7. 寻认膈神经 清除颈动脉鞘壁，在前斜角肌表面的颈筋膜深层深面寻找颈丛发出的膈神经，由前斜角肌外缘上份穿出，沿该肌表面下降，修洁，不必向下追踪。

小结：二腹肌后腹是颈动脉三角内血管和神经的定位标志，在二腹肌后腹的深面有6条纵行的结构，即三条颈部大血管和后三对脑神经。三条颈部大血管在二腹肌后腹的深面并列走行，由后向前分别为颈内静脉、颈内动脉、颈外动脉。后三对脑神经，即副神经、迷走神经、舌下神经。副神经于颈内静脉和颈内动脉之间出现，经颈内静脉的浅面向后下走行；舌下神经于颈内静脉和颈内动脉之间出现，于枕动脉的下方向前走行；迷走神经走行于颈内动脉和颈内静脉之间后方的沟内。

（五）解剖颈外侧区的深层结构

颈外侧区是由胸锁乳突肌后缘、斜方肌前缘和锁骨中1/3上缘围成的三角区，被肩胛舌骨肌下腹分为上方的枕三角和下方较小的锁骨上三角。

1. 将胸锁乳突肌、颈丛皮支恢复原位，观察颈外侧区的范围、所包含的三角及境界。

2. 解剖副神经 在胸锁乳突肌中、上1/3交点处的颈筋膜浅层深面寻找副神经外支和第3、4颈神经至斜方肌的分支。

3. 解剖臂丛和锁骨下动、静脉 在前斜角肌外侧剖出臂丛的三个干（上、中、下干），沿干向内上，追踪寻找臂丛的5个根（颈5至胸1的前支）。向外下追踪臂丛各干分出的前、后两股，向下辨认内侧束、外侧束及后束。臂丛斜经锁骨上三角深部和锁骨后方跨第1肋延入腋窝。锁骨下动脉在臂丛前下方向外穿出斜角肌间隙，经锁骨后方入腋窝。清理锁骨下动脉前方的锁骨下静脉。在锁骨下动脉外上方修洁臂丛的上、中、下干。

（六）解剖颈根部的深层结构

颈根部的前界为胸骨柄，后界为第1胸椎体，两侧为第1肋。

1. 锯除锁骨 先离断胸锁关节，再在锁骨的中、外 1/3 交界处用钢锯锯断锁骨，取下内侧 2/3 段。注意在取锁骨时，先剥离骨膜，保持锁骨下肌完整，以利于保护深部的血管、神经，并注意安全，勿让尖锐锁骨断端伤及。

2. 在左颈根部寻找胸导管和右淋巴导管，于颈内静脉末端或静脉角处，可见胸导管呈串珠状，绕过颈动脉鞘后方跨过左锁骨下动脉和膈神经前方注入静脉角，直径为 1～5mm，颜色较浅，很像小静脉。在右颈根部的静脉角附近，仔细辨认右淋巴导管，长度约 1cm，不易辨认。

3. 修洁颈内静脉和颈总动脉，并向下追踪位于两者之间后面的迷走神经。注意左、右迷走神经行程的不同，在左侧注意保护横过颈内静脉和颈总动脉后方的胸导管。

4. 修洁并观察锁骨下静脉前方为锁骨下肌和锁骨；下方紧贴第 1 肋；后方与前斜角肌下端、膈神经和胸膜顶相邻；后上方为锁骨下动脉及臂丛。沿锁骨下静脉向内追踪其至胸膜顶的前方（相当锁骨内侧端的后方），观察其与颈内静脉汇合成头臂静脉及形成静脉角的情况。将已取下的锁骨放回原位，观察锁骨下静脉的体表投影及与锁骨的关系，理解临床锁骨下静脉穿刺的解剖学基础。

5. 在前斜角肌表面复查已找出的膈神经，寻找起自甲状颈干或锁骨下动脉的颈横动脉、肩胛上动脉。沿颈横动脉周围寻认锁骨上淋巴结。

6. 显露经过斜角肌间隙的锁骨下动脉和臂丛等 修洁肩胛舌骨肌下腹及其邻近结构，即显露前、中、后三个斜角肌。

前、中斜角肌与第 1 肋之间围成的间隙称斜角肌间隙，有锁骨下动脉和臂丛通过。锁骨下静脉在前斜角肌和锁骨及其下方的锁骨下肌之间通过。

（1）锁骨下动脉第 1 段：位于前斜角肌内侧，该动脉上缘由内向外发出椎动脉、甲状颈干；下缘在与椎动脉相对处发出胸廓内动脉；锁骨下动脉前方右侧有右迷走神经，左侧有左膈神经下行入胸腔；锁骨下动脉前下方有锁骨下静脉与其伴行；后方为胸膜顶。

（2）锁骨下动脉第 2 段：位于前斜角肌后面，其后方有臂丛下干。

（3）锁骨下动脉第 3 段：在前斜角肌与第 1 肋外侧，有时此段可发出颈横动脉或肩胛上动脉。

7. 显露椎动脉三角 其范围为：内侧界为颈长肌外侧缘，外侧界为前斜角肌内侧缘，下界为锁骨下动脉第 1 段。三角内有椎动脉、椎静脉，胸膜顶，并在椎动脉的后方找到交感干的颈下（星状）神经节。

颈根部小结：颈前正中线两侧对称性器官的中心结构为胸膜顶及其表面的胸膜上筋膜。其前方有弓状横行的锁骨下动脉和锁骨下静脉，二者被三条纵行结构分隔，即由外向内分别为前斜角肌、膈神经和迷走神经，横行血管的内端则是颈鞘下部的内容，其后方为椎动脉三角，三角的底为锁骨下动脉第一段，尖为第 6 颈椎横突前结节，外界为前斜角肌，内界为颈长肌。在三角内有纵行的 2 条动脉和 2 条神经，由外向内分别为膈神经、甲状腺下动脉、椎动脉、交感干。在椎动脉的前方有伴行的椎静脉。交感干居最内侧，由此干及其颈中、下神经节形成的锁骨下袢环绕外侧纵行的 2 条动脉及下方横行的锁骨下动脉。在胸膜顶的外侧为前、中斜角肌及其间的斜角肌间隙，通过间隙的为臂丛。在胸膜顶的内侧为颈前正中线非对称性结构，即三大管道：气管、食管和胸导管。

【临床联系】

一、气管切开术

气管切开术是指在颈部正中做一个套管的手术。置入呼吸道的套管称气管切开套管。一般切口在颈前正中 3～5 气管软骨环的位置，经过的层次为皮肤、浅筋膜、颈阔肌、封套筋膜、气管前筋膜、气管。切开气管时刀勿插入过深，以免损伤气管后壁和食管前壁，导致气管食管瘘。需要做气管切开术的情况很多，当紧急情况下正常的上呼吸道被阻塞时，气管切开必须立即进行，以重建气道；对自己无法呼吸必须借助呼吸机的患者，也可以做气管切开术。

二、甲状腺次全切除术

甲状腺次全切除术是某些疾病通过手术切除大部分甲状腺以达到治疗的目的。如甲状腺功能亢进；单纯性甲状腺肿，有明显压迫症状；多发性甲状腺腺瘤等，手术步骤如下：

1.离胸骨上缘两横指处做弧形切口，依次切开皮肤、皮下组织、颈阔肌、两侧胸锁乳突肌前缘的封套筋膜（颈筋膜浅层）。横断或分开胸骨舌骨肌和胸骨甲状肌，进入甲状腺外层被膜和囊鞘间隙，即可分离出甲状腺。

2.充分显露甲状腺 首先在其上极的内侧分离、切断结扎甲状腺悬韧带，然后紧贴甲状腺上极结扎、切断甲状腺上动静脉，以避免损伤喉上神经。将甲状腺轻轻牵向内侧，在腺外缘的中部可找到甲状腺中静脉，分离、结扎、剪断。如要结扎甲状腺下动脉，要尽量离开腺体背面，远离甲状腺下极结扎甲状腺下动静脉，以避免损伤喉返神经。

3.切除部分腺体，切除腺体的多少，应根据甲状腺大小和甲亢程度而定，通常需切除腺体的80%～90%。如腺体切除过少易引起复发，过多又易发生甲状腺功能低下。另外，必须保留腺体的背面部分，这样既能避免损伤喉返神经，又可避免损伤甲状旁腺。甲状腺峡部也需要切除。最后缝合剩余腺体的残缘。

4.切口应放置通畅引流管引流24～48小时，以便及时引流出渗血。

目前尚有利用腹腔镜行甲状腺切除术的，称腹腔镜甲状腺切除术。

【病例分析】

患者，女，42岁，主诉颈前区有一个肿块，呼吸也受到该肿块的影响。体格检查发现甲状腺的左侧叶有一肿块，可随着吞咽上下移动。超声检查发现甲状腺的左叶有一固定的结节，组织活检显示细胞是一个恶性病变。

请分析为什么结节性的肿物可以随着吞咽上下移动？为什么呼吸受到影响？基于甲状腺的淋巴知识，该肿瘤细胞有可能向哪里转移？

分析：该患者甲状腺左侧叶的肿块经组织活检证实是一个恶性的病变，可以诊断为甲状腺癌。因为甲状腺通过甲状腺悬韧带固定在喉和气管壁上，使甲状腺可随吞咽而上下移动，所以甲状腺的肿物也可以随着吞咽而移动。甲状腺的肿物向后可以压迫喉和气管，所以该患者的呼吸困难是因为甲状腺肿瘤已经压迫到喉和气管了。甲状腺的癌细胞首先向最近的淋巴结转移，那就是颈前深淋巴结群：包括喉前淋巴结、甲状腺淋巴结（位于甲状腺峡部的前面）、气管前淋巴结和气管旁淋巴结。然后可以转移到颈外侧上、下深淋巴结，通过左颈干，最后到胸导管。

【问题思考】

1.试述甲状腺的毗邻，甲状腺肿大会压迫的结构。
2.从解剖学的角度分析甲状腺次全切除术应注意哪些问题。
3.试述胸膜顶的毗邻。
4.试分析颈椎病的解剖学基础。

（汪坤菊 万 炜 李建华）

第十二章　医学影像应用解剖

医学影像是一门实践性学科,借助医学影像图像的定位技术,为疾病提供定位诊断,为介入治疗提供可视化辅助。

医学影像应用解剖学是医学影像的专业基础课程,为医学影像学的学习提供解剖学基础知识,尤其是断层解剖学知识。

本实验课程通过结合大体标本、模型、断层标本和影像图像及 3D 人体软件综合运用,为学生提供全方位的各部分解剖学结构的实践训练,通过从系统到局部、从局部到平面、从平面到立体的观察训练,培养学生对人体结构的空间定位能力,使学生全面掌握人体各部的层次结构、各结构的正常形态和空间毗邻关系甚至功能联系。

本实验课以观察人体标本为主,辅以 3D 人体软件,适当辅以 CT、MRI 和超声断层图像,为过渡到临床学习提供一些基础。

实验一　头　　部

【实验目标】

(一)技能目标

1. 掌握头部断层标本与影像图片对比观察方法。
2. 掌握头部各结构如血管、脑膜、脑室在 CT 和 MRI 影像图片的表现。

(二)知识目标

1. 掌握颅骨重要的体表标志及在影像学上的表现,各鼻旁窦的位置及形态变化,头部以下各横断层面的结构布局、层面内的重要结构的形态表现:经下颌头层面、基底层面(经外耳道)、经眶上裂层面、经垂体窝层面、经室间孔层面、经侧脑室体部层面、经胼胝体干层面、经半卵圆中心层面。经胼胝体膝、侧脑室前角、视神经管的冠状断层,经视交叉和垂体的冠状断层,经锥体束的冠状断层,经胼胝体压部的冠状断层,正中和旁正中矢状断层。

2. 熟悉眶与鼻的骨性构造;中耳、内耳骨性构造(骨迷路)及位置关系,在薄层 CT 横切面上的表现;颅底的解剖结构及与神经、血管的关系;硬脑膜的构造,重要脑池所在位置及名称;海绵窦的位置及冠状断面结构;颅骨、脑膜、脑三者相互位置关系;颅内动脉的一级分支(如大脑前动脉)供血区域、二级分支名称及存在部位;大脑大静脉及各脑膜静脉窦,它们在横切面出现的层面、在冠状切面上出现的层面和表现形式;脑的各部外形、内部结构及相互关系。

(三)素质目标

1. 培养科学观察、测量精益求精的科学精神。
2. 培养实事求是、坚持实地研究的科学素养。

【实验准备】

1. 整体颅骨、颅底标本、脑及脑血管标本、脑膜标本。
2. 头部横、矢、冠连续断层标本。
3. 3D 人体软件。
4. 基底核模型。

【实验内容】

一、活体触摸和观察

在活体上触摸以下结构：眉弓、颧弓、乳突、颞下颌关节、下颌角、颞肌、咬肌、腮腺、下颌下腺、舌下腺。

二、颅骨观察

1. 颅底 重点观察三个颅窝的位置关系和主要结构：颅前窝的眶板和筛板，颅中窝的鞍区结构，颅后窝的内耳门、乙状窦沟和横窦沟、颈静脉孔。

2. 颅外面 重点观察颞下颌关节与外耳道关系，下颌支与翼腭窝、下颌后窝关系，颧弓与颞区、腮腺咬肌区关系。

三、脑膜的观察

在颅底带硬脑膜标本上观察硬脑膜与颅骨的关系，注意海绵窦位置及穿行结构、大脑镰与小脑幕的关系，各脑膜静脉窦存在的位置及与颅骨的关系。

四、脑及脑的动脉标本观察

1. 在脑的表面观察 外侧沟、中央沟、顶枕沟等主要沟裂的位置、走向，观察脑桥基底部、大脑脚及脚间窝、基底沟、延髓脑桥小脑三角、小脑扁桃体、四叠体、松果体、内外侧膝状体及12对脑神经连脑的部位及排列关系。辨认各脑池存在位置（小脑延髓池、基底池、环池、脚间池、小脑上池、四叠体池等）。

2. 在脑正中矢状切面标本上观察 扣带回、胼胝体、透明隔、穹窿、前连合、背侧丘脑、视交叉、漏斗、垂体、正中隆起、松果体、室间孔（注意其位置及毗邻）、第三脑室、中脑水管、第四脑室（注意其边界）、小脑蚓等。

3. 在脑血管标本上观察 基底动脉环的形成、位置及环内外主要结构，注意前、后穿质的位置和细小血管形态，追踪椎动脉及分支、基底动脉行程及分支、大脑前动脉行程及分支、大脑中动脉行程及分支、大脑后动脉行程及分支。注意与 DSA、CTA、MRA 图像结合辨认。

4. 利用 3D 人体软件演示上述结构并在各断面上辨认上述结构，与相应 CT 和 MRI 层面比较，了解颅骨、脑膜、脑、血管的影像学表现。

五、头部的连续横断层观察

1. 首先判断横断面标本的基底层面类型，按从上往下或从下往上的顺序观察。在横断面标本上先观察颅的骨性标志、辨认颅骨结构，再观察颅外结构。颅内结构从前往后、从外向中线观察与辨认。先辨认脑的分叶标志及分叶，再观察辨认脑回和脑实质结构；先观察脑膜、脑池、脑室结构，再辨认脑实质及脑血管结构。

2. 在经第三脑室上份和基底核的横断层上，第三脑室居两侧背侧丘脑之间，其后方为缰三角、缰连合、松果体和大脑大静脉池。尾状核、背侧丘脑与豆状核之间为内囊，可见内囊前肢位于尾状核头与豆状核之间，内囊后肢位于背侧丘脑和豆状核之间，内囊膝位于内囊前、后肢之间。尾状核头位于侧脑室前角的外侧，近似倒"八"字形。背侧丘脑为较大的灰质核团，居第三脑室两侧，其前外侧有豆状核，呈三角形，外侧大部称壳，内侧两部合称苍白球，壳的外侧可见条纹状、前后走行的薄层灰质为屏状核，壳和屏状核之间的白质是外囊。屏状核的外侧灰质为岛叶皮质。屏状核和岛叶皮质之间的薄层白质为最外囊。岛叶的外侧为外侧裂，外侧裂的外侧为岛盖。

3. 在经海绵窦和桥小脑角池的横断层面上，蝶鞍两侧为海绵窦，海绵窦的外侧为颞叶，二者间隔为海绵窦外侧壁。颈内动脉穿行于海绵窦内。眼神经于海绵窦的外侧壁由后向前穿行。断面前部可见额叶的小断面，额叶前方可见横行的骨性腔隙即额窦，中间由骨板分隔，二者外侧为尖朝向后内的锥形眼眶。眶尖处连视神经管，可见视神经的断面。脑桥位于鞍背后方，可见基底动脉行于基底沟内，其两侧为颞骨岩部。脑桥、小脑和颞骨岩部之间为桥小脑角池，其内可见面神经和前庭蜗神经进入内耳门，小脑位于脑桥背侧近似哑铃形，中线两侧的结构为小脑扁桃体，小脑与颞骨岩部之间可见乙状窦。

六、头部冠状断层标本观察

1. 按从前往后的顺序观察。首先判断层面的位置。在一具体层面上按从上往下、从颅外到颅内顺序观察。在冠状层面上可观察某一结构的上下、内外、左右关系。观察前后关系需要用不同层面来比较。冠状层面有利于观察海绵窦位置、结构。

2. 在经视交叉和垂体的冠状层面上，蝶鞍区在两侧颞叶之间。额叶的下方垂体居其中心，视交叉在垂体上方，漏斗自视交叉后方伸出，向下续于垂体柄，后者穿过鞍膈的膈孔连于垂体。在MRI 图像上，视交叉、垂体柄与垂体三者的影像相互连接而成"工"字形外观。垂体的两侧为海绵窦中段，颈内动脉的海绵窦段穿行其中，其外侧壁由上而下依次排列着动眼神经、滑车神经、眼神经和上颌神经，展神经则居颈内动脉和眼神经之间，下颌神经从三叉神经节下方发出，穿经卵圆孔进入颞下窝。

在 3D 人体软件上，可与 CT、MRI 图像对照观察。

【实验报告和讨论】

1. 绘制经室间孔的横断层面简图，显示此层面关键结构的位置关系。

2. 绘制经海绵窦的冠状层面简图，显示此层面关键结构的位置关系。

3. 颅骶骨骨折为何不需要做 X 线及 CT 检查？

4. 在轴位断层上 12 对脑神经分别在什么层面的什么位置观察？

实验二　颈　　部

【实验目标】

（一）技能目标

1. 掌握颈部断层标本与影像图片对比观察方法。

2. 掌握颈部各结构如血管、喉和气管、食管、淋巴结、甲状腺脑室在 CT 和 MRI 影像图片的表现。

（二）知识目标

1. 掌握颈椎、喉和气管、咽和食管、甲状腺、颈总动脉、颈内静脉在横断层面上的位置和毗邻关系。

2. 熟悉颈部各解剖间隙和影像间隙的位置及表现；颈部淋巴结的分群及在各层面上的位置；颈部各横断层结构的配布规律及毗邻关系；颈根部神经和血管与胸膜顶、肺尖的毗邻关系和意义；经喉腔的冠状切面结构。

（三）素质目标

1. 培养科学观察、测量精益求精的科学精神。

2. 培养实事求是、坚持实地研究的科学素养。

【实验准备】

1. 颈部的层次解剖标本、头颈部正中矢状切面标本、臂丛解剖标本。

2. 从口腔底至主动脉弓层面的横断层标本。

3. 3D 人体解剖软件。

【实验内容】

一、活体观察

在活体上触摸下颌角、舌骨、甲状软骨各部、环状软骨、气管、胸骨上窝、锁骨上窝、甲状腺、胸锁乳突肌、颈椎棘突、颈椎横突、颈动脉搏动等标志。注意相互的位置关系。

二、颈部层次标本观察

利用解剖标志，辨认颈部分区，观察胸锁乳突肌与颈动脉鞘的关系、喉和甲状腺的关系，确认这些结构的位置关系。脊柱和咽、食管的关系，颈根部结构和胸膜顶的关系，颈部血管和锁骨下动脉、静脉的关系，颈丛、臂丛的位置，寻找气管前间隙、咽后间隙和椎前间隙并确认其前后、左右的毗邻关系。

在颈深部解剖标本上辨认椎动脉、颈交感干和颈交感神经节，确认其位置及与脊柱的关系。

在颈部正中矢状切面上进一步确认喉、气管、甲状腺、咽、食管、脊柱颈段等结构的前后、上下关系，进一步辨认颈部的间隙。

三、3D 人体软件的应用

利用 3D 人体软件确认颈部的肌、颈椎、神经、血管的相互位置关系。

四、横断层标本观察

1. 按从上往下的顺序，从经口底横断层面开始，观察至主动脉弓层面。在任一层面上，首先寻找和辨认颈椎（注意判别和计数椎骨的顺序），寻找胸锁乳突肌、颈鞘，并以胸锁乳突肌为标志，做好分区，辨认各区结构。

在经喉、咽的各层面，重点观察和辨认咽和喉的腔内结构。辨认甲状腺在不同横断面上的形态和位置。

在经颈根部层面，重点辨认颈部、胸部和臂部神经和血管的连通关系。注意胸膜顶、肺尖与颈根部的神经、血管关系。辨认各群淋巴结存在的位置。

2. 在经声襞和环状软骨板的轴位断层上，经第 6、7 颈椎椎间盘及环状软骨，重要结构有：环状软骨、声襞、甲状腺、颈动脉鞘。该断面上可见喉、甲状腺。喉中间腔渐窄呈矢状位，其两侧的白色结构为声襞。左、右两侧声襞之间为声门裂，是喉腔中最狭窄的部位。成人男性长 2.3cm，女性长 1.7cm。声门裂后端两侧有杓状会厌襞，分隔喉腔和咽腔。甲状软骨前端融合，可见喉结。半环形的环状软骨位于甲状软骨下角的内侧。甲状软骨周围有运动软骨的肌附着，其外侧为甲状腺侧叶，断面体积增大，由内脏筋膜包裹。咽腔较窄向下与食管相续。两侧的胸锁乳突肌向前正中线靠拢，颈外静脉位于其表面后外侧。项部斜方肌渐变宽厚，其深面依次是肩胛提肌、头夹肌、头半棘肌、颈棘肌。颈椎横突外侧前、中斜角肌之间为斜角肌间隙，有臂丛经过。

五、经喉的冠状切面观察

以胸锁乳突肌为标志做好分区，重点观察喉腔内各结构，在颈根部观察颈部各结构与胸部、臂部各结构的关系。

六、颈部 CT、MRI 横断层影像学观察

在 3D 人体软件上，观察颈部 CT、MRI 横断层影像，与横断层标本进行对比，辨认颈部各结构在影像学上的表现。

【实验报告和讨论】

1. 绘制经喉中间腔、经胸膜顶的颈部横断层面简图。
2. 描述甲状腺在 MRI T_1W1 的影像学表现。

实验三 胸   部

【实验目标】

（一）技能目标

1. 掌握胸部断层标本与影像图片对比观察方法。
2. 掌握胸部各结构如血管、心、肺内各管道、淋巴结在 CT 和 MRI 影像图片的表现。

（二）知识目标

1. 掌握胸部主要的体表标志及与胸椎的关系；肺的形态结构和分叶分段，各肺段在体表的投影，肺段支气管、肺段动脉和静脉的影像学区分；纵隔的主要结构及毗邻关系；气管杈分叉的高度及毗邻关系；纵隔内大血管的毗邻关系，主动脉弓、奇静脉弓的高度和毗邻关系；心的位置、各心胸腔的毗邻关系，心间隔、各瓣膜口的位置和毗邻关系，在断面上各心腔、心间隔和瓣膜口的判别；纵隔淋巴结各群存在的位置，在断面上的判别；经主动脉弓、主肺动脉窗、肺动脉杈、下肺静脉横断层面的结构配布、标志性结构、肺段显示；四腔心层面。

2. 熟悉经升主动脉、肺动脉杈、气管杈的冠状层面的结构配布和主要结构的毗邻关系、肺段显示；经左右肺门、经肺动脉干及正中矢状断层的结构配布和主要结构的毗邻关系；心的其他各超声层面的心的结构配布。

（三）素质目标

1. 培养科学观察、测量精益求精的科学精神。
2. 培养实事求是、坚持实地研究的科学素养。

【实验准备】

1. 骨架、心的标本、纵隔标本、肺标本、肺段铸型标本。
2. 透明肺模型。
3. 从第 1 胸椎始的各层次胸部横断层标本。
4. 3D 人体软件。

【实验内容】

一、活体观察

在体表或骨架上触摸以下骨性标志：颈静脉切迹、胸骨角、剑胸结合、肋弓、肩胛骨上角、外侧角和下角，注意这些标志与胸椎和肋骨序数的关系。

二、肺的观察

在整体标本上，观察双肺的肺尖、肺根、肺底及肺裂，注意这些结构与肋骨、胸膜腔各部、纵隔的位置关系。注意斜裂、水平裂的体表投影，胸膜顶、肋膈隐窝的体表投影。

在支气管、肺血管铸型标本及透明肺模型上观察支气管的分支，注意其走行方向及所属肺组织范围，在游离肺标本上能标示出各肺段的分界标志。在肺门处辨认各结构（支气管、肺动脉、肺静脉），注意辨认其上下、前后毗邻关系，比较左、右肺门结构排列的差异。

三、纵隔观察

在纵隔标本上，观察纵隔各结构及毗邻关系，特别注意判别上腔静脉、奇静脉弓、气管杈、主动脉弓、肺动脉杈的高度和毗邻关系，辨认主动脉、肺动脉窗和左右肺根，注意左右侧主支气管与肺动脉的关系，注意左右侧膈神经、迷走神经与肺根的关系，注意降主动脉与食管的位置关系变化，注意食管与左心房的关系。

四、心的观察

在心的标本上观察和辨认心底部各大血管，注意相互位置的关系。观察左、右冠状动脉的走行和主要分支，分辨各房室的相互位置关系。在心的纤维支架标本上观察各房室口、动脉口的位置关系，辨认瓣膜形态和数量、方位。在打开心腔的标本上观察左、右心室的流入道、流出道及其位置关系、分界标志，观察左右心室的乳头肌、瓣膜和腱索。

在心的不同切面标本上，辨认各房室、心间隔、房室口、动脉口等结构，注意相互位置关系。

五、胸部横断层面观察

1. 按从上到下顺序，从第 1 胸椎层面开始，观察到第 9 或第 10 胸椎层面。重点观察主动脉弓、主肺动脉窗、肺动脉杈、下肺静脉层面。对于每个层面，先观察和辨认纵隔内结构，再观察肺内结构，注意在不同横断层面上，判断肺段及各段的分界标志，能标示出分界线（必要时结合肺透明模型做参考）。在横断层面上，只需注意心的位置，不必做详细观察。利用 3D 人体软件，与 CT 和 MRI 横断层影像进行比较，辨识支气管、肺动脉、肺静脉等结构在不同影像图像上的表现。

2. 在经肺动脉杈断层上，此层面通过第 5 胸椎体下部及肺动脉杈。纵隔内胸骨后方与升主动脉之间为血管前间隙，内有三角形的胸腺，升主动脉右侧有上腔静脉，左后方为肺动脉干的分叉处。肺动脉干分为左、右肺动脉，形成"三叶草"形的肺动脉杈。心包上隐窝围绕着升主动脉、肺动脉干的前方和左侧，直至肺动脉干与左肺动脉交角处。在肺动脉杈和左肺动脉的后方有左、右主支气管。隆嵴下间隙是指肺动脉杈和右肺动脉之间的间隙。两侧为左、右主支气管，后为食管所围成的间隙，有隆嵴下淋巴结，恒定出现在左、右主支气管后方。左侧有胸主动脉，右侧有食管，食管与胸椎体之间自右向左有奇静脉、胸导管和胸主动脉。肺门区结构将肺内侧面分为纵隔部、肺门区与脊柱部三部分。将肺与纵隔之间的胸膜分为前、后两部，后部伸入食管与奇静脉之间形成奇静脉食管隐窝。左肺门区的结构：因左主支气管比右主支气管长，故在此断层左肺门区只有肺静脉和肺动脉，呈前后排列，左肺动脉的外侧从前向后是前段支气管、尖后段支气管和尖后段动脉，其关系较为恒定。右肺门区的结构：从前向后是肺静脉、肺动脉和支气管，右肺动脉的后外侧是右肺上叶支气管，它们之间有肺门淋巴结。

六、胸部的冠状断层观察

1. 在左、右肺门层面上，先辨识出肺门，观察肺门周边结构，再观察肺门各结构的上下关系，由此向周边扩展观察。在气管杈分叉层面上，重点观察气管杈下心腔结构及气管杈上各毗邻结构。在肺动脉杈层面主要观察左右肺动脉上下、左右各结构的毗邻关系。

2. 在经肺动脉权的断层上，纵隔区主要为上纵隔和中纵隔结构，上纵隔内从左到右可见主动脉弓、气管和上腔静脉。食管位于气管的上方。主动脉弓位于气管的左下方，常见它发出左颈总动脉或左锁骨下动脉的分支。中纵隔主要是心脏和出入心的大血管及其周围的心包和心包腔。纵隔下方右侧为右心房的腔静脉窦，下方为下腔静脉口，其前内方为下腔静脉瓣，直达房间隔的卵圆窝前缘。下腔静脉瓣内侧有冠状窦口及冠状窦瓣，上方是上腔静脉口。在肺根上方、上腔静脉后壁上有奇静脉弓的开口。腔静脉窦的左侧为左心室和左心房。心房与肺动脉分叉处之间的腔隙，其下方有左冠状动脉旋支与心大静脉相伴行。左心室心尖部隔心包与左肺下叶内侧相贴。右侧胸膜肺区内水平裂和斜裂分隔右肺上、中、下叶。右肺尖突入颈根部，右肺中叶内可见外侧、内侧段支气管与右肺动脉中叶支相互伴行。左肺内斜裂分隔左肺为上叶和下叶。左肺上叶中部及下部可见前段和舌叶支气管，左肺尖伸入颈根部。左肺下叶呈三棱锥形，底位于膈肌上方与胃底相对。

七、矢状断层标本观察

在经左、右肺门矢状断层标本上，辨认左、右肺门内各结构以及肺门下的心腔。学会在此两个层面上的肺段划分。在经肺动脉层面上，观察肺动脉的位置、与胸骨的关系，在心底部各管道结构的辨认（依据前后和上下关系），辨认此层面心腔结构。注意各结构与胸椎的高度关系。经胸部正中矢状断层标本上，以脊柱和气管为中心进行观察和辨认。

八、心脏超声层面观察

主要观察经心尖四腔心切面。探头水平置于心尖区，声束自心尖向右后上方至心底部作近似水平的横切面直到完全显示二尖瓣和三尖瓣即可得到心尖四腔切面。

在此切面上，心尖靠近心底，切面中央为呈垂直相连的室间隔和房间隔。房间隔中央部位有卵圆窝。在左、右房室口分别可见二尖瓣前尖和三尖瓣前尖、隔尖，它们与房间隔、室间隔呈十字交叉。但二尖瓣前尖附着点要高于三尖瓣隔尖附着点。左心房的后外侧壁分别有左、右肺静脉的入口，在超声图像上呈"八"字形。

【实验报告和讨论】

1. 绘制出经气管权横断和冠状切面的草图，标示出各主要结构和肺段。

2. 绘制出四腔心层面草图。

3. 影像学为什么用 9 分法来划分纵隔？如何划分？

实验四　腹　　部

【实验目标】

（一）技能目标

1. 掌握腹部断层标本与影像图片对比观察方法。

2. 掌握腹部各结构如血管、各实质器官、空腔器官、肝内各管道、淋巴结在 CT 和 MRI 影像图片的表现。

（二）知识目标

1. 掌握腹部器官的定位；肝、脾、胰的位置、形态和毗邻关系，在横断层面的表现；肝内管道结构配布规律；肝段的划分，在横断层面上能划分肝段；肝外胆道的形态、位置和走向；胃和十二指肠的位置、形态和毗邻关系；双肾和肾上腺的形态、位置和毗邻关系；腹主动脉的分支、走向；门静脉的组成、主干及各属支的定位及与腹主动脉、下腔静脉的关系；腹膜形成结构（韧带、系膜）与器官的关系以及在断面上的表现；膈下间隙（肝周间隙）在断面上的表现。

2. 熟悉空回肠、结肠的位置以及在断面上的表现；腹部主要淋巴结群存在的主要部位。

3. 了解腹部器官常见位置变异。

（三）素质目标

1. 培养科学观察、测量精益求精的科学精神。

2. 培养实事求是、坚持实地研究的科学素养。

【实验准备】

1. 腹部示腹膜和各器官的整体标本，腹膜后器官定位标本，游离肝标本，肝内管道铸型标本，肾剖面标本。

2. 腹部连续横断层标本。

3. 透明肝模型。

4. 3D 人体解剖软件。

【实验内容】

一、活体观察

在活体上或骨架上观察以下体表标志：剑胸结合、肋弓、脐、耻骨联合、腹股沟韧带、髂前上棘、髂嵴，注意这些标志的高度（以胸、腰椎序数定位）。

二、腹部整体标本观察

观察腹膜各结构（大网膜、小网膜、肝的韧带、肠系膜），观察肝、脾、胃、十二指肠及其余各部肠管的定位及毗邻关系；探查膈下间隙，探查网膜孔，明确网膜孔前、后、上、下的毗邻及重要结构；观察胰的位置和分部；观察肝外胆道的组成及位置和毗邻；探查肠系膜左、右窦，左、右结肠旁沟和左、右髂窝；观察腹腔干、肠系膜上下动脉及其分支。注意肠系膜淋巴结、幽门淋巴结。

三、腹膜后标本观察

观察双肾上腺，注意与肾、肝和膈脚（或脾和膈脚）的位置关系；观察双肾的位置，注意与脊柱、肋、腰方肌、腰大肌的位置关系，注意左右肾动脉、肾静脉的差异，注意输尿管的走行以及与肾大肌的关系。观察腹主动脉、下腔静脉的位置和走行；观察肾交感干和腹腔神经丛，注意与血管的关系。注意腹膜后淋巴结的存在。

四、肝和肝外胆道的观察

在游离肝标本和肝管道铸型标本上观察肝的外形、第一肝门、第二肝门、胆囊，注意进出第一肝门各管道的排列关系；观察肝内管道（Glisson 系统和肝静脉）的排列规律，注意肝静脉和门静脉的位置关系，重点观察门静脉在肝内的分支和肝静脉的属支。

五、3D 人体解剖软件的应用

利用 3D 人体解剖软件进一步确认腹部各器官的定位和毗邻，腹部主要血管的定位。

六、腹部横断层标本观察

依从上往下的顺序，从第 9 胸椎层面开始，观察至第 1 骶椎层面。

1. 在上腹部层面（胸腹联合层面），先定位膈，膈的外周为胸部，膈的内侧为腹部。再定位腹主动脉（位于脊柱右前方）；在腹部，先定位肝和胃（食管），再依次定位其他器官和腹膜结构；对于肝,注意肝的层面,观察和判别肝内管道(主要区别肝静脉和门静脉),依据肝段划分的原则和方法,判别肝段。在肝右叶后部与右膈脚之间寻找右肾上腺,在脾和左膈脚之间寻找左肾上腺并观察其形态。注意判断膈下间隙。

2. 在中腹部层面,注意定位幽门和十二指肠(特别注意十二指肠头部与胆囊的关系、十二指肠降部与胰的关系、十二指肠水平部与肠系膜上动脉和静脉的关系)、胆囊、胆总管、网膜孔、门静脉主干、下腔静脉和腹主动脉、网膜囊、胰、脾、肠系膜上动脉和静脉、双肾、肾门、肾动脉、肾静脉(注意左右两侧的差异)。

3. 在下腹部层面(脐平面以下),以升、降结肠定位,在腰大肌前寻找输尿管,在腰大肌与脊柱间寻找交感干。

七、经胰的冠状断层、双肾前份的冠状断层观察

先观察胰,注意其高度和跨度,注意判别胰上、下各血管断面。注意胰与胃、十二指肠的关系,在胰和肝之间判别各结构。注意判别肝所属肝段。

在双肾前份或肾门冠状断层上,注意双肾高度及与脊柱的位置关系,左、右肾上腺的位置,左、右肾上方的毗邻。

八、腹部正中矢状切面观察

此层面最大特点是十二指肠水平部紧贴第 3 腰椎前方通过。膈下方的空间大部分被肝的断面所占据。注意观察和判别肝内管道,在胰断面上方有门静脉及肝总动脉的断面,在肝下方有幽门管的断面和横结肠的断面,横结肠和幽门管的后方有肠系膜的断面(注意肠系膜上动、静脉的断面)。肠系膜上动脉在胰的后方起自腹主动脉越过十二指肠水平部的前方,在肠系膜上静脉的后方下行第 3 腰椎体前方有十二指肠水平部的断面,其前方有肠系膜上动、静脉和幽门管。

利用 3D 人体解剖软件,观察腹部断层的 CT 和 MRI 表现,与标本断层进行比较。

【实验报告和讨论】

1. 绘制经第二肝门和经幽门横断层草图,标示主要的解剖结构。

2. 从胰头的毗邻关系分析胰腺肿块可能侵犯的结构以及所导致的相关临床表现。

3. 下腔静脉在第二肝门处或以上位置受阻时,患者可能有哪些临床表现?肝的影像学会有何改变?(请查阅资料)

实验五　盆部与会阴

【实验目标】

(一)技能目标

1. 掌握盆部和会阴部断层标本与影像图片对比观察方法。

2. 掌握盆部和会阴部各结构如血管、膀胱、直肠、子宫和卵巢、前列腺和精囊、淋巴结以及各间隙在 CT 和 MRI 影像图片的表现。

(二)知识目标

1. 掌握男女性盆腔脏器的定位关系;膀胱、直肠和肛管的定位;男性膀胱底的解剖和毗邻;前列腺的定位和影像解剖特点;子宫定位、形态,子宫和阴道的位置关系;女性尿道的定位;卵巢、输卵管的定位和毗邻;肛门三角的层次结构、间隙;男、女性尿生殖三角的层次结构及差异。

2. 熟悉盆部淋巴结的存在部位。

（三）素质目标

1. 培养科学观察、测量精益求精的精神。

2. 培养实事求是、坚持实地研究的科学素养。

【实验准备】

1. 骨盆（带盆底肌）、男女性盆腔解剖标本、男女性盆腔正中矢状切面标本。

2. 骨盆模型。

3. 盆部横断层标本和冠状断层标本。

4. 3D 人体解剖软件。

【实验内容】

一、在骨架上定位体表标志

定位以下体表标志：耻骨联合、耻骨弓、闭孔、髂前上棘、髂后上棘、坐骨结节、第 3 骶椎、尾骨。

二、骨盆和盆壁的观察

利用骨盆标本和软组织标本观察骨盆各骨性结构及盆壁筋膜和韧带，观察盆壁肌（梨状肌、闭孔内肌、闭孔外肌）和盆底肌（主要观察肛提肌各部）。

三、会阴观察

利用会阴标本，观察男女性会阴的肛门三角，辨认肛周和直肠旁各间隙及间隙内的神经、血管。观察会阴尿生殖三角的层次结构，辨认会阴浅隙和会阴深隙，判别女性尿道和阴道的毗邻关系。

四、男性盆腔观察

重点观察膀胱和直肠的毗邻、膀胱底的毗邻（精囊和输精管壶腹），膀胱颈毗邻的观察。观察输尿管盆段与输精管的位置关系。结合正中矢状切面标本，观察前列腺的位置、毗邻以及和尿道的关系。直肠与膀胱的关系以及直肠膀胱陷凹。

五、女性盆腔观察

重点观察子宫的位置和韧带、子宫的形态、子宫与输卵管的关系、子宫与阴道的位置关系、子宫与直肠的关系、子宫与膀胱的位置关系，卵巢的定位及形态（注意与血管的关系）。观察输尿管盆段与子宫动脉的关系。在正中矢状切面上，观察膀胱、子宫阴道、直肠的关系，观察子宫、阴道、膀胱子宫陷凹、直肠子宫陷凹。

六、男性盆部会阴横断层观察

从尾椎层面至坐骨支层面依次观察。在耻骨联合以上层面，主要观察直肠与膀胱，盆外主要观察髋关节。

在耻骨联合中部层面开始出现前列腺和坐骨直肠窝。在耻骨下支层面盆部前界两侧为耻骨下支，后界为肛提肌和臀大肌，两侧界为闭孔内肌，耻骨下支之间及其前方可见阴茎、精索和阴囊，后方有前列腺下部的剖面，其中央有尿道通过，耻骨下支与前列腺之间为耻骨后隙，内有脂肪，前列腺后面紧邻肛管，肛管后方及两侧为肛提肌和坐骨肛门窝。

七、男性盆部会阴冠状断层观察

主要观察经股骨颈中份（前列腺后份）的冠状断面。该断面中部可见第 5 腰椎间盘，其两侧与腰大肌之间有髂内动、静脉，下方有乙状结肠和回肠，肠管下方有膀胱及前列腺，前列腺的下方两耻骨下支之间为尿生殖膈，中间有尿道膜部通过，下方有尿道海绵体。前列腺的上方有精囊和输精管壶腹。前列腺的外侧有闭孔内肌、闭孔外肌，两肌之间为闭孔膜，闭孔外肌横行向外止于转子窝。断面的外侧部可见髂骨翼、髋臼及股骨头、股骨颈、大转子及股骨干的剖面，髂骨翼内侧有髂肌，右髂肌的上方有盲肠，外侧有臀小肌及臀中肌。

八、女性盆部横断层观察

依次从第 2 骶椎至坐骨支层面观察。重点观察髂骨体层面、耻骨联合上层面和坐骨支层面。经髂骨体层面（第 5 骶椎层面）可出现卵巢、子宫底、输卵管。

在耻骨联合上部层面，正前方为耻骨联合及耻骨上支，后部两侧为臀大肌、闭孔内肌，盆腔内自前向后有尿道、阴道和直肠，直肠后方及两侧呈"U"形的肛提肌越过阴道、尿道的两侧，向前止于耻骨肌。肛提肌、闭孔内肌和臀大肌之间为坐骨肛门窝。闭孔内肌的内侧有阴部内动、静脉及阴部神经。耻骨上支与坐骨结节之间为闭孔。股骨大转子与坐骨结节之间有股方肌，该肌与后方的臀大肌之间可见坐骨神经及臀下动、静脉和臀下神经的分支。

在经坐骨支的水平断层上，盆腔中间部呈三角形，其前方为阴阜、阴蒂和阴蒂海绵体，两侧为坐骨支，后方为臀大肌内缘。耻骨后隙后方从前向后依次为尿道、阴道和肛管的断面。肛提肌呈条带状位于肛管、阴道和尿道的两侧。闭孔内肌、肛提肌与臀大肌之间为坐骨肛门窝。

利用 3D 人体解剖软件，观察前列腺、子宫、卵巢及盆部会阴间隙在 MRI 上的影像学表现。

【实验报告和讨论】

1. 绘出男、女性经尾骨的横断层及正中矢状断层草图，标示出主要结构。
2. 精囊、前列腺分别在什么平面观察？各自的毗邻关系如何？
3. 简述 McNeal 前列腺分区法。

实验六　脊　柱　区

【实验目标】

（一）技能目标

1. 掌握脊柱区断层标本与影像图片对比观察方法。
2. 掌握脊柱区各结构如椎骨各结构、脊髓和被膜、神经根和马尾在 CT 和 MRI 影像图片的表现。

（二）知识目标

1. 掌握脊柱的构成；椎管的构成；椎间盘、韧带的影像学表现；脊髓的解剖特点和硬脊膜、蛛网膜的解剖特点及影像学表现；颈椎、脊椎颈段的解剖特点，腰椎和脊椎腰段的解剖特点；经椎体、经椎间盘、经椎间孔的横断切面；正中矢状切面，经神经根管、经椎间孔的矢状切面。
2. 熟悉脊椎背侧软组织的结构解剖。

（三）素质目标

1. 培养科学观察、测量精益求精的科学精神。

2. 培养实事求是、坚持实地研究的科学素养。

【实验准备】

1. 各部椎骨标本，各段脊椎标本，脊髓和脊神经标本。
2. 脊柱各段的横切面标本。
3. 3D 人体解剖软件。

【实验内容】

一、在骨架上辨认下列解剖标志

棘突、肩胛冈、肩胛下角、第 12 肋、髂嵴、髂后上棘、骶管裂孔、尾骨。

二、各部椎骨的解剖特点

在椎骨标示上，认真辨认第 1 颈椎、第 2 颈椎、第 6 颈椎、第 7 颈椎、胸椎、腰椎、骶骨。注意颈椎的横突、横突孔、钩突的解剖特点；注意各部椎骨的上、下关节突关节面的方向变化。

三、各段脊柱的观察

观察脊柱各段椎间盘的厚度，观察各段脊柱关节突关节与椎间孔的关系，观察各段脊柱的横韧带，观察各段脊柱椎间孔的变化。在颈段，观察钩椎关节的构成及解剖特点。观察颈段、腰段椎间孔的前后毗邻关系，比较其差异。

四、椎管内的观察

注意脊髓末端的位置，观察马尾的形成和脊神经根的排列规律，观察颈段、胸段、腰骶段椎管内脊神经根的走行。观察硬膜外隙的静脉丛、椎管外静脉丛。观察进出椎间孔的结构。

五、脊柱的横断层解剖

按颈、胸、腰、骶各段，分别观察每段经椎体下部、经椎间盘的横断层。以椎体或椎间盘作为定位标志，先观察和辨认椎管内结构，再依次辨认椎间孔、椎管外侧、椎管前后的解剖结构。

在经椎体下部的横断层上，该层面经过椎弓根下方、椎间孔上部，主要特征是椎管为不完整的骨性环，其断开处为椎间孔上部。椎间孔因有一定长度也称为椎间管，其前界为椎体后外侧缘，后界为下关节突，颈段椎间孔内有椎间静脉。胸、腰段椎间孔内有脊神经根和节段性的根动脉向下穿行。各段椎管的形状及大小存在差异。颈段椎管较宽，多呈三角形，胸段椎管呈圆形，较窄，腰段椎管形态不一，硬脊膜囊占据椎管的中央部分，其周围主要为硬膜外隙。神经根将硬膜外隙分为前、后两隙，前隙窄小，有椎内前静脉丛通过，后隙较大，有椎内后静脉丛通过。脊髓位于硬脊膜囊内，由于蛛网膜下隙内脑脊液低密度影的对比，CT 和 MRI 上可较好地显示脊髓的形态结构。

在经椎间盘的横断层上，为显示椎间盘和椎间孔下部的最佳层面。椎管呈不完整的骨性环，椎间盘由髓核、纤维环、软骨板和 Sharpey 纤维环构成。由于存在生理性弯曲，经椎间盘的横断层面有时可见上、下位椎体，该层面椎间孔的前、后界与经椎体下部的层面不同，通过椎间孔的结构也不同，其前界为椎间盘，后界为关节突关节和黄韧带，颈段椎间孔有脊神经根，而胸、腰段椎间孔内有静脉通过。在不同的部位，上、下关节突的位置各不相同，颈、胸段的上关节突在前，下关节突在后，腰段的上关节突在内侧，下关节突在外侧，黄韧带位于椎板内面，呈"V"形，向前外侧延伸至关节突关节内侧，加固关节囊，并构成椎间管的后壁。在 CT 扫描图像上，黄韧带 CT 值与肌相似，在 MRI 图像上，其信号强度与周围脂肪组织的信号易于区别。

六、矢状切面

在经脊柱的正中矢状层面上，椎体正中主要显示脊柱前部、脊柱后部、椎管及其内容物。椎体为方形，椎间盘位于相邻的椎体之间，不同区域厚度不同，颈部较厚，中胸部最薄。成人颈曲前凸自第 1 颈椎至第 2 胸椎，最凸处位于第 4、5 颈椎之间。胸曲后凸，自第 2～11 胸椎，其最凸处位于第 6～9 胸椎。腰曲前凸，自第 1～2 腰椎至腰骶角，其最凸处位于第 3 腰椎水平。骶曲自腰骶结合到尾骨尖，前、后纵韧带分别位于椎体和椎间盘的前、后，椎管的弯曲与脊柱弯曲一致。脊髓位于椎管的硬脊膜囊内，上端在枕骨大孔处与延髓相连，末端变细，于第 1 腰椎体下缘（小儿平第 3 腰椎）处续为无神经组织的终丝，脊髓前、后方有脑脊液。硬脊膜囊外为硬膜外隙，内有脂肪组织填充。脊柱后部由椎板及其连接的黄韧带、棘突及其连接的棘间韧带和棘上韧带组成。

在经脊柱的旁正中矢状层面上，通过椎间孔，可较好地显示椎间孔结构。因各椎体的大小不一，故该矢状层面的结构变化较为复杂。椎间孔位于相邻椎上、下切迹之间，但在不同部位，其形态及前、后壁的构成略有小同。

颈、胸、腰各段的横断面和纵切面还是有较大区别，应注意区别。

椎间盘、黄韧带、脊髓和被膜的 CT 和 MRI 表现，请结合 3D 人体软件加以验证。

【实验报告和讨论】

1. 绘制经椎体下部横断面和经脊柱正中矢状切面草图，标示出主要结构。

2. 试述脊神经根与椎间盘和椎间孔的关系及其临床意义。

3. 简述神经根管的位置、构成及临床意义。

（易西南　张显芳）

第五篇　创新性实验技术

第十三章　影像解剖技术的应用

第一节　X 线、CT 技术在人体解剖学研究中的应用

医学上所用的 X 线是介于 $0.001 \sim 0.1nm$ 的电磁波，能透过许多对可见光不透明的物质。医学上主要依据 X 线的穿透作用、差别吸收、感光作用和荧光作用。由于 X 线穿过人体时，受到不同程度的吸收，如骨骼吸收的 X 线量比肌肉吸收的量要多，那么通过人体后的 X 线量就不一样，这样便携带了人体各部密度分布的信息，在荧光屏上或摄影胶片上引起的荧光作用或感光作用的强弱就有较大差别，因而在荧光屏上或摄影胶片上（经过显影、定影）将显示出不同密度的阴影。根据阴影浓淡的对比，结合临床表现、化验结果和病理诊断，即可判断人体某一部分是否正常。于是，X 线诊断技术便成了世界上最早应用的非创伤性的内脏检查技术。

凡是病变引起的体内组织器官大体的病理变化，同时具有密度的差别，在自然对比较好的部位，很容易被 X 线检查出来，如骨折、肺部病变、液气胸等，X 线多能早期识别出来。但是，当病变体积过小，属于组织细胞，在显微镜下的改变或在对比度差的部位 X 线就不容易显示，如白血病的骨髓及全身组织浸润就属于组织学的检查范畴，骨的 X 线改变仅在晚期才能显示。值得注意的是，有些疾病，X 线征象早于出现的临床症状，如早期肺结核、某些肺癌，这就有利于早期发现，及时治疗。

X 线应用于治疗，主要依据其生物效应，用不同能量的 X 线对人体病灶部分的细胞组织进行照射时，可使被照射的细胞组织受到破坏或抑制，从而达到对某些疾病特别是肿瘤治疗的目的。

CT 机扫描部分主要由 X 线管和不同数目的探测器组成，用来收集信息。X 线束对所选择的层面进行扫描，其强度因和不同密度的组织相互作用而产生相应的吸收和衰减。探测器将收集到的 X 线信号转变为电信号，经模 / 数（A/D）转换器转换成数字，输入计算机储存和处理，从而得到该层面各单位容积的 CT 值，并排列成数字矩阵。数字矩阵经数 / 模转换器在监视器上转为图像，即为该层的横断图像，它分辨率高、结构细节显示清楚等，但其缺点是空间分辨率不高，不如 X 线片，且价格也较贵。但在显示横断面方面明显优于 X 线片，尤其是对密度高的组织显像清晰，对于测量骨性结构之间的距离精确度高。CT 能清晰显示血管走向及血管病变，对肿瘤的检查灵敏度明显高于普通 X 线片。而且，多排螺旋 CT 能进行三维成像，有助于立体显示组织和器官病变。对胸部疾病的诊断，CT 检查随着高分辨率 CT 的应用，日益显示出它的优越性。通常采用造影增强扫描以明确纵隔和肺门有无肿块或淋巴结增大、支气管有无狭窄或阻塞，对原发性和转移性纵隔肿瘤、淋巴结结核、中心型肺癌等的诊断，均有很大帮助。肺内间质、实质性病变也可以得到较好的显示。CT 对 X 线片检查较难显示的部分，如同心、大血管重叠病变的显示，更具有优越性。对胸膜、膈、胸壁病变，也可清楚显示。CT 检查对心及大血管，尤其是后者，具有重要意义。心脏方面主要是心包病变的诊断、心腔及心壁的显示。由于扫描时间一般长于心动周期，影响图像的清晰度，诊断价值有限。但冠状动脉和心瓣膜的钙化、大血管壁的钙化及动脉瘤改变等，CT 检查可以很好地显示。但是，CT 扫描受限于技术员的专业水平及扫描层面间隔，不能整体地阅读检查部位的信息，导致有一定的漏诊率。另外，CT 拍摄动力位相极少运用于临床工作中，而且 CT 对软组织显像清晰度和分辨率不高。

一、X线与人体解剖学结合的研究

（一）标本 X 线片测量与解剖学测量的相关性分析

颞下颌关节的测量髁突内外径、前后径及关节前、上、后间隙值，用游标卡尺测量颅骨标本的髁突内外径和内、中、外 1/3 的前后径。用印模料取得的牙尖交错位时关节间隙厚度，测量内、中、外 1/3 层面的前、中、后 1/3 处印模厚度（关节间隙值），将 X 线测量值与解剖学测量值进行相关性分析。

（二）活体血管造影后拍摄 X 线，检测血管的分支、变异等

1. 肿瘤患者在介入治疗前行腹腔动脉数字减影血管造影，检测腹腔动脉的分支变异。

2. 肝癌动脉栓塞前常规腹腔动脉造影，研究肝动脉的变异情况。

（三）在标本上进行血管造影后分析

1. 右冠状动脉轴位 X 线造影的解剖学研究，标本的右冠状动脉注入造影铸型剂后，对其进行多方位多角度投照，并与相应方位铸型标本对比分析，观察哪个角度分支和主干显露比较清晰。

2. 研究髋关节各方向位置变化时（包括屈曲、内旋、外旋位上股骨头内部骨小梁）的 X 线变化规律，为股骨颈骨折复位及内固定提供 X 线解剖学资料。

（四）病理状态下的解剖学结构的观察

1. 纵隔气肿的 X 线表现，研究不同疾病导致的纵隔气肿的 X 线表现。

2. 急性肩锁关节脱位的分类—临床 X 线与解剖学研究，根据术前应力下持物与举物的 X 线片，可以分成三种类型。A 型为脱位可以部分复位；B 型为无变化；C 型为举物时脱位增加。结合手术中的表现，总结出各型可能损伤的结构。

二、CT 与人体解剖学结合的研究

（一）生长发育期结构的数据

如利用 CT 测量 1～3 岁小儿鼻后孔的大小，为临床鼻后孔疾病的诊断治疗提供相关数据。

（二）性别、年龄、不同侧面等结构差异的研究

1. 利用 CT 和 MRI 三维重建前交叉韧带股骨止点　该止点具有各种形态，不同性别者其股骨止点差异有统计学意义，对前交叉韧带进行重建时需结合患者股骨止点位置、大小、形态等特点采取个体化重建。

2. 成人眼外肌 CT 测量解剖学初步研究　探讨正常成人眼外肌 CT 解剖学形态特征，并初步确定其参考范围。收集无眼眶相关疾病行轴位螺旋扫描，利用多平面重建（MPR）对眼外肌解剖特征进行观察，并测量眼外肌各个径线长度及最大横截面面积，比较不同性别与不同侧别有无统计学差异。

（三）CT 血管成像技术对动脉的影像解剖进行观测

1. 成人腹主动脉 CT 影像解剖学研究　采用多层螺旋 CT 在横断面图像上测量腹主动脉管腔的前后径、左右径。进行男、女性之间比较，老年组与非老年组比较。

2. 利用 CT 观测腰动脉起点平面及缺失，腰动脉发出处与腹主动脉行程的上夹角及其内径，腰动脉发出处相邻腰动脉间的距离及腰动脉共干现象。

3. 应用 CT 血管成像评价冠状动脉的异常冠状窦起源　从患者 CT 冠状动脉血管成像中，查找是否存在异位冠状窦起源的冠状动脉。

（四）CT 三维成像观察关节功能位的解剖学研究

正常寰枢关节功能位的解剖学研究。用 CT 检测：①错位寰枢外侧的关节面相吻合情况；②寰齿关节间隙（寰椎前弓下缘和齿突前缘之间的距离）；③齿突侧距对侧情况；④左右旋转位时寰枢外侧的关节面移位最大经线。

（五）CT 基于临床应用对某一结构的精准测量研究

中国汉族人环甲膜数据的 CT 精确解剖学测量，为紧急环甲膜穿刺或切开术提供可靠依据。采用 CT 对环状软骨至甲状软骨的距离、气管宽度、皮肤至气管前壁距离以及皮肤至气管后壁距离进行精确测量。

（六）CT 对器官之间位置的研究

降结肠与左肾位置关系的 CT 解剖学研究。上腹部 CT 扫描，观察和记录降结肠相对左侧肾脏的位置分区以及同侧肾筋膜外侧附着类型，并分析二者之间的相关性。

（七）CT 对隐蔽、复杂的区域进行研究

1. 内耳道及穿行结构的显微影像解剖学 CT 多角度旋转重建图像对内耳道及穿行结构进行解剖学观测。

2. 三叉神经穿颅底段的放射解剖学 CT 与 MRI 结合，观察三叉神经的分支，即眼神经、上颌神经和下颌神经及周围伴行的结构。

3. 腰神经根及主要毗邻结构的 CT 解剖学研究与三维构建 使用健康成人腰骶部的 CT 连续断层扫描数据集导入软件，对各结构进行三维重建和虚拟显示，并对腰神经根及周围主要结构进行观察及相关测量。

4. 翼管、圆孔和蝶腭孔的 CT 三维重建解剖学 使用三维高分辨率 CT 重建的方法，观察经鼻内镜至翼腭窝的手术入路中的重要解剖结构，探讨翼管、圆孔和蝶腭孔这些重要解剖标志的三维立体空间关系。

（八）CT 对解剖间隙进行测量研究

多层螺旋 CT 对门腔间隙的解剖学观察及其临床意义。门腔间隙是位于门静脉和下腔静脉之间的潜在间隙，该间隙四周的界线相对明确，形态不规则，呈立方形，在解剖学上，PCS 间隙包括以下三部分：

1. 门静脉后间隙 位于门静脉的后壁与网膜囊前壁腹膜之间的间隙，其内主要包含有引流肝内外胆管淋巴液的网膜淋巴结、胆总管、副右肝动脉和胰十二指肠上后动、静脉血管等。

2. 腹膜内间隙 相当于网膜孔的位置，是连接小网膜囊和腹膜腔之间的相对细小的孔道。

3. 腔静脉前间隙 该间隙位于网膜囊后壁腹膜和腔静脉前壁之间，肝脏的尾状叶及其乳状突和尾状突，副神经节、脂肪组织等结缔组织位于此间隙内。在多层螺旋 CT 图像上可以观察到其较为固定的边界。

第二节　超声技术在人体解剖学研究中的应用

超声波是一种频率高于 20 000Hz 的声波，它的方向性好，反射能力强，易于获得较集中的声能，在水中传播距离远。科学家们将每秒振动的次数称为声音的频率，它的单位是赫兹（Hz）。我们人类耳朵能听到的声波频率为 20 ～ 20 000Hz。因此，我们把频率高于 20 000Hz 的声波称为超声波。通常用于医学诊断的超声波频率为 1 ～ 30MHz。

健康查体常做的超声波检查部位有心脏、腹部和脑部。

1. 心脏的超声波检查   又叫超声心动图，可以反映出各瓣膜的形态、活动是否正常，各心房、心室的大小及形态，心脏周围出入心脏的大血管的情况；有无先天性心脏病、风湿性心脏病造成的心脏损害、心包积液、各种心肌病等。高血压、冠心病、肺源性心脏病、心脏肿瘤等在超声心动图上也可以有一些相应的改变。

超声心动图还可以进行心功能的测定，如心肌收缩性的强弱、心脏射血能力的大小等。

2. 腹部 B 超   主要检查的是肝、胆、脾、肾。从中可以看出这些脏器的外形、轮廓、大小、位置、内部结构是否正常，有无肿物及其他异常。具体来说，利用超声诊断技术可以诊断出肝硬变、脂肪肝、肝囊肿，甚至肝癌、胆石症、肾下垂、肾积水、肾囊肿等疾病。需要注意的是，腹部超声波检查之前，必须禁食 8 小时以上，以保证胆囊、胆管内充盈胆汁并减少胃肠内容物和气体的干扰。

在妇产科，超声波可以探测到子宫、输卵管、卵巢及盆腔内的一些病变，如子宫先天性发育异常、子宫肌瘤、卵巢囊肿、盆腔炎症等。

妇科的 B 超一般用于监测卵泡、妊娠、胎儿，检查是否有肿瘤等。

B 超是影像医学，对占位性的病变如结石、肿瘤及炎症水肿改变了脏器正常形态等可有明显不同声像。对于有些无形态改变的如乙肝等无意义，需抽血做其他相应的实验室检查才可辅助诊断。

彩色多普勒血流成像，从彩色多普勒血流成像中，可观察了解血流的有关特点及其意义。彩色多普勒血流成像，可以使 3mm 以下的小血管血流成像，因此可以检出实质脏器肿瘤如肝、肾等肿瘤的血流。彩色多普勒血流成像可识别血流成像的血管是动脉或静脉。在彩色多普勒血流成像时，如速度标尺调节较高，静脉血流可不显示或成像不充分，只有动脉血管显示，动脉血流的成像呈闪动出现，静脉血流成像持续出现，用较低的速度标尺时，动脉血流成像的彩色信号亮度高，而静脉血流成像的彩色亮度不如动脉血流。彩色多普勒血流成像可显示血流的起源、走向、时相。朝向探头的血流以红色信号表示，背向探头的血流为蓝色信号，如在心尖四腔图，从左心房到左心室有一股红色的血流信号，结合心血管的解剖生理学知识，以及不同彩色标志血流的方向，可以判断血流起源于左心房。右主动脉窦瘤破裂向右心室时，在收缩期、舒张期均有分流血流信号，室间隔缺损以左向右分流为主时，收缩期分流血流明显，只要观察到分流血流，可以判断是收缩期的血流。彩色多普勒血流成像可反映血流的性质：正常层流的彩色多普勒血流成像，彩色的血流信号显示色彩比较均匀，用较低的速度标尺时，血管腔中央部分彩色的亮度高于外缘近血管壁处，如用较高的速度标尺，则为均匀的彩色，彩色信号的亮度从血管腔中央到外缘没有差别。彩色多普勒血流成像可表示血流速度的快慢：动脉管道中的血流速度分布特点为中央部分最快，越向边缘速度越慢，管壁处的流速最慢。

一、神经和神经阻滞的超声研究

1. 正常人腕管内正中神经的超声解剖学研究   利用超声检测其腕管入口、中点和出口平面的横截面积，腕管中点平面正中神经的扁平率和屈肌支持带的厚度。应用超声剪切波弹性成像技术测量腕管内正中神经近 1/3 段、中 1/3 段、远 1/3 段的硬度值。

2. 超声检测中国健康成人视神经鞘直径   比较健康成人的视神经鞘直径与颅内压增高者的视神经鞘直径。

3. 研究超声成像能否对颈段膈神经的走行和毗邻关系进行准确的评估   高分辨率超声成像可以很好地确定膈神经的绝大部分走行，并可以确定显示膈神经的解剖定位标志，包括颈横动脉和颈升动脉。

4. 超声检查小儿锁骨上臂丛神经的分布   观察臂丛神经的声像图特点，并在超声引导下行锁骨上臂丛阻滞。患儿臂丛神经在锁骨上均清晰显示，肌间沟浅层为胸锁乳突肌，内、外侧分别为前、中斜角肌，斜角肌之间的臂丛神经上、中、下三干呈类圆形低回声，周边为环绕的线样强回声，边界清晰，上、中、下三干依次由浅至深排列。

5. 超声引导下闭孔神经阻滞的解剖学基础研究 闭孔神经阻滞常用于闭孔神经支配区域痛症的治疗，包括慢性髋/膝关节疼痛、内收肌疼痛和痉挛等。如何有效地进行闭孔神经阻滞是一个值得研究的问题。超声引导下闭孔神经阻滞近端入路的方法有多种，闭孔神经的前、后分支大多都穿过闭孔外肌，有研究发现超声引导下将麻醉药物注射到耻骨肌和闭孔外肌间平面可成功阻滞。超声引导下闭孔神经阻滞远端入路是在闭孔神经前、后支配平面分别进行阻滞的一种方法。患者呈仰卧位，大腿外展外旋，将超声探头垂直放置在腹股沟折痕处，移动探头分辨耻骨肌、长收肌、短收肌及大收肌。闭孔神经位于耻骨肌深面，当探头移至耻骨肌上方时显示为卵圆形高回声结构，向远端移动可显示两分支，分别位于短收肌的深面和浅面。超声引导下将麻醉药物注射到耻骨肌和短收肌间或长收肌与短收肌间平面可阻滞闭孔神经前支，随后将麻醉药物注射到短收肌和大收肌间平面可阻滞闭孔神经后支。

二、心脏和血管的超声研究

1. 退行性心脏瓣膜病的超声诊断研究 超声心动图可观察心脏的瓣膜，观察和描述瓣膜增厚或钙化、瓣膜运动受限及关闭异常。

2. 彩色多普勒超声在急性下肢深静脉血栓诊断及疗效评估中的应用 正常下肢深静脉管壁光滑，腔内为无回声，血流充盈好，探头加压管腔被压瘪，急性下肢静脉血栓时，腔内可见无回声或低回声，加压探头病变血管管腔不能被压瘪或部分被压瘪，彩色多普勒显示无血流信号或血流充盈缺损，此时应用尿激酶等溶栓药物可以促使血栓溶解，血管腔再通。

3. B超对诊断冠心病节段性室壁运动异常的意义 利用B超测量左房内径、左室舒张期末内径、右室流出道内径、主动脉内径及右房右室内径，对冠心病节段性室壁运动异常进行诊断，将其心脏B超诊断结果与冠状动脉造影诊断结果进行对比分析。

4. 比较B超和心电图对高血压心脏病的检测 比较两者的心肌缺血、左室肥厚劳损、心率（心律）变化检出率。

三、胎儿发育和发育畸形的超声研究

1. 超声诊断胎儿心脏发育畸形的准确率 包括室间隔缺损、房间隔缺损等，与手术病理分析结果比较。

2. 超声研究胎儿胰腺发育 超声扫查胎儿胰腺可为产前诊断先天性胰腺疾病、肠道梗阻、染色体异常和心脏缺陷提供依据。超声检查有助于诊断胎儿先天性胰腺发育不良，如环状胰腺、重复胰腺及短胰畸形等。产前超声检查时，如发现胎儿十二指肠梗阻，尤其发现"双泡征"，应注意对胎儿胰腺区的扫查，以排除环状胰腺可能。

3. 胎儿消化道发育异常的超声评估 十二指肠闭锁、食管闭锁、小肠闭锁、肛门直肠畸形、肠旋转不良等可以利用超声进行研究。

第三节 MRI技术在人体解剖学研究中的应用

MRI为磁共振成像，是把人体放置在一个强大的磁场中，通过射频脉冲激发人体内氢质子，发生磁共振，然后接收质子发出的磁共振信号，经过梯度场三个方向的定位，再经过计算机的运算，构成各方位的图像。CT由于X线球管和探测器是环绕人体某一部位旋转，所以只能做人体横断面的扫描成像，而MRI可做横断面、矢状面、冠状面和任意切面的成像。MRI由不同的扫描序列可形成各种图像，如T_1加权像、T_2加权像、质子密度像等，还有水成像、水抑制成像、脂肪抑制、弥散成像、波谱成像、功能成像等，CT只能辨别有密度差的组织，对软组织分辨率不高，而

MRI 对软组织有较好的分辨率，如肌肉、脂肪、软骨、筋膜等信号不同。所以 CT 与 MRI 是截然不同的检查方法。

　　MRI 优势：提供的信息量不但大于医学影像学中的其他许多成像技术，而且不同于已有的成像技术，因此，它对疾病的诊断具有很大的潜在优越性。它可以直接作出横断面、矢状面、冠状面和各种斜面的体层图像，不会产生 CT 检测中的伪影；不需注射造影剂；无电离辐射，对机体没有不良影响。MRI 对检测脑内血肿、脑外血肿、脑肿瘤、颅内动脉瘤、动静脉血管畸形、脑缺血、椎管内肿瘤、脊髓空洞症和脊髓积水等颅脑常见疾病非常有效，同时对腰椎椎间盘后突、原发性肝癌等疾病的诊断也很有效。

一、神经的 MRI 研究

　　1. 正常人鼓乳段面神经 MRI 斜矢状位影像解剖学观测　　MRI 扫描鼓乳段面神经的影像，测得面神经鼓室段长度、直径；乳突段长度、直径；锥段直径；鼓室段与乳突段之间夹角。

　　2. 正常青年人群腕管正中神经 MRI 的断层解剖学测量　　腕部 MRI 数据，测量计算正中神经横截面积、扁平率和膨胀率并进行性别之间、双侧肢体间比较，再将上述指标分别与年龄、身高、体重进行相关分析。

　　3. 人三叉神经穿颅底段的应用解剖学研究　　MRI 观察三叉神经的分支眼神经、上颌神经和下颌神经周围伴行的结构。

二、关节和软骨的 MRI 研究

　　1. 活体后交叉韧带 MRI 功能解剖学研究　　三维 MRI 序列对每个膝关节行 5 种体位扫描，膝伸直位（屈膝 0°）和屈膝位（30°、60°、90°、120°），经斜矢状面和斜冠状面图像重建，测量后交叉韧带长度及仰角和偏离角的变化，并观察解剖形态学变化。

　　2. 弹簧韧带的解剖观测和 MRI 分析研究　　解剖并观察弹簧韧带（又称跳跃韧带、跟舟足底韧带，由上内跟舟韧带、内下斜行跟舟韧带和下跟舟韧带组成），了解其起止、走行及形态特征等情况，测量相关数据。同时对弹簧韧带不同扫描平面的 MRI 进行分析研究。

　　3. 青少年颈椎椎间盘 MRI 测量的应用解剖学研究　　用 MRI 对正常青少年（14 ～ 17 岁）颈椎间盘矢状位多层面的高度及前后径进行测量：以颈椎正中矢状面为中心，分别向两侧以 3mm 为间隔，扫描 5 组矢状位图像，选择正中层面测量椎间盘中心高度与前后径。

　　4. 正常半月板解剖学及 MRI 研究　　MRI 研究矢状位、冠状位和横切面的内、外侧半月板的形态并比较两者的不同。

　　5. 幼儿髋关节的冠状断层解剖与 MRI 对照研究　　幼儿髋关节冠状断层标本与幼儿髋关节磁共振冠状图像相比较，研究冠状断层幼儿髋关节的解剖结构。

三、脑的 MRI 研究

（一）大脑顶枕沟横断层 MRI

　　探讨大脑顶枕沟在 MRI 横断层图像上的形态学规律。正常成人志愿者头颅连续 MRI 扫描数据，采用连续追踪法和 3D–Cursor 技术对连续 MRI 横断层图像上顶枕沟进行识别、观测，统计其形态学特征。

（二）大脑外侧裂 MRI 立体定向解剖学研究

　　脑 MRI 图像，经图像转换和配准，在标准三维立体坐标系中测量，以外侧裂的外侧缘为起点，向内沿 X 轴方向每 3mm 为一取样点直到岛盖内侧面，记录各取样点的 X、Y 值，Z 值为所在层面与 AC ～ PC 层面间层数与层距的积，统计所有取样点的三维坐标值，建立大脑外侧裂三维立体定位数据集。将所有外侧裂外侧缘取样点坐标值进行分析，绘制其在矢状面和冠状面上的投影图。

（三）大脑中央前沟 MRI 解剖学研究

30 名正常成人头颅连续 MRI 数据，研究中央前沟在横断面、矢状面上的形态特征规律及其形态学类型。

（四）第三脑室 MRI 立体定向解剖学研究

采集健康中国人脑 MRI 数据，在标准立体定向空间内测量第三脑室体积。选取可测量第三脑室长度及高度的 MRI 图像，分别对第三脑室的长度及高度进行测量。

（劳梅丽）

第四节　血管造影成像技术在人体解剖学研究中的应用

血管造影术是指将填充剂载体与造影剂配制成悬浮液注入标本血管内，通过 X 线摄影、CT 无间距扫描获取血管数据，利用重建软件进行血管虚拟构建，以显示出尸体器官组织内部血管分支分布的三维立体情况。尸体血管造影术既可获得血管二维图像（X 线图像），又可获得血管三维立体图像（软件虚拟构建图像），较血管剥制法、血管铸型法、血管透明法、断层切片法可更好地研究观测血管。标本血管造影术的质量，主要取决造影剂物理性能、载体填充剂悬浮力与分散均匀性、血管灌注技术及 3 D 可视化重建技术。

一、造　影　剂

造影剂良好的物理性能应包括：遮光性强，显影清晰；单位体积小、颗粒微细，扩散性强，能充填微细血管网；比重轻，沉降慢、均匀性强，易配制，灌注操作简单（表 13-1）。目前常用的有氧化铅、氧化铋、氧化铈、硫酸钡碘。

表 13-1　常用造影剂的物理性质

品名分子式	物理性质
氧化铅（Pb_3O_4）	外观与性状：鲜橘红色粉末或块状固体 沸点：500℃（分解） 相对密度（水 =1）：9.1 溶解性：不溶于水，溶于热碱液、稀硝酸、乙酸、盐酸 熔点：890℃
氧化铋（Bi_2O_3）	外观与性状：黄色的粉末 沸点：1890℃（分解） 相对密度：8.9 溶解性：不溶于水，溶于强酸生成铋（Ⅲ）盐 熔点：824℃
氧化铈（CeO_2）	外观与性状：纯品为白色重质粉末或立方体结晶，不纯品为浅黄色甚至粉红色至红棕色（因为含有微量镧、镨等） 沸点：3500℃（分解） 相对密度：7.3 溶解性：几乎不溶于水和酸 熔点：1950℃
硫酸钡（$BaSO_4$）	外观与性状：无臭、无味粉末 沸点：330℃ 相对密度：4.25～4.5 溶解性：1600℃（分解） 熔点：1580ºC

品名分子式	物理性质
碘（I₂）	外观与性状：紫黑色晶体，具有金属光泽，性脆，易升华，有毒性和腐蚀性 沸点：184.35℃ 相对密度：4.93 溶解性：易溶于乙醚、乙醇、氯仿和其他有机溶剂，形成紫色溶液，加热时，碘升华为紫色蒸气，这种蒸气有刺激性气味，有毒 熔点：113.5℃

二、载体填充剂

优良载体填充剂具有的性能：

1. 非离子型，不与金属盐和离子有机物结合生成不溶性沉淀物，且具有良好的黏结力、成膜性、悬浮性、乳化性、保护胶体等作用。

2. 具有较高的黏稠度、较强的悬浮力，使造影剂均匀地分布在血管填充剂中，防止颗粒沉降。

3. 优良的乳化、润滑、成膜性可减少造影剂灌注时与血管壁的摩擦，改善造影剂运送力，使造影剂均匀地分布到各级血管中，在 X 线、CT 成像时无空泡及血管"毛刺现象"。

4. 良好的耐温抗凝结性，流动性强，在可控气温环境下进行灌注，微细血管也能充分显示清晰。

5. 灌注完毕后能自行凝固，凝固后收缩率小或无收缩，血管光滑饱满。表 13-2 所列为选择载体填充剂的参考。

表 13-2　常用载体填充剂的物理性质

载体名称	物理性质
明胶（食用级）	外观与性状：动物胶原蛋白质碱化而得色或淡黄色、半透明、微带光泽的薄片或粉粒无色 溶解性：可溶于热水（40℃以上），不溶于冷水 乳化性质：乳化性强，稳定，为非均相悬浮液 凝胶性：遇冷易凝固
聚乙烯醇（PVA 聚合度90% 以上）	外观与性状：聚乙烯醇为水溶性高分子树脂，白色片状、絮状或粉末状固体，无味 溶解性：只溶于95℃以上的热水 乳化性质：良好的水溶性、成膜性、悬浮性、黏结力、乳化性及卓越的耐油脂和耐溶剂等性能，且无毒无味无刺激 凝胶性：遇硼酸、磷酸及 3℃下可瞬时凝固
羧甲基纤维素（CMC）	外观与性状：纤维素经羧甲基化后得到羧甲基纤维素，白色或微黄色絮状纤维粉末或白色粉末，无臭无味无毒 溶解性：易溶于热水，形成具有一定黏度的透明溶液，为中性或微碱性 乳化性质：良好的水溶性、成膜性、悬浮性、黏结力、乳化性 凝胶性：0℃下可快速凝固，pH 低于 2 有固体析出
橡胶乳胶（latex）	外观与性状：可分为天然、合成和人造 3 类，天然胶乳为乳白色液体 溶解性：偏弱碱性，pH 为 7.0 ~ 7.2，易溶于氨水或碱性水溶液 乳化性质：良好的水溶性、成膜性、乳化性、悬浮性 凝胶性：遇酸易凝固
过氯乙烯	外观与性状：是聚氯乙烯进一步氯化的产物，外观白色或微带浅色的疏松状细粒或粉末，无臭无味无毒 溶解性：溶于丙酮、醋酸酯类、二氯乙烷、氯苯等溶剂，但不溶于汽油和醇类 乳化性质：良好的电绝缘性、热塑性和成膜性、悬浮性、黏结力，化学性能极为稳定，耐腐蚀，耐水，不易燃烧，黏度取决于所用聚氯乙烯的分子量，分子量越大，氯化后的树脂黏度越高 凝胶性：溶剂挥发凝固成型

三、造影填充剂的配制

常规标本血管造影填充剂的配制与特殊临床应用研究标本血管造影填充剂的配制表13-3。

表13-3 造影填充剂悬浮液的配制及灌注

悬浮液名称	载体浓度	载体溶解条件	常规标本造影剂用量	特殊标本造影剂用量	灌注温度条件	凝固条件
乳胶造影剂悬浮液	40%	碱性水溶液	25～30g	75～100g	温水中灌注	冷藏或甲醛防腐
明胶造影剂悬浮液	8%～10%	50～60℃温水	25～30g	75～100g	温水中灌注	冷藏或冷冻
羧甲基纤维素造影剂悬浮液	10%	40～50℃温水	25～30g	75～100g	温水中灌注	冷藏或冷冻
聚乙烯醇造影剂悬浮液	10%～12%	80～95℃热水	25～30g	75～100g	温水中灌注	冷藏或冷冻
塑料造影剂悬浮液	10%～15%	有机溶剂	25～30g	75～100g	常温室内	常温放置

特殊临床应用血管研究是对标本微细血管或巨微细血管的研究，要求造影填充剂灌注到0.1mm甚至更细血管，且血管显影与3D可视化构建清晰。例如，穿支皮瓣血管研究、神经营养血供血管研究、骨内滋养血管研究及某些脏器组织微细血管研究等，使用的载体填充剂浓度要略低于常规载体填充剂浓度，以增强其乳化性、流动性，降低黏稠度，润滑血管壁，从而减少摩擦，改善造影剂运送力，使造影填充剂均匀灌注到微细血管网中；而造影剂的浓度要高于常规造影填充剂的浓度，为0.75～1.00g/ml，以提高进入微细血管中造影剂的含量，增强其遮光性，使微细血管显影更清晰。

塑料造影填充剂除降低载体浓度外，还可通过调选溶剂（挥发性慢）的挥发速度来增强其流动性，减缓凝固时间，以改善造影剂运送力。常用的塑料溶剂挥发性由快向慢排序为：苯酮最快，乙酸乙酯次之，环己酮最慢。相应配方如表13-4。

表13-4 常用塑料造影填充剂配方

配方1		配方2		配方3	
乙酸乙酯	100ml	乙酸乙酯	50ml	环己酮	100ml
过氯乙烯	10g	环己酮	50ml	过氯乙烯	10g
造影剂	75～100ml	过氯乙烯	10g	造影剂	75～100ml
油画颜料	适量	造影剂	75～100ml	油画颜料	适量
		油画颜料	适量		

四、血管灌注

挑选新鲜材料，根据制作标本的要求，可分整体灌注和局部灌注。标本全身动脉血管造影可采取整体灌注，灌注部位选择在股动脉、肱动脉处双向插管灌注。局部灌注时，可取下脏器或截下肢体，也可在整体上从分布于该器官或肢体的动脉干进行灌注再作分离，以集中灌注压力，减少渗漏。取下脏器灌注时，要把动脉干尽量留长一些，以便插管灌注。造影填充剂灌注前需充分搅拌均匀，灌注过程中也要一边搅拌一边用注射器抽取灌注，防止造影剂沉降。抽取的填充剂需排尽气泡，以免气泡灌入血管出现空泡现象。造影填充剂的温度与大型标本组织的温度以调至40℃最佳，有利于增强造影填充剂流动性，提高造影剂运送力。灌注的速度要先稍快后缓慢，压力要适当且持之以恒，乳胶、塑料造影填充剂首次灌注结束后，间隔时间进行原液补充灌注，才能得到饱满的管道外形。标本灌注量以 25ml/kg 计算量，成人灌注量为 2000～2500ml，一侧上肢、下肢灌注量为 200～300ml、500～600ml，头颈部灌注量为 250～300ml（表 13-5）。灌注效果：标本肢体远端指甲或皮肤红润，眼结膜和牙龈血管充盈显色。

静脉血管造影填充剂灌注见第五章第一节中静脉血管灌注法。

水溶性造影填充剂灌注结束后，将标本置于 –20℃的冰柜中冷冻 2 小时，促使填充剂快速凝固；乳胶造影填充剂灌注结束后，采用纯甲醛注射防腐，加速填充剂凝固；塑料造影填充剂首次灌注完后，需间隔时间多次补注，同时在标本表面喷洒甲醛，防止腐败。

表 13-5　各部位组织器官造影填充剂灌注量的参考（25ml/kg）

各部位组织器官	灌注量	备注
标本整体灌注（动脉）	2000～2500ml	应用于临床组织瓣研究可加大 10% 的灌注量
肢体（动脉）	上肢 200～300ml；下肢 500～600ml	应用于临床组织瓣研究可加大 10% 的灌注量
头颈部（动脉）	整体头颈部 250～300ml；脑血管 100～150ml	若仅限于脑血管灌注研究可于颈内动脉灌注
盆腔（动脉）	300～400ml	
肝脏	肝门静脉 80～120ml；肝静脉 100～150ml；胆道系统 60～100ml；肝固有动脉 40～60ml	脏器多管道联合灌注则须适当减少灌注量
肺	气管支气管 200～300ml；肺动脉 180～220ml；肺静脉 180～220ml	脏器多管道联合灌注则须适当减少灌注量
肾	肾动脉 20～30ml；肾静脉 30～35ml	
脾	脾动脉 25～30ml；脾静脉 30～40ml	
胃、胰、十二指肠	胃、胰、十二指肠动脉 250～350ml；胃、胰、十二指肠静脉 300～350ml	

五、X 线摄影、CT 扫描参数

X 线摄影条件：53kV，50mA，1/20s，线器滤（–）。X 线摄影的最佳参数：球管至台面的高度 110cm，曝光时间 0.32s，电流 100mA，电压 70kV。按解剖学姿势平卧于 CT 机床，64 排螺旋 CT 扫描参数：120kV，512×512 重建矩阵，0.625mm 层厚，窗位 35～40HU、窗宽 250～300HU，无间距连续扫描，采集血管图像数据以 DICOM 格式储存于计算机中。

六、血管 3D 可视化构建

PC 机读取扫描数据，利用 Mimics10.01 或 3d-Doctor、Amira 4.1 软件进行三维重建。重建的 3D 图像可旋转、放大、再次分割、提取、上色等处理，最后可应用软件自带测量工具获得分割后的部位血管体积和数据。

（石小田）

第十四章　神经束路示踪技术

研究神经元间的联系是神经科学研究领域的一个基本问题。目前应用最广泛的研究神经元之间纤维联系的方法是利用神经元轴质运输现象的示（追）踪法。

神经元有长短不等的轴突，其功能之一就是从神经元胞体将各种成分不断地运输至轴突及其分支以维持其代谢；在神经末梢释放的神经肽及合成经典递质的酶也需在胞体合成；神经末梢所含的影响细胞代谢的物质，如神经营养因子逆向转运至胞体，这种运输现象称为轴质运输。从胞体向轴突及其终末的运输称为顺行运输；反之，从轴突及其终末向胞体的运输称为逆行运输。轴质运输是一个需要能量（ATP）的过程，其机制尚不完全清楚，但现已明确微管、微丝和一些特殊的蛋白质在轴质运输中起关键作用。树突也有类似的运输现象。

一、辣根过氧化物酶示踪技术

辣根过氧化物酶（horseradish peroxidase，HRP）是从辣根中提取出来的一组同工酶混合物，Kristenson 等（1971 年）及 LaVail 等（1972 年）先后将 HRP 用于示踪周围神经及中枢神经系的纤维联系，创造了 HRP 示踪技术。最初，HRP 是作为一种逆行示踪剂被介绍于世的。也就是将HRP 注射于神经末梢所在部位，HRP 随即被神经末梢通过非特异性整体胞饮的方式摄入，逆向运至胞体，然后用组织化学方法显示 HRP 的运输结果。以后发现 HRP 也可以被神经元胞体摄入，顺向运送至末梢部位，因而也可用作顺行示踪。HRP 注射于周围神经感觉末梢部逆向标记背根节细胞后，还可进一步沿背根节中枢突顺向标记其在脊髓的中枢终止部位，称作跨节标记。

HRP 和麦芽凝集素（wheat germ agglutinin，WGA）共价偶联后形成 WGA-HRP，WGA-HRP可大大提高其作为示踪剂的灵敏度。

HRP 法的基本步骤是将 HRP 注射至中枢神经系统或周围器官、神经的一定部位，经过一定时间后灌注固定动物，取材做冷冻切片，然后用 H_2O_2 及显色剂四甲基联苯胺或二氨基联苯胺来显示 HRP 标记结果。

二、荧光染料示踪技术

荧光染料的种类很多，其中用于示踪的常用荧光染料的特点见表 14-1。不同的染料有不同的激发波长及发射波长，产生不同颜色的荧光，因此可以用作双标或多重标记。双标或多重标记是荧光染料示踪的最大优点。不同荧光染料被逆行运输的速度差别很大，在做双标或多重标记时需要注意，有时需要分两次手术分别注入荧光染料。有些荧光染料在到达胞体后有扩散出神经元胞体而染出其周围神经胶质细胞的倾向，因此适当存活时间的选择很重要。目前应用得比较多的是荧光金（fluoro-gold，FG），它在紫外线（323nm）激发下发金黄色光（408nm），属慢速轴质运输类，通常配制成 2% ～ 3% 溶液经压力注射。荧光金的特点是非常灵敏，其灵敏度不亚于WGA-HRP，不仅能标记胞质，而且能很好地显示树突分支，但核和核仁不染色；在胞体内分解慢，甚至在注射后存活 2 个月标记强度仍无明显变化；比较耐紫外线的照射，褪色比较慢；可以经受许多组织学染色处理，因而可以和 HRP、免疫组织化学等方法结合。最近，还制成荧光金抗体，扩大了其应用范围，应用日渐普及。

表 14-1 逆行示踪常用荧光染料的特点

染料名称	用途	吸收波长 /nm	发射波长 /nm
双苯甲亚胺（bisbenzimide，Bb）	逆行示踪	488	620
双脒基黄（diamidino yellow）	逆行示踪	350～390	530～600
固蓝（fast blue）	逆行示踪	350～390	530～600
荧光金（fluoro-gold）	逆行示踪	350～390	530～600
碘化丙啶（propidium iodide，PI）	逆行示踪	488	620

三、放射性核素示踪技术

重点介绍放射自显影技术在神经元联系方面的应用——放射自显影神经示踪法，它是一种利用神经元轴质运输现象进行放射性示踪剂标记而用自显影方法显示神经元与终末或神经元间联系的方法，1972 年 Cowan 等首先将其用于中枢神经系研究。此法比较灵敏，它的一个突出优点是过路纤维几乎无标记，而过路纤维问题正是变性方法及 HRP 示踪方法所难以避免的。

放射自显影神经示踪法的基本步骤：①将放射性示踪剂引入神经组织内，最常用的是放射性核素标记的氨基酸。氨基酸被神经元摄入后合成蛋白质，然后沿轴突向末梢运送，因而可标记轴突及终末；②存活一定时期后，固定组织、切片、贴片；③在组织切片表面涂抹一层核乳胶，或贴附感光材料；④曝光、显影、定影、染色；⑤显微镜下观察。

四、植物凝集素示踪法

植物凝集素是通过神经细胞膜上特异性受体介导而被胞饮入神经元内的。用作束路示踪的植物凝集素主要有麦芽凝集素（WGA）和菜豆凝集素（phaseolus vulgaris agglutinin，PHA）。

WGA 的灵敏度比较高，可用作顺行及逆行示踪，可用抗体或结合其他标志物显示，通常将 WGA 与 HRP 共价偶联成 WGA-HRP，可用压力或电泳法注入。

PHA 为四个亚单位组成的糖蛋白，四个亚单位都是 E 者为 PHA-E，四个亚单位均为 L 者为 PHA-L，也有混合组成的。做神经束路示踪时，仅 L 亚单位有效，故应使用 PHA-L。PHA-L 法由 Gerfen 及 Sawchenko 于 1984 年首先报道，主要用作顺行示踪。此法的优点是所显示的神经纤维末梢形态非常细致，基本上没有过路纤维标记问题。PHA-L 的注入通常是将 2%～3% 的 PHA-L 溶液以正极电泳导入脑内，可得到很局限的注射区。电泳强度及通电时间按所需要注射范围的大小而异，一般常用 2～4μA，通电 15～30 分钟。通直流电后电极的阻抗可能很快增高，故一般通以 7 秒通电和 7 秒断电的间歇电流。电泳泳出的范围及浓度与微玻管尖端的粗细、电流强度及通电时间有一定的关系。压力注射效果差且易造成逆行标记，其原因尚不清楚。因 PHA-L 进入神经元后，是经慢速轴质运输送向末梢，故存活时间要长一些（1～3 周）。用抗 PHA-L 抗体免疫组织化学方法显示。

五、葡聚糖示踪法

葡聚糖（dextran）是由肠系膜明串珠菌产生的多聚体，分子质量有大有小，用于示踪研究的分子质量一般在 3kDa，以美国 Molecular Probe 公司的产品最著名。葡聚糖与不同的标记物结合形成各种示踪剂，如四甲基罗达明葡聚糖胺（tetramethylrhodamine-dextran amine，TMR-DA）、FITC 葡聚糖胺（FITC-DA）和生物素葡聚糖胺（biotin-dextran amine，BDA），尤以 TMR-DA 和 BDA 常用，前者主要用于逆行示踪，也可以用于顺行示踪，后者顺行示踪的结果优于逆行示踪。葡聚糖用于顺行示踪时能充分显示轴突的分支及终末。葡聚糖示踪法的优点是注射部位局限，动物存活时间较 PHA-L 法短，显示反应程序较 PHA-L 简单，灵敏度高，能进行多重顺行示踪标记。

六、霍乱毒素示踪法

霍乱毒素（cholera toxin）是一种很灵敏的顺、逆行示踪剂。霍乱毒素有 A、B 两个亚单位，A 亚单位是毒素的毒性单位，B 亚单位为与细胞受体结合单位，无毒性，用 B 亚单位作示踪剂效果更佳。单独使用时用抗霍乱毒素抗体免疫组织化学方法显示之。通常将其与 HRP 交联，形成霍乱毒素-HRP，可大大提高 HRP 示踪剂的灵敏度。

七、病毒示踪法

活的神经病毒也可用作束路示踪剂，尤其有利于跨突触的多级示踪。有些无生命的示踪剂虽也可能有跨突触标记，如 WGA-HRP 等，但经过突触后在第二级神经元中的示踪剂浓度非常低。而活病毒能在宿主神经元中增殖，即使在第二级宿主神经元中最初病毒数很少，经一定时间后可以有很强的标记甚至可以顺次标出以下各级神经元，这是活病毒用作示踪剂所独具的特点。

目前，有两种疱疹病毒及带状病毒均可用作顺行及逆行示踪的跨突触标记。例如，将单纯疱疹病毒 I 型注入小鼠舌下神经 3 天后，舌下神经核内有大量病毒，再过 3 天，脑干内各终止于舌下神经核的核团均出现明显标记。最近出现了双重病毒跨突触的示踪法，将两种不同基因修饰过的假狂犬病毒 Bartha 品系分别注入肾上腺及星状神经节内，4 天后，常规固定取材、制片，分别用特异性抗体进行免疫组织化学反应，结果在中枢神经相关部位（脑干和下丘脑）发现两种病毒标记的神经元。

（张全鹏）

第十五章　数字人与数字技术的解剖学实验应用

一、我国数字人研究现状

数字化虚拟人体（数字人）研究是运用信息科学先进的计算机技术和网络技术，将人体结构数字化，在电脑屏幕上出现一个看似真实的模拟人体然后经过虚拟现实技术的交叉融合，这个"数字人"将能模仿真人做出各种反应。数字人研究分虚拟可视人、虚拟物理人、虚拟生理人、虚拟智能人4个发展阶段。

1898年，美国国立医学图书馆提出"可视人计划"（visible human project，VHP），预建立一个医学图像库，以提供生物医学文献的图像检索系统，此项计划由Colorado大学的健康科学中心承担图像的采集工作，从此开启了数字人研究的历史篇章。1994～1996年，上述机构成功获取了一男一女两组包括CT、MRI和切片图像的数据集。2000年，韩国亚洲大学医学院提出了一个准备在5年内完成5具尸体切割任务的"可视韩国人"（visible Korean）计划。2001年11月5～7日，以"中国数字化虚拟人体的科技问题"为主题，在北京召开的香山科学会议提出了我国数字人研究的规划和建议。此次会议揭开了我国数字人研究的序幕。2002年，我国完成了首例数字化可视人体数据的采集和三维可视化的研究工作。2003年，我国完成第1例中国女性数字化可视人体数据的采集和可视化研究。直到2012年5月，国内外总共报道了13例标本的数字人图像。

数字人的意义在于将人体结构数字化与可视化，建立能够为计算机处理的数学模型，使计算机的定量分析计算和精确模拟成为可能，其可用于医学、航天航空、国防等与人直接相关的领域，具有广泛的应用前景。在这方面研究比较多的是第三军医大学。他们利用中国可视人数据，建立了咽旁间隙的数字化可视模型，此三维重建图像完美显示了咽旁间隙、腮腺、肌肉、下颌骨和血管间的解剖关系，为其相关疾病的影像学和临床诊断提供了解剖依据；利用中国可视人数据，在3D-Doctor软件下建立了前列腺和其相邻结构的三维数字化可视模型，为影像学诊断和泌尿外科手术提供了形态学依据，并且可作为医学生前列腺及邻近结构虚拟解剖和手术的工具。利用中国可视人数据，建立了颞骨的可视化模型，并运用快速成型技术制作出了实体模型，该模型可用于虚拟手术操作，如虚拟内镜来观察内耳情况，也可用于临床和教学。

二、数字人与人体仿真

电脑上三维合成的虚拟可视人只是一个数据的集合，是从几何学角度定量描绘人体的解剖结构，是静止形态的，主要解决"形"的定义，属于"解剖人"，也就是说是解剖模型，它可用于学生学习解剖、静态数据获取等方面。

在虚拟可视人的基础上，将人体结构的物理性能参数加进去，就是第二代的"虚拟物理人"。虚拟物理人，反映人的物理特性，可以用于做物理试验，如核辐射对人体的影响、汽车碰撞试验等。

第三代的"虚拟生理人"，可以模仿人的生理病理特征，如心脏运动、心血管的变化，反映人体的生长发育、新陈代谢和病理生理转归等。放射治疗是目前治疗肿瘤疾病的一个重要手段，医生就可以先对"虚拟生理人"作放射治疗，通过其身体的变化来测定实际辐射量的使用，最后再用到真正的患者身上。这样就进一步提高了治疗的安全性。另外，利用虚拟人可以仿真手术切口附近组织形态变化，以及肿瘤切除后人体组织的局部形变，仿真肿瘤、病灶生长或治愈过程。这在手术规划、治疗方面均有重要实用价值。特别是基于实时三维图像引导的外科手术已经开始应用于临床，由机器人进行的手术精确度和成功率高，并发症少。

人体仿真还能应用在药物研究中，也可以研究环境辐射对人体的影响及相应的防护设施等。

三、3D 打印技术在人体结构上的应用

3D 打印技术，是一种以数字模型文件为基础，运用粉末状金属或塑料等可黏合材料，通过逐层打印的方式来构造物体的技术。其于 1986 年提出，早期常用于模具制造、工业设计等领域。随着技术的不断成熟，3D 打印技术逐渐应用到生物医学领域，特别是在人体器官方面表现出较大的社会价值和发展潜力。

复杂的外科手术，往往需要进行演练，以确保手术的成功。3D 打印技术所具有的个性化、精准化等优点能够满足构建 3D 模型的需求，在手术设计、操作演练等方面具有极高的应用价值。这种技术已在整复外科、口腔科、眼科等领域中的颅骨修复、下颌骨修复等整形方面发挥了积极作用。

人体器官的 3D 打印技术相对传统的医疗手段表现出其独特的价值，即可以很好地解决器官供体。这项技术可考虑到个体之间的身体构造、病理状况的特异性，从而满足个性化设计的优势。在助听器、假肢制造、骨科手术个性化导板、人工关节、人工外耳和个性化种植牙等方面，3D 打印技术已得到了广泛应用。

（汪坤菊）

第六篇　拓展设计性实验和创新性实验

第十六章　拓展设计性实验

实验一　膝关节的解剖

【实验目的】

（一）技能目标

1. 掌握单个关节解剖操作的方法。
2. 掌握解剖操作的观察记录方法。

（二）知识目标

1. 掌握膝关节的主要结构，如内、外侧半月板，前、后交叉韧带，胫腓侧副韧带的位置、形态和功能。
2. 熟悉影响膝关节运动的因素。
3. 了解膝关节的血供。

（三）素质目标

1. 养成认真观察、客观记录操作结果的行为习惯，培养实事求是的思想品质。
2. 培养学生尊重大体教师、团结合作的人文素养和基础结合临床的科学思维。

【解剖操作】

1. 取材　从髌骨上缘以上和髌骨下缘以下各一横掌距离锯断股骨和胫腓骨。

2. 寻找膝关节的动脉和神经　在腘窝处从胫神经和腓总神经的分支寻找到膝关节的关节支，去除腘静脉及其属支，从膝中动脉寻找膝关节的分支。

3. 辨认髌上囊和切除膝关节周围的肌　从股直肌两侧把股内侧肌和股外侧肌切去，在肌腱和股骨之间寻找髌上囊，该囊为膝关节的滑膜层形成，上可达髌上 7～8cm。从起点或止点处去除膝关节周围的缝匠肌、股薄肌、半腱肌、腓肠肌，在离肌腱附着点 1cm 处离断半膜肌，将腘肌向起点翻起并切除。

4. 修洁膝关节周围的韧带

（1）于膝关节前方修洁髌韧带；修洁关节的外侧股二头肌腱两束之间圆索状的腓侧副韧带，该韧带无半月板和关节囊附着。

（2）修洁连于股骨内上髁和胫骨内侧上端的胫侧副韧带，观察前部分的纤维不与关节囊相连，后部分的纤维与内侧半月板和关节囊相连。

（3）于关节囊的后部，清理半腱肌部分纤维形成的腘斜韧带，该韧带附着于股骨外侧髁，不必分离其连着关节囊的部分。

5. 解剖膝关节腔内的结构　在关节的两侧切开关节囊，下达髌尖的高度。屈曲膝关节，观察位于髌下方的翼状襞，观察两侧翼状襞在中间形成的滑膜带，滑膜带向后伸至髁间窝（髌下滑膜襞），切断髌下滑膜襞，切开翼状襞的滑膜层，清除其脂肪，一直到达髌韧带深面与胫骨上端之间的髌下深囊。

观察内侧半月板与胫侧副韧带愈着的情况，修洁连于两侧半月板前缘之间的膝横韧带，清除前、后交叉韧带表面的滑膜层，观察内、外侧半月板的附着和形态，观察前、后交叉韧带的附着点。

6. 观察膝关节的运动与关节内结构的关系　在制作好的膝关节标本上，做膝关节的屈、伸，观察前后交叉韧带的紧张程度，也观察半月板的移动情况。

【实验报告】

绘图并标注膝关节的囊外结构和囊内结构，就膝关节的前后抽屉试验、研磨试验和侧方应力试验进行讨论。

（劳梅丽）

实验二　髋关节的解剖

【实验目的】

（一）技能目标

1. 掌握单个关节解剖操作的方法。
2. 掌握解剖操作的观察记录方法。

（二）知识目标

1. 掌握髋关节的主要结构，如髂股韧带、耻股韧带和坐股韧带、股骨头韧带、髋臼唇。
2. 熟悉影响髋关节运动的因素。
3. 了解髋关节的血供。

（三）素质目标

1. 养成认真观察、客观记录操作结果的行为习惯，培养实事求是的思想品质。
2. 培养学生尊重大体教师、团结合作的人文素养和基础结合临床的科学思维。

【解剖操作】

1. 剥离髋关节前方的肌与神经、血管　剥离附着耻骨上支的股薄肌、长收肌、短收肌和耻骨肌，寻找闭孔上缘进入闭孔的闭孔神经前支，追寻闭孔动脉的分支经髋臼切迹进入髋关节的情况。

（1）处理髂腰肌，在切断腹股沟韧带深面的髂腰肌往下翻至股骨小转子，并观察位于腰大肌与髂耻隆起、髋关节囊之间的滑膜囊（髂耻囊），该囊与髋关节相通，髋关节的感染可蔓延至该囊，将髂腰肌从止点处去除。

（2）处理大收肌和闭孔外肌：从耻骨下支、坐骨支及坐骨结节切除大收肌止点，向外翻起闭孔外肌。

2. 去除髋关节后面的肌和神经、血管　从骶骨、尾骨、髂骨的背侧及骶结节韧带上剥离臀大肌、中肌、小肌，梨状肌、闭孔内外肌、上下孖肌、股方肌以及它们的血管和神经，从坐骨结节切除（腘绳肌）股二头肌、半膜肌和股二头肌长头的起点。

3. 修洁髋关节的囊外韧带　关节囊修洁关节前方从髂前上棘分两股连于转子间线的髂股韧带；从耻骨上支附近斜向下外，移行于关节囊的耻骨韧带；由髋臼后部（坐骨体）斜向后上，移行于关节囊的坐股韧带。

观察无囊外韧带加强的关节的后下方和内下方，在暴力的情况下，股骨头可从此处脱出。

观察轮匝带：由关节囊纤维层的环形纤维构成，环绕股骨颈的中部。此韧带外侧部肥厚，略向关节腔突出；还有一部分纤维分别与耻骨囊韧带及坐骨囊韧带愈合，但不直接附在骨面上。

4. 观察关节囊的愈着情况　在股骨颈后方外 1/3 没有关节囊覆盖，所以股骨颈的骨折有囊内和囊外骨折之分。

5. 解剖髋关节腔内结构　在轮匝带的内侧环切关节囊，在囊前部沿股骨颈方向切开关节囊，将股骨头从髋臼窝中脱出后观察髋臼唇，观察髋臼横韧带和股骨头韧带附着点情况。

翻开关节囊的股骨侧，观察轮匝带增厚关节囊，从而体会其限制股骨头脱出的作用。

6. 观察髋关节运动的情况　转动股骨的上端，观察影响髋关节稳定性和灵活性的各种因素。

【实验报告】

绘图并标注髋关节的囊外结构和囊内结构，讨论髋关节的脱位和股骨颈骨折的影响因素。

（劳梅丽）

实验三　肝内的解剖

【实验目的】

（一）技能目标
1. 掌握实质性器官解剖操作的方法。
2. 掌握解剖操作的观察记录方法。

（二）知识目标
1. 掌握 Glisson 系统内管道的位置和走行关系。
2. 掌握 Glisson 系统和肝静脉系统的空间位置关系。

（三）素质目标
1. 养成认真观察、客观记录操作结果的行为习惯，培养实事求是的思想品质。
2. 培养学生尊重大体教师、团结合作的人文素养和基础结合临床的科学思维。

【解剖操作】

1. 解剖并观察第一肝门　解剖肝十二指肠韧带，注意观察韧带中动脉、肝门静脉及胆道系统的配布关系，一般情况下配布原则：左前方为动脉，右前方为胆道系统，两者后方为肝门静脉。

解剖观察肝门静脉至其分叉处。在肝门静脉右前方，向上追溯胆总管，可见它由胆囊管和肝总管合成。向上追查胆囊管至胆囊颈，清理肝总管至肝门，证实它由肝左、右管汇合而成，注意寻找有无副肝管。

于肝门静脉左前方，向上追踪肝固有动脉至其分叉处。在肝门处，一般肝左、右管在前，肝固有动脉左右支居中，肝门静脉左右支在后。在解剖过程中注意观察左右肝管汇合点、肝门静脉分叉处、肝固有动脉分叉点与肝门的远近关系。

2. 解剖并观察肝内管道　于第一肝门处解剖、剥离肝实质，显示肝固有动脉、肝门静脉的分支及胆道系统的属支，此三大管道系统在肝内相伴行，即为 Glisson 系统，三大管道系统主干外侧常有一层略为明显的结缔组织包裹，称 Glisson 囊。解剖时可沿 Glisson 囊剥离肝实质。

清理肝门静脉左支，追踪其分支至肝内，观察其分布范围。再解剖肝门静脉右支，查看有无肝门静脉右支主干。肝门静脉右支粗而短，沿横沟右行，分为右前支和右后支。追踪观察右前支向腹侧和背侧分出的分支，右后支继续分为右后叶上、下段支，追踪上述分支的分布范围。肝固有动脉及肝管在肝内的分支与分布，基本上与肝门静脉相一致，注意观察三者间的位置关系。

解剖肝静脉系统，于第二肝门处解剖肝静脉系统观察其属支及引流范围，于第三肝门处解剖尾状叶静脉，注意是否有肝右后静脉。注意观察肝静脉系统与 Glisson 系统在肝内配布的位置关系。

所有肝内管道解剖后，总结本例肝内管道的情况，并与其他小组对比。

【实验报告】

讨论肝段划分的方法，绘图标注肝内的管道。

（汪坤菊）

实验四　心传导系统灌注实验

【实验目的】

（一）技能目标

1. 掌握心传导系统解剖操作的方法。

2. 掌握解剖操作的观察记录方法。

（二）知识目标

1. 掌握心腔结构。

2. 熟悉传导系统的分布。

（三）素质目标

养成认真观察、客观记录操作结果的行为习惯，培养实事求是的思想品质。

【解剖操作】

1.暴露右心室　用新鲜完整的牛心或猪心，由肺动脉前壁剪开动脉至动脉圆锥处，向右沿右冠状动脉沟剪开右室前壁，再向下至心尖部剪开右室后壁，暴露右心室腔。剪断三尖瓣的腱索，找出节制索，右束支主干行于节制索内，从右束支始端向远端用注射器、小儿头皮针注入墨汁，直至显影清晰。

2.暴露左心室　由肺静脉口处剪开左心房，在前后乳头肌之间剪开左心室前外侧壁至心尖，然后在主动脉左瓣和后瓣剪开主动脉，并剪开二尖瓣的前内侧瓣，最后剪断二尖瓣所有腱索，暴露左心室。牛心左束支主干及分支呈游离小梁，不同于右束支，可先用碘染显示，后以此为标志，从左束支始端注入墨汁显示。

【实验报告】

绘图标注心的传导系统。

（陈　敏）

第十七章　创新性实验

实验一　正常成人与腰椎间盘突出患者的椎间孔影像学测量比较

　　腰椎间孔是神经根源性疾病的高发部位和腰椎疾病微创治疗的重要通道。椎间孔主要由上位椎弓根下部的深切迹和下位椎弓根的浅切迹上下合围而成，两者分别构成椎间孔上壁和下壁。椎间孔前壁从上向下依次为上位椎体的后下部、椎间盘和下位椎体的前上部。椎间孔后壁是关节突关节的关节囊及覆盖关节突关节前方的黄韧带，其内包括神经根及其伴行血管、脂肪组织和韧带组织。我国成人腰椎间孔平均高度为 13 ～ 16mm，平均宽度为 7 ～ 9mm，平均面积为 83 ～ 103mm^2。

　　因为椎间孔含有可动的半环，所以在运动中或者退行性疾病时，椎间孔大小会发生改变。椎间孔高度还与椎间盘密切相关，椎间盘压缩越严重，椎间孔高度减少得越多。椎间孔大小的改变也导致其形状变化。

　　腰椎间盘突出（prolapse of lumbar intervertebral disc）是骨科常见病、多发病，腰椎间盘突出的治疗越来越微创化，经皮腰椎间孔镜技术治疗腰椎间盘突出已经成为最具发展潜力和最微创的脊柱手术，临床应用广泛。因此，研究正常成人与腰椎间盘突出患者的椎间孔差异可为腰椎间孔镜技术治疗提供理论参考。

【实验目的】

（一）技能目标

1. 掌握影像学观测的方法。

2. 掌握椎间孔矢状位的高度，最小面积的测量记录方法。

（二）知识目标

1. 观察椎间孔在 MRI 上的结构特点及毗邻关系。

2. 掌握在腰椎 MRI T$_2$WI 序列上椎间孔矢状位的高度，最小面积的测量。

3. 观察正常成人与腰椎间盘突出患者椎间孔的差异及哪一节段的椎间孔差别最明显。

4. 了解腰椎间孔镜技术对于腰椎间盘术的应用。

（三）素质目标

1. 养成认真观察、客观记录操作结果的行为习惯，培养实事求是的思想品质。

2. 培养学生基础结合临床的科学思维和创新能力。

【实验内容和实验设计】

1. 选取正常成人及腰椎间盘突出患者的腰椎 MRI 影像资料，男女各 20 名。

2. 组织学生分组讨论　腰椎 MRI T$_2$WI 序列上观察椎间孔的位置、毗邻、上下壁、前后壁。

3. 由学生设计方案　椎间孔矢状位的高度，最小面积的测量，将 MRI 图像数据以 Dicom 3.0 格式导入三维重建软件 Mimics 19.0 中，生成腰椎间孔的三维模型（测量 MRI 腰椎间孔模型的三维数据，包括矢状面最小面积及高度）。

4. 根据测量数据进行统计学分析。

【教师点评】

由教师对学生提出的设计方案及实验设计做出点评。

【问题思考】

1. 正常成人与腰椎间盘突出患者椎间孔的差异特点是什么？
2. 哪一节段的椎间孔差别最明显？
3. 腰椎间孔镜技术对于腰椎间盘术的应用。

（郝静文）

实验二　不同年龄大脑皮质厚度的影像学研究

大脑皮质是大脑的表层部分，是我们意识活动的物质基础，是神经元胞体集中的地方，上面密密麻麻地分布着大约 120 亿个神经细胞，在这些神经细胞的周围还有 1000 多亿个胶质细胞。根据各层神经元的成分和特征，以及功能上的差异，大脑皮质可以分为许多区：大脑中央后回称为躯体感觉区；中央前回称为运动区；距状沟周围皮质称为视觉区；颞横回称为听觉区；额叶皮质大部，顶、枕和颞叶皮质的其他部分都称为联合区，它们都接收多通道的感觉信息，汇通各个功能特异区的神经活动。

研究表明，随着大脑的发育和老化，皮质厚度在相应区域会呈现出显著的变化，即皮质厚度在一定程度上表征了脑组织的发育和老化情况。人类的大脑皮质平均厚度为 2.5～3.0mm，文献中最早报道有关皮质厚度的研究是通过尸体检测的皮层厚度在 1.5～4.5mm 范围内。

世界卫生组织于 2019 年 1 月 1 日对年龄划分标准做出了新的规定，0～17 岁为未成年人，18～65 岁为青年人，66～79 岁为中年人，80～99 岁为老年人，100 岁及以上为长寿老人。基于此及中国实际成人发展特点，可分为 0～6 岁组，7～17 岁组，18～65 岁组，66～79 岁组，80 岁及以上组。且所有入组者均无脑病理性疾病，均为右利手者。

【实验目的】

（一）技能目标

1. 掌握影像学观测的方法。
2. 掌握大脑皮质厚度的测量记录方法。

（二）知识目标

1. 观察随着年龄的增加，大脑皮质厚度的变化规律。
2. 掌握这种变化规律的解剖学基础。
3. 了解大脑皮层变化最明显的区域。

（三）素质目标

1. 养成认真观察、客观记录结果的行为习惯，培养实事求是的思想品质。
2. 培养学生基础结合临床的科学思维和创新能力。

【实验内容和实验设计】

1. 按照入组标准选取不同年龄段的脑部磁共振 T_1 加权图像数据资料，每组 20 名，男女各 10 名。

2. 组织学生分组讨论 不同年龄的大脑皮质在 MRI 显像特点及差异。

3. 由学生设计方案 每名被试者的磁共振 T_1 加权图像用 FreeSurfer 软件进行前期处理，并计算大脑皮质 34 个功能区域的皮质厚度。

4. 根据测量数据进行统计学分析。

【教师点评】

由教师对学生提出的设计方案及实验设计做出点评。

【问题思考】

1. 随着年龄的增加，大脑皮质厚度的变化有什么规律？
2. 这种变化规律的解剖学基础是什么？
3. 大脑皮层哪个区域的变化最明显？

（郝静文）

实验三　冠状动脉搭桥术的设计

冠状动脉是供应心脏血液的主要血管。冠状动脉发生粥样硬化，使血管腔狭窄或闭塞，导致心肌缺血缺氧或坏死而引起的心脏病为冠状动脉粥样硬化性心脏病，简称冠心病。

冠状动脉搭桥术是取自健康动脉或静脉的血管移植物，在一条或多条阻滞的冠状动脉周围建立旁路的手术。可以恢复心肌血流，缓解胸痛和局部缺血、改善患者的生活质量，在某些病例中可以延长患者的生命。这种手术的目的是使患者能够恢复正常的生活习惯和降低心脏病发作危险。替换血管可用大隐静脉、胸廓内动脉、桡动脉等。

【实验目的】

（一）技能目标

1. 掌握解剖操作中寻找标志性结构的方法。
2. 掌握血管（器官）移植时选择供体的原则。

（二）知识目标

1. 了解冠状动脉粥样硬化易发生位置的解剖学基础。
2. 了解定位血管标志结构或体表标志的方法。

（三）素质目标

1. 养成认真观察、客观记录操作结果的行为习惯，培养实事求是的思想品质。
2. 培养学生基础结合临床的科学思维和创新能力。

【实验内容和实验设计】

1. 学生解剖思考 在游离心脏上观察右冠状动脉、前室间支、左旋支的走行位置与伴行静脉的位置关系（压迫点），并测量血管主干的长度、管径及发出分支处夹角。根据观察和记录结果，结合血流动力学原理解释冠状动脉粥样硬化易发生位置的解剖学基础。

2. 学生设计方案 一方面，在标本上模拟开胸手术入路，解剖观察冠状动脉在拟术视野下的位置，并记录在体标本上寻找每条动脉的标志结构。另一方面在体标本上解剖观察大隐静脉、胸廓内动脉、桡动脉的分支、分布情况，思考截取搭桥血管最合适的位置，并记录定位这些血管的标志结构或体表标志，并设计截取上述血管的手术切口。接着根据所选的替代血管设计整个开胸式冠状动脉搭桥的术式并做出设计方案。

3. 学生讨论 冠心病发生的解剖学基础、治疗原则、治疗方法。

【教师点评】

由教师对学生设计方案的科学性、可行性及实际效果进行点评。

【问题思考】

根据冠状动脉的解剖特点，设计一种治疗冠心病的手术方案。

（汪坤菊）

实验四　乳腺肿瘤前哨淋巴结肿大影像学判定原则及方案设计

前哨淋巴结：指原发肿瘤引流区域淋巴结的一种特殊淋巴结，是一些原发性肿瘤发生淋巴转移所必经的第一批淋巴结，有着重要的临床意义。其是可以阻止肿瘤细胞淋巴扩散的一个屏障，在乳腺癌的临床外科技术应用中，根据腋窝淋巴结病理学检查结果，阴性时需要做此类淋巴结的病理学诊断。

收纳乳腺淋巴的淋巴结主要包括胸肌间淋巴结、胸骨旁淋巴结、锁骨上淋巴结及腋窝淋巴结群，其中腋窝淋巴结群还可进一步划分为：外侧淋巴结、胸肌淋巴结、肩胛下淋巴结、中央淋巴结及尖淋巴结。

腋窝淋巴结群主要位于腋血管及其分支或属支周围的结缔组织中，外侧淋巴结位于腋静脉远端后内侧，胸肌淋巴结位于胸小肌下缘下方靠近胸外侧血管外，肩胛下淋巴结沿肩胛下血管分布，中央淋巴结位于胸小肌深面，尖淋巴结位于锁骨筋膜深面沿腋静脉近端排列。

不同 TNM 分期的乳腺癌患者常常表现出不同的淋巴结肿大，且影像学检查可见。在临床工作中，上述诸多收纳乳腺淋巴回流的淋巴结被划分为三个区域，以胸小肌为标志，其下缘外侧为Ⅰ区，包括外侧淋巴结、肩胛下淋巴结、胸肌淋巴结。胸小肌所在范围为Ⅱ区，包括其前方的胸肌间淋巴结及其后方的中央淋巴结。Ⅲ区位于胸小肌上缘内侧，主要包括尖淋巴结、锁骨上淋巴结及胸骨旁淋巴结。在正常 CT 影像学检查中上述各淋巴结均难以观察，当淋巴结异常肿大时方可见，横断面影像观察以胸小肌为标志，Ⅰ区的众多淋巴结不做具体划分；Ⅱ区位于胸小肌前方为胸肌间淋巴结，胸小肌后方为中央淋巴结；Ⅲ区的淋巴结划分除胸骨旁淋巴结位于靠近纵隔位置之外，尖淋巴结与锁骨上淋巴结需结合断层平面高度判断，锁骨平面以下为尖淋巴结，锁骨平面以上为锁骨上淋巴结，此二者在冠状面及矢状面影像上较易区分。

乳腺癌 TNM 分期除了与淋巴结肿大的大小有关外，还与肿瘤发生的位置有关，因不同位置乳腺实质的淋巴回流有与之对应的淋巴结。以乳头乳晕为标志，可将乳腺划分为四个象限，外上及外下象限淋巴主要回流至胸肌淋巴结、外侧淋巴结及肩胛下淋巴结。内上象限淋巴主要回流至胸肌间淋巴结与部分胸骨旁淋巴结。内下象限淋巴主要回流至胸骨旁淋巴结。上述除胸骨旁淋巴结外所有淋巴结的淋巴都回流至尖淋巴结，继而被锁骨上淋巴结收纳。

【实验目的】

（一）技能目标

1. 掌握乳腺癌 TNM 分期的原则和方法。

2. 掌握影像断层结构中辨认淋巴结标志结构及位置的方法。

（二）知识目标

1. 掌握腋窝淋巴结的配布及分群。
2. 掌握乳腺各部分的淋巴引流及重要的前哨淋巴结。
3. 熟悉乳腺癌发生时肿大淋巴在 CT 影像上的判断。
4. 了解临床对乳腺相关淋巴结的分区方式。

（三）素质目标

1. 养成认真观察、客观记录结果的行为习惯，培养实事求是的思想品质。
2. 培养学生基础结合临床的科学思维和创新能力。

【实验内容】

1. 在胸肌区及腋窝局部解剖中熟悉各淋巴结群的位置，并观察它们与胸小肌的位置关系。
2. 在经腋窝横断面标本上以胸小肌为标志观察淋巴结可能存在的区域（Ⅰ区、Ⅱ区、Ⅲ区）。
3. 结合乳腺癌临床影像资料组织学生讨论乳腺不同位置肿瘤可能的前哨淋巴结及定位。
4. 由学生设计研究乳腺不同位置肿瘤前哨淋巴结影像学诊断的研究方案。
5. 学生根据设计方案，结合临床病理及影像资料进行研究。

【教师点评】

1. 乳腺肿瘤位置不同，分组标准是否合适。
2. 不同位置发生肿瘤所需观察前哨淋巴结是否合理，以及在断层影像上定位描述是否准确。
3. 研究设计中是否将患者 TNM 分期纳入考量。
4. 影像断层结构中辨认淋巴结的标志结构及位置关系描述是否准确。

【问题思考】

1. 乳腺的淋巴除由各淋巴结收集以外，还有哪些重要的淋巴交通？
2. 乳腺根治术行腋窝淋巴结清扫时可能受损的神经有哪些？如何判断位置规避损伤？

（冯　轼）

实验五　胰头钩突与肠系膜上动、静脉的关系

根据肠系膜上动、静脉界定钩突，肠系膜上动、静脉与腹主动脉、下腔静脉之间的胰头向左突起的部分是钩突。由于难以确定钩突与胰头的分界，以肠系膜上静脉为标志，测量其靠右侧的钩突的上、下径作为钩突的宽度，此处的前后径作为钩突的厚度，钩突最左端到十二指肠左缘（内侧缘）的水平距离作为钩突的长度。由于钩突个体差异很大，差异最大的是宽度和厚度，根据 22 例标本的肉眼观察，钩突越过肠系膜静脉后方者占 77.3%，达肠系膜上静脉的后方但是没有越过其左侧者占 9.1%，达肠系膜上动脉后方者占 13.6%，越其左侧者为 0。临床上如果出现腹水、脾大时，应着重排除胰头钩突的肿瘤，胰腺的 CT、MRI 横断扫描，如果发现肠系膜上动脉后方有大块的实质性结构，应高度怀疑胰头占位性病变。

【实验目的】

（一）技能目标

掌握影像断层结构中辨认胰头占位性病变的原则和方法。

（二）知识目标

1. 掌握实地解剖中胰头周围毗邻的结构。

2. 熟悉胰头钩突与肠系膜上动、静脉的关系。

3. 了解影像学中胰腺周围的结构。

（三）素质目标

1. 养成认真观察、客观记录结果的行为习惯，培养实事求是的思想品质。

2. 培养学生基础结合临床的科学思维和创新能力。

【实验内容和实验设计】

1. 由学生设计方案 选取胰腺癌好发年龄组相对应的尸体标本测量肠系膜上动脉后方胰头钩突的厚度，再从医院的影像科调取相同年龄段的非胰腺癌者 CT 或者 MRI 肠系膜上静脉后方胰头钩突的厚度，与胰头癌尸体标本的肠系膜上动脉后方钩突厚度对比。

2. 学生设计方案 胰腺癌尸体标本，在 CT 或者 MRI 肠系膜上动脉的左侧发现有胰头钩突组织的比例是多少？

【教师点评】

由教师对学生的设计方案和具体操作进行点评。

【问题思考】

1. 临床上胰头增大有哪几种病因？

2. 胰头增大会压迫哪些结构？

3. 常人有无钩突缺如的情况？

4. 钩突的胰液是如何引流的？

（劳梅丽）

实验六　热带致痛物或镇痛物的致痛性和镇痛性动物研究

疼痛是一种复杂的包括痛感受和痛反应两个侧面的心理生理反应。动物实验中，大多以伤害性刺激引起的反应（痛反应）作为实验观察的目标。痛阈测定是痛觉生理研究及镇痛药物筛选中常用的方法。一个好的测痛方法要求能够精确定量刺激强度；反复刺激不引起组织损伤及适应；反应终点便于识别；刺激与反应之间对应关系稳定。

在以大鼠为实验对象进行痛与镇痛的研究中，已报道的测痛方法有辐射热甩尾法、热板法、压痛仪测定法、电尾-甩尾法、嘶叫法、热水-举尾法、电腹-嘶叫法和压脚法。

【实验目的】

（一）技能目标

1. 掌握几种痛阈测定法。

2. 了解痛阈的记录与描述。

（二）知识目标

1. 了解痛阈指标的生理意义。

2. 观察热带动植物成分致痛或镇痛作用。

（三）素质目标

1. 养成认真观察、客观记录实验结果的行为习惯，培养实事求是的思想品质。

2. 培养学生团结合作的人文素养和创新能力。

【实验内容和实验设计】

1. 查找资料和文献　选取商售的热带动植物镇痛制剂和致痛制剂各一种。也可以根据黎苗药或海南植物记载，尝试获得其提取物作为实验用药。

2. 实验动物　Wistar 品系大鼠，雌性，200 ～ 280g。

3. 动物分组　阳性对照：5% 甲醛溶液 0.5μl 迅速注入大鼠任一足底皮肤；阴性对照等量生理盐水注射；实验组 1：热带致痛制剂注射足底；实验组 2：热带镇痛制剂注射足底后再注射 5% 甲醛溶液 0.5μl。

4. 基础痛阈的测定　将自动数字式压痛仪施压器的金属尖对准后肢足垫中心略凹处，分别测定各组各鼠双足的痛阈 3 次，以出现缩肢反应的压力值（mmHg）作为痛反应（痛阈）的指标。两足之间的测定间隔为 5 ～ 10 分钟，同一足每次测痛间隔亦为 5 ～ 10 分钟，取 3 次痛阈的均值作为鼠各足"0 分钟"时的基础痛阈。

5. 注射　随机方法，从随机选定动物双足中，选定一足分别向该足垫中心略凹处注射等体积（0.5μl）的生理盐水、5% 甲醛溶液或实验用药。

6. 痛阈于注射后 30 分钟、60 分钟、90 分钟和 120 分钟，分别测定各组大鼠双足的痛阈 2 次，中间间隔 5 ～ 10 分钟，取其均值作为各鼠各足该时刻的痛阈值。

7. 绘制曲线，以横坐标表示时间，纵坐标表示痛阈，绘制各组各鼠各足痛阈变化的曲线。

8. 做出结论。

（易西南）

实验七　大鼠坐骨神经压榨后损伤与修复的机制

周围神经损伤在日常生活中比较常见，周围神经损伤后的修复，一直是基础研究和临床亟待解决的问题。临床中周围神经损伤常见的有神经离断、神经卡压等，对应基础研究模拟其损伤的动物模型常用大鼠或者小鼠坐骨神经切断或者压榨模型，研究其损伤后的修复效果。本实验以大鼠为实验对象进行周围神经损伤与修复的研究，文献报道神经损伤后神经元 ATF-3、GAP-43 常出现改变，神经元细胞核也会出现改变，可以用 DAPI 或者 TUNEL 检测；同时神经元周围的胶质细胞会激活，胶质细胞标记物 GFAP 或者 GS 会出现改变；神经损伤后动物的功能改变，可检测大鼠的足迹变化或者针刺足底检测痛阈改变；神经修复的效果，可通过其行为变化来反映，同时用甲苯胺蓝染色检测损伤神经干中的神经纤维数目。文献报道神经元常用的标记物有 β-Tubulin Ⅲ、

MAP2、NeuN 等。

【实验目的】

（一）技能目标

1. 掌握大鼠坐骨神经压榨模型的制作方法；免疫荧光染色；甲苯胺蓝染色；免疫印迹法（Western boltting）。

2. 熟悉荧光显微镜或者共聚焦显微镜的使用方法。

3. 熟悉实验结果观察、记录方法，收据收集和统计分析等。

4. 了解动物神经损伤后的常用行为学检测方法。

（二）知识目标

1. 了解周围神经损伤后修复效果的指标。

2. 了解周围神经损伤与修复的相关机制。

（三）素质目标

1. 养成认真观察、客观记录实验结果的行为习惯，培养实事求是的思想品质。

2. 培养学生团结合作的人文素养和创新能力。

【实验内容和实验设计】

1. 实验动物　SD 品系大鼠，雌雄不限，200 ～ 280g。

2. 大鼠坐骨神经压榨模型的建立　大鼠右侧行坐骨神经压榨，左侧作对照。对大鼠右侧坐骨结节下 2cm 做手术，保留大鼠坐骨神经，用套有胶管的血管钳对坐骨神经主干进行压榨 1 分钟，血管钳夹持一格。然后换一方向夹持 1 分钟。

3. 动物分组　随机取大鼠分为 3 小时、6 小时、12 小时、24 小时、2 日、4 日、8 日、14 日和 28 日组，每组大鼠 3 只。

4. 动物灌注取材　动物存活相应时间点后处死，做各种染色的组织，大鼠需要灌注，用 200ml 37℃生理盐水和 400ml 4% 多聚甲醛从主动脉灌注。做免疫印迹的组织，不需要灌注。

5. 切片　冷冻切片机切片，片厚 10μm，4℃冰箱保存。

6. 免疫荧光双重染色　取切片，复温，PBS 洗 3 次，山羊血清或驴血清封闭，加一抗，4℃冰箱过夜，次日复温，PBS 洗 3 次，加荧光二抗，避光条件下，室温孵育 1 小时，PBS 洗 3 次，DAPI 复染细胞核，抗荧光猝灭剂封片，待观察。β-Tubulin Ⅲ /ATF-3 或 GAP-43；其他神经元标记与之双重染色，作为可选项目。胶质细胞活化 GFAP 或 GS 检测，作为可选项目之一，有能力同学可选。

7. Western Blot　作为可选项目，详细实验步骤可查询相关文献。简而言之，裂解液裂解组织，离心取上清液，用 BCA 试剂盒测定蛋白浓度，用 SDS-PAGE 凝胶试剂盒培胶，上样，电泳，转膜；5%的脱脂牛奶封闭，1×TBST 洗涤，一抗 4℃冰箱过夜孵育，1×TBST 洗涤，HRP 结合的相应二抗室温孵育 2 小时，BeyoECL 显色，化学发光成像仪观察并拍照。

8. 甲苯胺蓝染色　将坐骨神经损伤部位远侧组织做横切，取切片用 PBS 冲洗 1 ～ 2 次即可；加入提前预热的 1% 甲苯胺蓝溶液，在 50℃左右的气浴或水浴中染色 20 ～ 30 分钟；用梯度乙醇依次脱水，分别为 75% 乙醇、90% 乙醇、100% 乙醇，也可自定梯度；在镜下控制分色效果。

9. 动物神经损伤后功能学检测，可选项目。

10. 收集数据，统计分析。

（张全鹏）

参考文献

崔慧先, 2018. 局部解剖学. 北京 : 人民卫生出版社.

丁文龙, 2018. 系统解剖学. 北京 : 人民卫生出版社.

马志健, 2007. 人体解剖学实践—局部解剖学与断层解剖学. 海口 : 海南出版社.

马志健, 2013. 系统解剖学实验教程. 杭州 : 浙江大学出版社.

孟庆玲, 张媛媛, 朱友余, 等, 2015. 内耳道及穿行结构的显微影像解剖学. 四川解剖学杂志, 23(2): 1-5.

王建良, 朱玉春, 邢伟, 2015. 多层螺旋 CT 对门腔间隙的解剖学观察及其临床意义. 医学综述, 21(11): 2047-2049.

王猛, 毛颖, 葛海涛, 2011. 第三脑室 MRI 立体定向解剖学研究. 立体定向和功能性神经外科杂志, 24(4): 193-197.

王振锋, 吴琼, 李志军, 等, 2016. 青少年颈椎椎间盘 MRI 测量的应用解剖学研究. 中国临床解剖学杂志, 34(4): 375-377.

翁爱婷, 涂颖珊, 王倩倩, 等, 2018. 降结肠与左肾位置关系的 CT 解剖学研究. 中国临床解剖学杂志, 36(2): 162-164, 173.

徐伟, 周庭永, 2010. 膝关节半月板的解剖学研究与三维重建. 中国数字医学, 5(4): 68-70.

俞淼, 朱学平, 史增元, 2015. 正常人腕管内正中神经的超声解剖学研究及其意义. 中国临床解剖学杂志, 33(1): 24-27.

张敏, 刘志亚, 李清平, 等, 2016. 小儿锁骨上臂丛神经的超声解剖及应用研究. 浙江医学, 38(11): 865-867.

张雨生, 马志健, 2010. 人体解剖学实验教程. 北京 : 中国医药科技出版社.

郑媛芳, 郗扬, 周雁, 2019. 建立在超声解剖学基础上的腋入路臂丛神经阻滞—解剖学变异及阻滞效果的观察. 医学综述, 25(23): 4600-4606.